针刀临床诊断与治疗

第2版

朱汉章　柳百智　著

人民卫生出版社

图书在版编目(CIP)数据

针刀临床诊断与治疗/朱汉章等著. —2 版. —北京：人民卫生出版社，2009. 1

ISBN 978-7-117-10808-9

Ⅰ. 针…　Ⅱ. 朱…　Ⅲ. 软组织损伤-粘连-针刀疗法
Ⅳ. R274. 3

中国版本图书馆 CIP 数据核字(2008)第 171764 号

针刀临床诊断与治疗

第 2 版

著　　者：朱汉章　柳百智
出版发行：人民卫生出版社（中继线 010-59780011）
地　　址：北京市朝阳区潘家园南里 19 号
邮　　编：100021
E - mail：pmph @ pmph. com
购书热线：010-59787592　010-59787584　010-65264830
印　　刷：三河市尚艺印装有限公司
经　　销：新华书店
开　　本：850×1168　1/32　　**印张**：14. 25
字　　数：353 千字
版　　次：1999 年 7 月第 1 版　　2025 年 4 月第 2 版第 19 次印刷
标准书号：ISBN 978-7-117-10808-9
定　　价：29. 00 元
打击盗版举报电话：010-59787491　E-mail：WQ @ pmph. com
质量问题联系电话：010-59787234　E-mail：zhiliang @ pmph. com

再版前言

《针刀临床诊断与治疗》一书，自 1999 年 7 月出版发行以来，受到了广大针刀临床工作者和针刀爱好者的欢迎。他们认为这是一本难得的好书，对针刀医学的普及、提高起到了积极的作用。转眼 9 年过去了，针刀医学的发展已日新月异，相继出现了一批优秀的专业著作，改变了当年缺少针刀资料的局面，这些著作从多个方面反映了当前针刀医学的崭新风貌。

《针刀临床诊断与治疗》是出版较早的针刀临床专著，平实无华且简单实用。曾经影响了一大批针刀临床医务工作者，他们喜欢这种务实的风格，喜欢书中直白的语言，更喜欢简单明了的治疗方法。采用书中的学术观点、操作技术，让他们在临床上取得了很好的疗效，他们忘不了这本书，现在他们对带教的学生推荐的针刀著作也是本书。尽管好久在市面上都买不到它了，但仍然有很多针刀爱好者四处寻找打听，希望看到并能拥有此书。以致后来向我寻这本书的人也越来越多，这不禁让我有一些感动。所以为满足大家的需求，决定对《针刀临床诊断与治疗》做进一步的修订增补，让它继续服务于从事疼痛、骨伤、针灸、针刀等专业的临床工作者们。

朱汉章教授于 2006 年不幸去世了，全面整理的工作就由我担当起来。原打算删减一些内容，但认真阅读，反复推敲后还是基本保存了原来的文字，只是在小范围内做了调整和修改，主要是增加了部分新的内容。一种原因是敝帚自珍；另一种原因是，原来对疾病的阐述并没有原则性错误和过时，虽然针刀的治疗方法现在有了新的选点和操作方式，却并没有脱出原来阐述的基本治疗原则。如颈椎病的针刀治疗，现在多采用卧位，而书中描述了当年我们常用的坐位牵引下治疗，解决了很多临床问题。虽说现在用得少了，也不能说那样做就真的没有意义了。所以对这部分阐述，并没有删减。

重点增补的文字约是原书的1/4，图24幅，使原书更加系统化，整体化。着手修订时，感觉做起来会很简单，但真正开始进行修改的时候，却发现十分棘手。有时还会为十年前写的东西叫好，因为如今被人们广泛认可的观点和方法，本书当时就已经做了阐述；如今我在临床和教学中形成的新思路、新方法，在书中也都有它的雏形存在；而今我们非常强调的东西，这本书里也多有系统的介绍等等，我扪心自问，这本著作不仅不过时，而且认真细读，还能实实在在地读出点新意。

当年写它，花了3年多时间，现在修订整理它花了半年时间。有时我想，如今的我是否还能字字推敲，句句斟酌，倾注3年多的心血，放弃一切与生存无关的琐事，牺牲所有娱乐时光，独守清夜，蜗居在小房间里，静心写出一本不足30万字的著作？很难。重修旧作，自己10年前年轻清瘦文弱的形象时时浮现在眼前，那是一段艰苦而快乐的青春时光。

时间已经过去了很久，我依然珍爱这本小书。

柳百智

2008年10月5日星期日 北京 夜读轩

1 版 前 言

针刀医学是中西医结合的产物，是以小针刀疗法为基础发展起来的，其理论自成一体，治疗方法独具特色，是一门很有发展前途的新学科，为国内外医学界所认同。

针刀疗法问世已经 20 多个春秋，面向全国乃至全世界医务工作者的培训工作，也进行了十几年，培养了数万名针刀医务工作者，其中教授级的医学专家即有 2500 余人，47 个国家和地区已建立了针刀治疗中心。

为推动针刀的进一步发展，造福人类，1994 年经国家中医药管理局批准，在北京成立了以针刀为特色的专科医院——中国中医研究院长城医院，并成立了培训针刀人才的基地——中国中医研究院针刀医学培训中心。随着针刀事业的不断发展，1998 年 12 月长城医院又于珠海成立了珠海小针刀专科医院，是针刀医疗面向东南亚的一个窗口。针刀的发展正方兴未艾。

自《小针刀疗法》由中国中医药出版社出版后，已相继印刷了 6 次，发行量已达 5 万册，仍供不应求，可见广大医务工作者对针刀投注了多大的热情和关注。

为了提高对慢性软组织损伤类疾病的认识，推动针刀临床、科研的进一步发展，我们在总结以往工作的基础上，参考相关文献，撰写了这本《针刀临床诊断与治疗》。除对 30 多种针刀临床常见病、疑难病的诊治方法做了详细介绍之外，还对大家普遍关心的针刀临床护理，针刀临床中神经、血管损伤的防护等问题做了专题阐述。为使大家能尽快掌握针刀技术，提高临床医疗水平，还对学习针刀的方法提出了建议，对针刀临床中出现的部分疑难问题做了分析和解答，为帮助理解本书还配画了 170 多幅局部解剖图和针刀治疗图。由于作者水平有限，本书的缺点、错误之处在所难免，恳请同道批评指正。

另外，在本书的出版过程中，人民卫生出版社、中国中医药学会针刀医学会、中国中医研究院针刀医学培训中心为本书的编撰工作给予了大力支持，特在此表示谢意！

柳百智

1998 年 12 月于北京

目　录

第一章 总 论

第一节 慢性软组织损伤疾病病因病理学方面的新理论——动态平衡失调

针刀医学作为将中西医两种基础理论融为一体再创造而产生的一种新的医学理论体系，有它独特的病理生理学的新理论；有着生理解剖学的新理论；还有诊断学、影像学、手法学、护理学的新理论。只有新的科学的理论，才可能有卓越的疗效。

针刀医学理论体系的基石，是它病理生理学的新理论，这一新理论共有四部分内容，关于慢性软组织损伤的新病因病理学说，是针刀医学四大基础理论之一。

慢性软组织损伤所以成为治疗学上的老大难问题，关键是对该类疾病的病因病理未搞清楚，过去虽有多种关于慢性软组织损伤的病因病理学说，都是从该类疾病某一个侧面提示它病理变化过程中的一种现象，对其本质的探讨尚显不够。如无菌性炎症学说、闸门学说等等。

针刀医学在研究慢性软组织损伤这类疾病的病因病理方面，从整体的、动态的和抽象的以及微观的、功能的和形象的几个方面，全面认识该疾病的本质的第一位的病因病理特性。这个病因病理新概念为：动态平衡失调。

什么叫动态平衡失调？它由哪些因素造成？它的病理表现形式是什么样的？分述如下：

一、动态平衡的概念

动态平衡失调是软组织损伤的第一位的主要的病理机制，这个结论是在学习以往的关于慢性软组织损伤方面的病理学说，结合20年来的临床研究提出来的。通过本人大量的临床实践和全国近万名医生临床应用，证明它是可靠的，不容置疑的。运用此理论，使大量久治不愈的慢性软组织损伤疾病迅速治愈。到目前为止，应用此理论指导临床治疗的病例，初步统计为89万人次，有效率达90%以上，且疗程极短，有的十年八年的顽症，一二次即治愈，不用做切开手术。费用较少，复发率极低。

人体在正常情况下，躯干、四肢的活动，在其功能范围内是自由的，可以完成它应该完成的动作，这叫动态平衡。慢性软组织损伤，使得罹患肢体轻重不同的功能受到限制，也就是说罹患肢体不能在其功能范围内自由完成它应当完成的动作，这就叫动态平衡失调。这是极易理解的。

动态平衡失调的理论包含较为复杂的丰富的内容，先让我们对它作一初步的了解，然后再作深入的讨论。

为什么动态平衡失调是慢性软组织损伤的第一位的主要的病理机制，其他的病理学说所阐明的病理变化就不是吗？其他的关于慢性软组织损伤的病理学说是深入而细致的，动态平衡失调之说是否显得太表面太笼统了呢？

首先应该肯定，前辈们经过代代的努力，细致入微地探索了关于慢性软组织损伤的病理变化，不断提示它的真面目，从这个意义上说，正是由于他们的成就，才使我们能够以微观的认识，再回到“太表面的太笼统的”宏观概括。大家都知道，科学思维发展的必然逻辑都是以从“演绎”到“归纳”，没有细致入微的微观“演绎”过程，就不可能到达宏观的“归纳”过程。况且，动态平衡失调这一宏观概括，是以慢性软组织损伤疾患在动态下的组织学、生理物理学、生物化学的变化为基础，为基本内容的。

大家可以想见，为什么慢性软组织损伤成为治疗学上一个老大难的问题？就是因为对该类疾病的主要病理机制还未全面搞清楚的缘故。现代骨伤科教材《中国骨伤科学》指出："软组织损伤常就诊于骨伤科，但对其发病机制和病理形态的改变知道很少，应列入骨伤科病理学的研究范围。"（见卷一，192 页）《黄家驷外科学》有类似的说明。

以往的多种病理学说，都是从静态的组织学、形态学、生物物理学和生物化学的角度对慢性软组织损伤的病理机制来研究的，没有从动态来进行研究。由于慢性软组织损伤属运动系统疾患，动是它的第一本能，不管病与不病，都存在着动的问题，所以研究它的病理变化就不可能离开动态而孤立地、静止地来研究它、认识它。只有在动态的情况下来研究它的病理变化，才能抓住它的第一位的主要病理因素，才能抓住该类疾病的本质。

慢性软组织损伤疾患，一般不包括因中枢神经和周围神经严重损伤（断、裂、破损等）而造成的瘫痪和废用的病患，慢性软组织损伤概念只限定于四肢和躯干痛、麻、胀、酸、肌肉轻萎缩、功能障碍的软伤科疾病范围内，全瘫或废用性疾患，那应另作别论。也就是说慢性软组织损伤疾患，是界定于可动，或可动而不能动的软伤科疾病范围内，而不包括完全不能动的疾患。正因为其可动或可动而不能动才存在动态平衡失调的问题，也正因为这可动或可动而不能动的特点，才造成它的病理变化的复杂性，使我们临床时茫然无措。

譬如，说它是无菌性炎症，我们将无菌性炎症解决了，治疗后吸收了，病情也好转了，甚至恢复了正常工作，但不久又复发了；说它是"痹"症，气滞血瘀，用药疏通气血，时或有效，时或无效；说它是中枢传导通路有闸门控制人体的痛觉，膜电位的生物电流有变化，我们用电子治疗仪进行调整，疼痛可顿时减轻或消失，可是离开电子治疗仪器不久，疼痛又会依然如故；说它是筋膜间室内压升高，何以休息时就不升高，活动一段时间就升高了；说它是骨纤维管卡压，休息时就好转，活动后就复发或加剧；说它是筋出槽，出槽日久，还能否归槽呢？很难，甚至不可能，一活动疼痛就加剧。

依据以上这些病理学说，发明相应的治疗措施，大都有效，尽管有的收效很慢，说明这些有关慢性软组织损伤的病理学说，都是科学的，客观的，不可否认的。但具体应用时，疗效难以巩固，甚至无法巩固。无法巩固的最根本的问题，就是人体要活动造成的。人要劳动，要完成生活自理，要进行体育活动，就在一个“动”字上，使我们毫无办法，无能为力，十分沮丧。

也正是这个原因，迫使我们研究慢性软组织损伤的病因病理，必须从动态来认识它。“动”是根本问题，“动”是第一位问题。

动态平衡失调不仅是指宏观四肢、躯干外在的动态平衡失调，更主要的是指内在的动态平衡失调。人体内部各种软组织在人体活动的时候，都在自已特定的范围内作相对运动，运动方式有的是点的运动，有的是面的运动，有的是线的运动，有的是综合的运动，这一运动错综复杂。只要什么因素限制了它们的相对运动，就不能在它特定运动轨迹上自由完成自己的运动，这就是动态平衡失调。它是慢性软组织损伤的第一位的主要的病理机制。

那么，到底是什么因素造成体内和体外的动态平衡失调呢？我们依据这一病理机制，作为临床指导，对具体疾病进行分析认识，找准精确的造成动态平衡失调的因素，就会轻而易举地将一些顽症治好。但是真正全面深入地认识理解这一理论，确是要下一番功夫的。

二、动态平衡失调的内容

为了弄清楚动态平衡失调的内容，就得从有关疾病的病理因素谈起。

众所周知:软组织粘连是一个病理概念,而不是生理概念。就是说正常人体肌肉都是附着在骨头上的。这并不是我们所说的粘连,是正常的生理现象,而我们所说的软组织粘连,是由于外伤或疾病破坏了肌肉组织而产生的非生理应有的粘连。

软组织粘连可分为两大类,一类为外伤性软组织粘连,另一类为某种疾病破坏了软组织而引起的粘连(下称病理性软组织粘连)。

外伤性软组织粘连是怎样产生的呢?

各种不同程度的外力作用于人体,都会不同程度地损伤肌肉、血管、神经、韧带等软组织,人体在复修过程中,在一定条件下,就会把软组织粘连到一起,即使是很轻微的外伤,肌肉纤维和毛细血管都会受到一定破坏而断裂出血,同样人体就要进行修复,有时也会形成软组织粘连,当然不是肉眼直观下所能看到的。

我们将软组织外伤分为暴力性损伤、积累性损伤、隐蔽性损伤三种。

暴力性损伤就是指明显的外力作用于人体,发生骨折、脱位、肌肉皮肤撕裂。这些损伤都要破坏软组织,在治疗和恢复过程中,在一定的因素影响下,就会发生骨骼、肌肉、血管、神经、腱膜、肌间膜之间的粘连。

积累性损伤同样会使肌肉纤维、微细血管、韧带轻度撕裂和出血,因此,人体在进行修复过程中会发生结疤、粘连和挛缩。过去关于肌肉劳损这一类疾病,其实质原因,大多数由于结疤、粘连和挛缩而顽固不愈。

隐蔽性损伤是指受外伤很轻微,不引起医生和病人的注意。

据我们临床实践体会,各种外伤的后遗症、骨骼、肌肉、神经、血管、韧带之间的粘连,是该病的主要矛盾之一,这一矛盾处理好了,其他矛盾就较容易解决了。

病理性软组织粘连可分为:病损性和术损性两种。

病损性软组织粘连，就是由于某种疾病破坏了原来的肌肉纤维和毛细血管、韧带。人体在什么地方受到损伤破坏，人体就在什么地方自我修复，这是自然现象，在修复过程中，在一定因素影响下（如缺乏适当的功能活动和锻炼，或病变部位紧贴骨面等原因），就会产生结疤粘连，这种粘连我们称之为病理损伤性粘连。如：风湿病、疮、疖等等。

术损性软组织粘连的发生机制与病损性软组织粘连相同，就是由于某种疾病作切开手术治疗，在手术愈合过程中，在一定因素影响下而产生的。

这里我们要强调说明的一点就是，不是所有发生粘连的地方都会出现临床症状，据初步临床探讨，粘连发生在人体机能活动较强，肌肉运动幅度较大的地方容易出现症状。比如四肢、腰背、关节周围，如有粘连，更容易出现症状，而在头面、腹部则较少出现症状。

据我们的研究，粘连这一病因广泛地存在于常见的四肢、腰背痛等疾病当中，是这类疾病的重要病理因素，特别在陈旧的顽固不愈的病例中，更为普遍。因为粘连通常在直观情况下看不到，利用仪器、实验室检查均无法查出，更由于医疗文献对该种病理因素缺乏专门文章，使得在日常临床工作中无法进行针对性治疗。

我们认为按摩之所以对慢性腰痛有疗效，除疏通气血的治疗作用之外，更重要的是因为通过反复按摩能使粘连得到部分松解剥离，这一事实也证明了粘连在慢性腰腿痛中存在的普遍性。

下边来谈谈结疤、粘连的病理发生过程。

外力损伤人体，人体必然产生生物物理学和生物化学的变化。重则骨和软组织断裂，轻则部分肌纤维断裂、骨移位，或骨错缝，或筋出槽，骨和软组织的力学状态要发生改变，肌肉、筋膜、肌腱、腱鞘、滑囊、神经、动脉管、静脉管、淋巴管等组织器官等要遭到破坏或受到挤压，刺激周围组织器官，大量渗出引起肿胀，异物刺激引起疼痛，缓激肽类5-羟色胺类致痛物质增高。

人体通过神经反射系统和体液调节系统的作用，产生病理过程的改变，一是被破坏的机体组织要修补，二是被搞乱的生理功能要恢复，在此修补和恢复过程中，由于病区有关组织的自然保护机制，都处于警觉状态而制动，因此，在修补和恢复过程结束时，极易产生结疤和粘连，而形成新的病理因素（见下表）。

外力损伤|生物生理学变化|骨折移位骨错缝筋出槽|→|力学状态改变|→软组织器官受到破坏|→引起|挤压牵拉松弛|大量细胞破裂坏死|组织渗出|→成为体内异物|→刺激周围组织|→引起疼痛|产生生物化学|变化→|缓激肽类5-羟色胺类|增高|→人体通过|神经反射系统体液调节系统作用|产生病理过程的变化|被搞坏的机体组织被搞乱的生理机能修补恢复|由于病区有关组织的保护机制|处于警觉状态而制动|结果产生→|结疤粘连→|形成新的病理因素。

这里需要补充说明的就是前边全面阐述了慢性软组织损伤最主要的三大病理因素之一"粘连"这一病理因素的发生、发展、形成的过程，其余结疤和挛缩这两个主要的病理因素，未作专题叙述，原因就是它们的发生、发展、形成过程和粘连的发生、发展、形成过程是基本一致的。有的粘连本身就存在着瘢痕和挛缩。未免重复，不再赘述。

以下就慢性软组织损伤的一些典型疾病来进一步说明这些病理因素的形成和存在。

第3腰椎横突综合征，言"综合征"者，无非是说该病涉及许多组织和系统，病理机制极为复杂。据我们研究，认为该病病理机制简单，就是由于腰背筋膜、骶棘肌和第3腰椎横突尖部，慢性摩擦损伤、出血、机化而发生粘连所引起。使得在腰部作屈伸运动时，第3腰椎横突被牵拉而不能自由运动，常引起腰背筋膜和骶棘肌保护性痉挛性疼痛。

用针刀在第3腰椎横突尖部进行剥离和松解，使得此处骨肉粘连剥开，肌肉松解，往往就能立竿见影，消除症状，并能一劳永逸。治愈该病也证实了上述观点。

肱骨外上髁炎，股骨内侧髁炎之类，既叫“炎”当然意指无菌性炎症。肱骨外上髁炎第一位的病理因素是什么呢？是因为指总伸肌和尺侧腕伸肌在肱骨外上髁的附着点劳损出血，机化而结疤，或桡肱肌肌腱摩擦劳损出血机化而粘连结疤，挤压该处的神经血管束，引起臂部活动受限，局部保护性痉挛疼痛，日久可能在肱骨外上髁的瘢痕钙化处出现一坚硬的锐边。

按此病理认识，采用针刀剥离粘连，刮除瘢痕，取得了非常满意的疗效。这就更进一步证实了上述关于肱骨外上髁炎的病理机制的观点是符合客观实际的。

关于股骨内侧髁炎也是同样道理。是由于膝部内侧副韧带和股骨内侧髁粘连引起。

关于肱骨外上髁炎、股骨内侧髁炎之类与关节周围处较顽固的其他疾患，其病理因素皆为损伤而粘连结疤引起，影响功能活动。应用针刀治疗，也证明了这一点。

滑囊炎、腱鞘炎的致病因素乃是损伤引起的结疤和挛缩，造成滑囊闭锁和腱鞘变窄，即或有炎性渗出也是继发的。针刀将滑囊切开数点，将腱鞘切开松解，就能很快解除症状，治愈此病。这也说明它们的真正病理因素是结疤和挛缩，炎症不是主要病理因素。

动态平衡在这里首先是一个“生物力学”概念，但是要把它作为研究“生物力学”的力学概念，它是不同于普通固体力学和流体力学的力学概念的。首先，生物力学有它的复杂性，到目前为止，世界上还没有造出任何一部机器能像人和动物那样自由敏捷地完成各种复杂的动作。这种自由和繁重的复杂动作体现在力学上，情况就更为复杂了。另外，生物力学有它的生命活动性。生物力学中的力学问题，每时每刻都和其生命活动联系在一起，也就是说生物力学中的力学表现时时受生命活动的制约。

力学在人体上的表现都要受到严格的时间和空间的限制，且都有一个特定的“量”和“度”的问题。当我们用力学来研究人体的时候，时刻不能忽视以上所述的生物力学的三个特性。

我们说到人体动态平衡的时候，就是基于生物力学的三大特性。所谓平衡，就是在生命活动的制约下，在时间和空间的限制下，在特定的量和度以内活动。所谓动态，就是指人体外在的活动状态和人体运动系统组织器官内在的活动状态。这种内在活动状态的力学表现是极为复杂的，我们将在下文予以详细的论述。所以动态平衡的定义就是：人体运动器官在正常生命活动允许的范围内，在特定时间和空间的量和度以内，自由的活动状态就叫人体的“动态平衡”，反之则叫“动态平衡失调”。

我们还应该更深刻地理解动态平衡失调这个特殊的力学概念的内在含义。人体正常的所有肌肉，在收缩和舒张过程中，都在体内幅度不同的沿该肌肉做上下滑动，并牵连着其他组织移动，许多肌群的各块肌肉在体内方向不同的滑动，才能使人体完成各种复杂的动作，这是常识所了解的。当这些软组织的某一点或某一部分发生粘连或挛缩和瘢痕，肌肉和其他组织就不可能在体内自由伸缩、滑动，是一个点的病变，限制了软组织纵向的线的运动，这就是动态平衡的内在含义。不仅如此，慢性软组织损伤，粘连、挛缩、瘢痕这三大病理因素的存在，还限制了软组织的横向的面的运动以及互相之间的交叉运动。

动态平衡失调的内涵除了上述三种机械性的内在活动受到限制，还包括生物性自我保护制动。当软组织在内部受到牵拉时，软组织表现为痉挛性疼痛，同样限制了内部运动。其次由于软组织损伤变性造成的挛缩，限制了内部运动，也是动态平衡失调内涵的一部分。

动态平衡失调的内涵主要指它对人体内部运动器官的病理机制的概括和描述，其外延，主要指它对人体外部运动器官的病理机制的概括和描述。

人体四肢、躯干、头颈、掌指、足趾这些组织在维持人的生命活动过程中，都各自发挥自己的应有的功能和作用，但是这些肢体的力学特性的表现都受生命活动的制约，在时间和空间的量和度的范围内。在这种范围内，这些肢体的力学特性的表现是极为复杂，也是极为自由的。当患慢性软组织损伤疾病后，这些肢体就不能在维持生命活动过程中，自由发挥应有的功能和作用，这就是动态平衡失调概念的外延，它概括了慢性软组织损伤的病理特性的外在内容。

慢性软组织损伤的病理特性的外在内容很重要，我们治愈该类疾病，要依靠检查外在病理变化的消失为依据。诊断该类疾病更要依据外在病理特征，才有可能找到内在病变、病灶的精确位置，进行针对性治疗。

三、动态平衡失调的表现形式

动态平衡失调在人体内的表现形式是错综复杂的，动是一个比较抽象的概念。为形象起见，用以下图形作简要说明，表示慢性软组织损伤三大病理因素——粘连、结疤、挛缩形成动态平衡失调，这样一种根本病理机制的情况。

图 1-1 表现了肌肉作直线运动时的情况。设 A、B 两肌肉在静止状态下相邻的点分别为 a 点和 b 点，在动态平衡的情况下，即正常无病的情况下，两肌肉作相对运动，a 点和 b 点必然要分开，也可以分开。如在两肌肉相邻点 a、b 处发生粘连或瘢痕，两肌肉作相对运动时，因 a、b 两点被粘连到一起，就分不开，于是动态平衡就失调了。

这是肌肉在作线的运动时的情况，当肌肉在作面的运动时，情况也一样，参见图 1-2。图 1-2 表示，由于病理性粘连的发生，肌肉作面的运动，在三个方向上都受到限制。图 1-3 表示两块肌肉互相粘连，不能作交叉运动时的情况，在两个运动方向上受到限制。

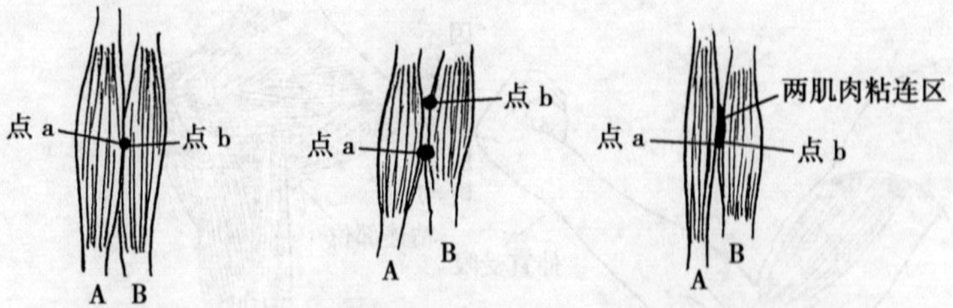

1. 静止状态两肌肉相邻点 a、b

2. B肌肉收缩，两肌肉出现相对运动，在正常情况下a点和b点分开

3. 两肌肉粘连，B肌肉收缩运动受限，a、b两点不能分开，A肌肉被牵拉

图 1-1

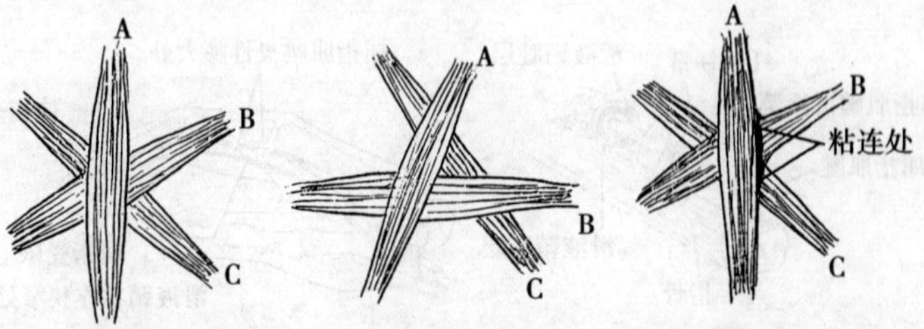

1. 三块肌肉相邻静态平衡状态

2. 三块肌肉在一定范围内可作面的相对运动，动态平衡状态

3. 三块肌肉粘连运动受限，动态平衡失调，不能作面的运动

图 1-2

图 1-4、1-5 表示的是另一个情况，当肌腱和腱鞘内壁粘连，腱鞘狭窄，使肌腱在腱鞘内活动受限，动态失去平衡。

以上 5 幅图解，比较形象具体地解释了慢性软组织损伤的动态平衡失调机制，但只是示意性的。在人体内慢性软组织损伤，动态平衡失调的实际情况要比这复杂得多。这里仅是以肌肉为主图示几种常见情况，实际上韧带、滑囊、肌间膜、腱膜、筋膜和其他软组织慢性损伤产生粘连、结疤、挛缩这三大病理因素，形成动态平衡失调的病理机制要复杂得多，但其基本原理都是一样的。

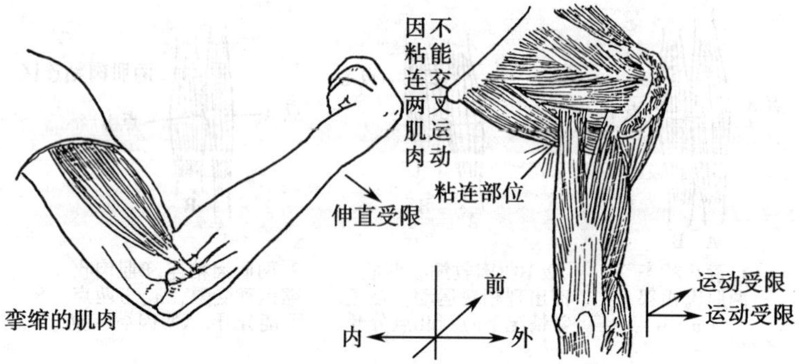

图 1-3

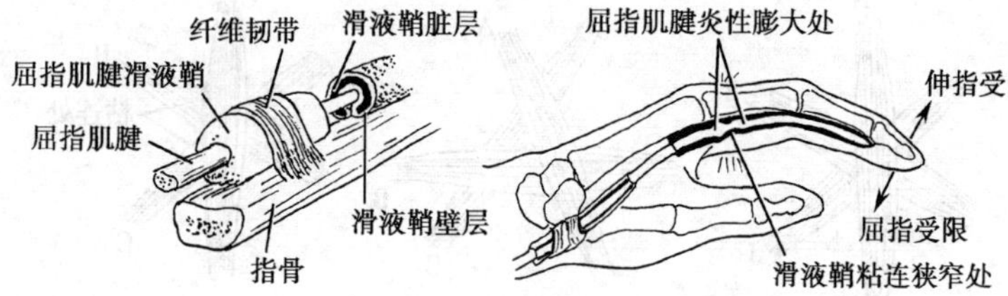

图 1-4

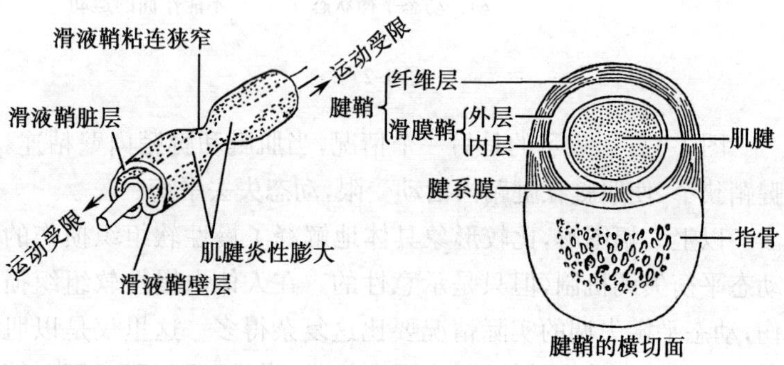

图 1-5 肌肉在腱鞘内作舒张和收缩运动时动态平衡失调情况

用动态平衡失调来概括慢性软组织损伤的病理变化，除因为该类疾病的根本的第一位的病理变化就是动态平衡失调之外，另外在治疗学上评定该类疾病的治愈标准，也是非常实际和科学的。因为慢性软组织损伤疾病治愈的真正指标，必须是动态平衡恢复，才能算真正治愈。如单以病痛和炎性病变消失为依据评定疗效，这样的疗效是靠不住的。因为它的根本问题没有解决。

另外，应该说明一点，有部分神经受压、神经炎之类疾患，虽然肢体活动无病理性受限，但有痛麻症状者，不属于慢性软组织损伤疾病，而属于神经科疾病。

第二节　慢性软组织损伤的病因病理及针刀治疗的机制探讨

慢性软组织损伤疾病在临床中非常多见，治疗方法也非常繁多。我们知道，如果某种（或某类）疾病的临床治疗方法五花八门，正说明了该种疾病的难以治疗。无论单独采用哪种治疗方法治疗也不会是最经济、最简单的从根本上彻底、全面地治好，这是不争的事实。针刀疗法在这种情况下异军突起于慢性软组织损伤类疾病的治疗领域，并被众多的医务工作者应用于临床实践，充分证明了它的科学性和实践性。但是十余年的技术推广，虽然取得了巨大成就，针刀疗法却仍没有占领慢性软组织损伤治疗的主战场，也同样暴露出针刀疗法理论的局限性和针刀治病机制的模糊性。在动态平衡失调理论的指导下，采用针刀治疗慢性软组织损伤，取得了可喜的成绩，但应用该理论又不能更好地、全面地解释临床治疗中出现的多种问题，显然有其局限性。现就针刀在慢性软组织损伤方面的理论及针刀的治病机制做一点探讨。

一、慢性软组织损伤的病因病理机制不仅仅是动态平衡失调

人体运动器官在正常生命活动允许的范围内，在特定时间和空间的量和度以内，自由的活动状态就叫人体的"动态平衡"，反之则叫"动态平衡失调"。显然，"人要劳动，要完成生活自理"，要进行体育活动，关键就在一个"动"字上，动态平衡失调的表现形式在于肌肉、韧带等软组织做点、线、面的运动时受到障碍。如两块肌肉因损伤而粘连在了一起，妨碍了它们之间的相对运动。我们可以在临床中看到，人体不运动时没有疼痛症状，人体一活动即出现临床症状的大量病例。所以，朱汉章教授认为慢性软组织损伤的根本的病因病理机制是动态平衡失调。但在临床上，我们也可以看到，静止时疼痛等症状明显，活动后症状减轻的大量病例，如慢性滑囊炎、骨性关节炎、筋膜间室综合征等。说明动态平衡失调并不是慢性软组织的唯一病因和病理机制，也就是说动态平衡失调不是慢性软组织的根本的病因病理机制。

我们可以把软组织损伤的病因归为：暴力性损伤、积累性损伤、隐蔽性损伤、病理性损伤等，更可以把软组织损伤的病因统归于力的不平衡（力是一个物体对另一个物体的作用）。损伤形式可按其受力情况分为牵拉力损伤、挤压力损伤、摩擦力损伤等。

牵拉力沿肌纤维的纵轴方向传导，在受力点处受力超过人的耐受程度（或习惯负荷）时，软组织纤维可以被撕裂或拉断。各条纤维的强度和受力情况不尽相同，受力大而强度低的肌纤维先被撕裂，如果损伤大于人体的修复能力时即形成慢性病灶。

挤压力可垂直于肌纤维发生作用如暴力直接挫伤，也可以发生在骨与骨之间，如挤压椎间盘、滑膜、脂肪垫，使它们变形而损伤。

摩擦力多发生在肌腱、肌肉，一般情况下，人体组织在相互运动中是没有摩擦力的，但当过度运动，代谢产物的堆积大于组织的承受能力时，组织水肿、变性导致组织表面粗糙，组织器官继续再相对运动时即可造成摩擦损伤，然后形成恶性循环，导致局部组织之间的动态平衡失调。

研究发现：当用力超出肌肉收缩的最大力量约30%时收缩肌肉，肌肉血流有进行性减少。在超出大约70%的最大力量收缩时，肌肉血流完全阻断。临床经验也证明：最易引起软组织损伤的是肌肉、筋膜血供不良时的过度使用，特别是静态的过度使用，尤其是当肌肉被拉长的情况下持续时间较长或收缩到一定长度时持续时间过久则容易损伤。这就是人保持一种姿势如行、走、坐、卧久了容易疲劳的缘故。所以，《素问·宣明五气篇》云："五劳所伤，久视伤血，久卧伤气，久坐伤肉，久立伤骨，久行伤筋，是谓五劳所伤"，我们认为慢性软组织损伤的主要病因是动态和静态的力平衡失调。

二、慢性软组织损伤的病理变化也不仅仅是粘连、瘢痕和挛缩

在力的持续作用下，肌肉等软组织一直处于紧张状态(即组织内高压)，必使供应该组织的血管血流不畅而致软组织营养供应障碍，该部位软组织长时间缺血，可造成组织器官营养不良性损伤。据观察，软组织缺血情况下做正常的活动(即非过量运动)时也很容易造成损伤，出现韧带肥厚、肌肉骨化等病理性变化，这些变性组织可刺激压迫附近的神经血管出现恶性循环。

某一部分软组织局部损伤后，可使周围力平衡失调。功能相近的软组织，必然要承受更多的力才能维持正常生理活动，这种情况下，既可使该组织更加强健、丰满，也可使该组织慢性损伤出现缺血性水肿，致裹夹其外的筋膜被拉紧。长时间超常量的力的作用，可导致筋膜代偿性肥厚，肥厚的筋膜引起筋膜腔内

压力增高，筋膜腔内的神经受刺激，血管被扭曲挤压。此种情况下，再反复运动肢体或受风寒湿的刺激后而出现症状。如滑囊损伤后，滑囊肿胀，滑囊内张力过大，滑囊壁在张力的不断刺激下代偿性增厚(纤维组织增生)。所以，局部缺血也是慢性软组织损伤的主要病理机制。

三、针刀的治病机制不仅仅是松解粘连、刮除瘢痕、消除痉挛。主要的应是消除不平衡的力，或直接破坏局部感受器

根据上述分析，不平衡的力是导致软组织慢性损伤的根源，也是慢性软组织损伤的主要病理机制。针刀的治疗除了解除动态力的失调，恢复机体的动态平衡外，还要消除静态不平衡的力，恢复机体静态的力平衡状态。

例如，牵拉力沿肌腱纤维方向传导，其应力点止于骨膜，骨膜的神经纤维走向与肌腱纤维相垂直，肌腱纤维的作用力与神经无关，肌腱纤维受牵拉力的作用，在应力点骨膜处损伤、断裂、瘢痕增生、炎性侵入，未损伤的神经感受器夹杂在胶原纤维之中，骨膜上的感受器非常集中，受到挤压、牵拉、炎性侵入，因此明显表现出临床症状。而有些部位的感受器较少，如腹部、肌层等，或在暴力损伤时已被破坏，如开放性损伤、手术时破坏。损伤组织通过机体的修复，虽有瘢痕或粘连却少有临床症状出现。所以，骨膜上的病灶受到牵拉力刺激时，症状就更加明显。针刀治疗时，重点就不是消除粘连、瘢痕本身，而是消除过盛的牵拉力和丰富的没有破坏的感受器。用针刀切断部分过紧的肌腱纤维组织，消除过盛的牵拉力，破坏局部组织的感受器，即可取得较好的临床效果。如跖筋膜炎的针刀治疗，即跖筋膜在跟骨骨膜上的附着部应力过高，用针刀切断部分紧张痉挛的肌纤维，以消除过强的牵拉力，同时也破坏了跟骨骨膜在牵拉处的丰富的感受器，从而收到较好的治疗效果。

又如张力过大引起的慢性滑囊炎，针刀的治疗即是要十字切开变性增厚的滑囊壁，放出淤滞的滑液，消除过盛的向外的张力，以达到治疗的目的。

再如各种卡压综合征，无论是韧带骨化还是筋膜肥厚，压迫了该处经过的神经和血管，由于血流功能单位功能障碍，实际首先表现出来的是肌肉和筋膜的硬度改变，在肌肉的硬度改变下局部可有压痛、自发痛和活动痛。针刀治疗的关键即是切断已经变性的筋膜、韧带、肌腱以恢复神经、血管的正常生理功能，从而改善局部血液循环。而不是只在疼痛部位、压痛部位用针刀刺激等治疗。

如果我们对针刀治病机制的探讨，只用心研究其针刺的作用、刀的作用，针与刀的综合作用是不够的。既然针刀是一个新型的治疗工具，针刀医学建立起了独特的理论体系，分析针刀的作用时，却用经络学说解释针的作用，用外科理论解释刀的作用，再用中西医结合的理论阐述针与刀的综合作用，未免有些形而上学了。以针刀调节力的平衡失调的作用来概括之似乎更为统一，更容易理解。因为我们调整了力的失衡，在临床中所起的作用就是疏通了经络，甚至达到了驱寒除湿的效果。

四、对慢性软组织损伤的治疗也不仅仅选择有压痛的部位治疗，重要的是要根据临床症状和体征判断病变的性质和部位，解除过盛的力的刺激

慢性软组织损伤的病理变化，既有粘连、瘢痕和挛缩（有这些病理变化的软组织可以不产生临床症状）也有无菌性炎症（有疼痛的部位就应该有炎症存在），又有骨关节的错位。所以，治疗慢性软组织损伤类疾病，就应该从这三方面入手进行针对性条理。凡是能消除或改善上述病理变化的治疗方法，临床中都会产生不同的疗效。

如手法治疗慢性软组织损伤引起的颈、肩、腰、腿痛，采用

“摸、接、端、提、推、拿、按、摩”八法，对“筋出槽”、骨关节错位引起的疾病，常可手到病除。这种情况，症状的主要来源既不是粘连、瘢痕、挛缩，也不是无菌性炎症，而是关节错位导致的力平衡，进而影响了周围神经血管的功能而产生的症状。我们通过手法治疗恢复了骨关节的正常位置，调整了失衡的力，周围神经、血管的功能便可迅速改善，使症状顿消。这种现象在临床治疗中是屡见不鲜的，用无菌性炎症解释显然是牵强的。

有局限性压痛点的慢性软组织损伤，单纯用局部松解治疗，可有即时的镇痛效果，但是随着时间的推移多可重复再现原来的症状，有的患者反而出现临床症状加剧的现象。那么，这个疾病的主要病理变化应是既有慢性软组织损伤的三大类病理因素（粘连、瘢痕、挛缩），又有无菌性炎症的存在。临床治疗起来，若能配合局部封闭的方法，阻断疼痛的恶性循环，药物吸收炎症；针刀松解局部的粘连、瘢痕或挛缩组织，即可做到标本同治的目的。

临床中，疼痛、麻木部位没有明确压痛点的慢性软伤类疾病，并不少见，如慢性腰背筋膜炎，慢性神经、血管卡压综合征等等。这种情况，患者的主要病理变化是力的失衡引起的韧带、筋膜的变性，我们通过临床症状体征，正确分析、准确判断病变组织、解剖部位、精确治疗，也可手到病除。

如慢性腰背筋膜炎，主要是筋膜内的张力过大，使筋膜内或穿过筋膜的神经传导异常、血运不畅、营养缺失而出现的临床症状。消除异常的张力，使筋膜的紧张度减弱是治疗的关键。在体表轻轻触按，并在双侧对比中寻找应力点，有时筋膜损伤局部会有明显的压痛如耳后筋膜损伤。针刀刺达浅筋膜并切开松解，可出现神奇效果（也可用钩针刀将浅筋膜划开 1cm 左右的口子）。较深部的韧带筋膜变性，局部没有炎症、水肿时，病变部位可无明显的压痛，针刀在关键部位松解之，可针到病除。

临床观察发现：肌肉硬度改变和颈浅、深筋膜、喙锁筋膜、阔筋膜、髂筋膜、腘筋膜等等的被侵，引起的征象很重要，筋膜的受损伤与远方的涉及痛关系密切。对人体各层筋膜损伤的治疗，是治疗慢性软组织损伤的重要一环。

综上所述，治疗慢性软组织损伤类疾病，做到针刀、手法、封闭药物相互配合运用，可以达到较完善的治疗效果。

无论是骨关节错位，还是无菌性炎症、粘连、瘢痕、挛缩，都首先表现为局部缺血，由血供障碍而引出了各种病理变化。显然血供障碍应该来源于力平衡失调，如韧带变性、筋膜紧张卡压或挤压了神经、血管，阻碍了正常的血液循环和神经正常的反射、传导功能。从根本上消除引起血供不足的力平衡失调，是消除和防止软组织进一步病变的关键。

所以，放血疗法也好，针刺疗法也好，中药活血化瘀疗法也好，都是对慢性软组织损伤行之有效的治疗手段，也都是通过各自的治疗方式改善微循环，从而消除病理变化以达到治疗目的。但很多时候它们只能解决"标"，而治不了慢性软组织损伤的"本"，症状改善了，却很难持久，容易复发。若针刀疗法对慢性软组织损伤的认识过于强调针刺的作用、刀的作用，只重视微观的研究而不重视慢性软组织损伤的根本因素的探讨；只强调局部病理变化的消除——松解粘连、刮除瘢痕、祛除挛缩，改善局部血液循环，而不做宏观的力的调整，也难免出现即时疗效满意，远期疗效不可靠的结果。现在的针刀临床实践中，已有越来越多的人走进了这个误区。

第三节 论 针 刀

针刀这一名称，是伴随着慢性软组织损伤患者的啧啧称赞声和临床医生的惊奇声出现的。二十几年过去了，随着针刀在临床上的逐渐普及，认识它、研究它的人也越来越多，它的发展也就越来越快。随之相应的，有关针刀的概念也越来越多，“针刀医学”、“针刀疗法”、“小针刀”、“水针刀”、“液针刀”、“针灸刀”、“针法微型外科”、“激光针刀”等新名词便如雨后春笋般涌现出来。这是针刀疗法不断发扬光大的结果，同时因为各种针刀“门派”林立，使“针刀”这个词的概念也渐渐模糊起来了。

一、针刀究竟是什么？什么才是针刀？

朱汉章先生为使针刀这个医疗器械的概念明确起来，曾为“针刀”下过这样的定义：“凡是以针的理念，刺入人体，在人体内又能发挥刀的治疗作用的一切医疗器械，就叫做针刀”。这个定义下得令人欢欣鼓舞，因为，这样一来，针灸刀的治疗工具、针法微型外科的治疗工具、松针疗法的治疗工具、新九针疗法的带刃工具等都自然而然地成了针刀器械，也就是说，它们使用的工具也是针刀。从事针刀研究与临床的医务工作者当然拍手称快，然而，从事其他疗法研究与临床的医务工作者是否也能认可这个“定义”呢？恐怕很难，引起一些争议是必然的。有人会提出：凭什么说这样的医疗工具都叫针刀，而不能叫松针、小宽针、针灸刀？如果说这些新疗法的代表提出异议还好给予解释的话，那么“铍针”、“古长圆针”等也要因为有了这个定义而改称为针刀，恐怕就有些难以服众了。如此类推，是否针灸针即应该是以针的理念刺入人体，在穴位上进行机械性（提插捻转）刺激的一切医疗器械呢？如果此说可以成立的话，那么将注射器针头刺入人体穴位进行刺激如针灸针一样，是否注射针头也就是针灸针了？只能说此时的注射针头相当于针灸针。

一种工具的命名权是属于设计者的，如果笔者将现在的针刀刀刃改成柳叶状，针柄也换成另一种模样，即可申请产品专利，并可合法的命名其为“小柳刀”。在临床中用它去切开排脓，则可以成为“铍针”，如果用它如汉章牌针刀一样刺入人体内切割松解粘连、瘢痕、挛缩等病变组织，我们也可以称其为“针刀”。这就是说，这个工具实际上发挥了什么作用，才应该也可以被称为什么。比如在紧急情况下，用身边的水果刀切开患者气管急救，那么此时的这把水果刀，就是手术刀！

水果刀的设计主要是用来削水果的，然而它具有手术刀的功能，并可以在特殊情况下成为手术刀。但是也只有把它用来做手术了，才可以称其为手术刀。也就是说针刀可以是带刃的针具，但带刃的针具不一定都叫针刀！只有把它用来做闭合性手术时，才可以称其为针刀。即能做什么和已经做了什么是有区别的。

笔者认为，针刀是中西医结合的产物，是针灸针与手术刀的交融，如果给出一个定义的话，应该是以针刀医学理论（如闭合性手术理论、经络实质的理论）为指导，应用于临床做闭合性手术治疗，外形如针灸针，其尖端有刃的医疗器械。工具相似者，多矣！而理论之不同才是它们之间本质的区别。

当然，如果仍沿用朱汉章先生的定义的话，以下的表达方式或许更合适，即：凡是以针的理念，刺入人体，在人体内又能发挥刀的治疗作用的一切医疗器械，都可以作为“针刀”器械来使用。在最近国家中医药管理局组织的“针刀疗法听证、鉴定会”上朱汉章先生把针刀定义为：“针刀是以针的方式刺入人体，在体内完成手术刀的功能的医疗器械”。

二、医疗器械只能是一种治疗工具，一种疗法的核心应该是它的理论，它的独特的诊治方法和视角

“针刀”这个词一般是指针刀医疗器械，有时也常作为“针刀疗法”的代称。于是一些人就把针刀器械与针刀疗法这两个概念混淆了起来。有人认为，凡是使用针刀这个医疗器械为主治疗疾病的方法均可称为针刀疗法。笔者认为这是不妥的。反之，只要不使用针刀这个特定的医疗器械，如更换一种治疗工具

如铍针、凹刃针等，即使是根据针刀理论对疾病进行诊断与治疗的，也可以不称其为针刀疗法，笔者认为这也是不妥的。在很多人看来，用什么样的治疗工具(某种疗法具有代表性的工具)治病，就是做什么疗法的治疗了，这是为什么人们只要改变了治疗工具的形态，即称新疗法诞生的思想基础。医疗器械只能是一种治疗工具，一种疗法的核心应该是它的理论，它的独特的诊治方法和视角。正因为这种概念的不清晰，针刀疗法普及推广后，引来了多种医疗器械相类似(带刃针具)的多种新疗法的出现。

当年，针刀疗法与针灸刀疗法的代表人物还曾为谁先谁后，谁是正宗闹得沸沸扬扬，其实大可不必！从根本上说，哪一"针刀门派"使用的工具不类似于"九针"？汉章牌针刀又何不类似于"铍针"？但铍针作为针灸疗法里的一种工具，在现代医疗实践中少有建树，专业人员也少有使用。为什么针刀疗法出现以后，铍针也突然光彩起来了？原来针刀与它长得太像了。两者谁的年龄大呢？当然是铍针。但是铍针原来的作用是什么呢？《灵枢经·官针》曰："病为大脓者，取以铍针。"铍针实际上是一种割治痈脓外症的刀具，俗称铍刀。那么，我们看一看铍针在治疗颈肩腰腿痛疾病的过程中，是用来切开排脓的吗？显然不是。而是在闭合性手术理论的启发和指导下，结合解剖学的新发现，在皮神经穿出孔处(筋膜病变时神经容易被卡压的地方)进行切割松解。"铍针"这个工具，在这种治疗中，应该称为针刀。因为，针刀疗法是在针刀理论(如闭合性理论)的指导下，应用特种针具(针刀)深入体内进行切割松解为主治疗疾病的方法。只要是在针刀理论指导下进行诊治，使用的工具可以是针灸刀疗法的"钩形针"，也可以是针法微型外科的"凹刃针"，当然也可以使用"铍针"等，我们仍然可以称其为针刀疗法。那么，此时的"钩形针"、"凹刃针"、"铍针"才是名副其实的针刀。反之，使用针刀工具刺激足三里治疗腹痛时，针刀只相当于粗针的作用，该治疗仍属针刺疗法的范畴，此时的针刀工具，称其为针刀又有何意义？当然我们并不反对这种治疗方法，也不否认其治疗效果的特殊性，在临床上使用也是可行的，但这是在针灸经络理论的指导下使用针刀工具和使用针刀操作方法的产物，是针刺疗法的改革。如果内脏病患者在相应的穴位处出现变性软组织时，用针刀在穴位上切割松解治疗，则应该是针刀疗法对中医学的贡献和发展。正如针刺疗法中有多种不同形态的治疗工具一样，针刀疗法中使用的治疗工具也可以有长短、粗细、平刃、凹刃、钩刃等不同形态。由此看来，董福慧先生的新著《皮神经卡压综合征》一书中使用铍针进行治疗的方法，与使用针刀工具进行治疗并无本质区别。那么松针疗法和针灸刀疗法使用的都是带刃针，是否也应该说它们即是针刀疗法呢？非也，这两种疗法虽与针刀疗法有相似的治疗工具和操作方法，但它们都是以中医的经络理论为指导进行医疗实践的，与针刀疗法以中西医结合的闭合性手术等理论为指导的针刀医疗实践不同，笔者认为松针疗法与针灸刀疗法不是中西医结合的新疗法，而应视为传统针灸疗法的发展与创新。

三、针刀疗法在治疗上的作用是什么呢？是以针的作用为主，还是以刀的作用为主

关于针刀的治疗作用，从事针刀临床与研究的同行们早已进行了较为详细的阐述。一般认为，针刀的作用有三个方面：①针灸针的刺激作用。②手术刀的切割作用。③针与刀的综合作用。针与刀的作用与关系本来就是针刀同仁争论的一个焦点。任月林先生在第五届全国针刀医学学术交流会上的发言(《针与刀》)，再次将针与刀的关系与作用这个问题提了出来。除肯定了针刀在临床中刀的作用外，较多地强调了针刀的刺激作用，在与会者中引起了广泛的争议。笔者认为这个问题提出来是有必要的，是值得我们深入探讨的。《针与刀》的可贵之处，不仅在于说明了针刀的刺激作用在临床治疗中的重要性，更主

要的是进一步强调了针刀在治疗过程中，无论是刺激还是切割，都需要通过激发人体自我调节功能并发挥其作用才能最终达到治疗目的。这是中医治病的特点，也是针刀治病的特点，是不少针刀同仁一直忽视的问题。

临床中，针刀的刺激作用确实不可忽视，它是针刀治病的重要一环。然而，作为针刀，是针的作用大于刀的作用呢？还是刀的作用大于针的作用呢？只有从理论上进一步探讨，才能更好地发挥针刀的作用，从而提高针刀的临床效果。

例如，针刀治疗腰扭伤之类的肌肉紧张、痉挛引起的疼痛及功能障碍性疾病疗效较好，此时针刀的刺激作用体现的较为突出，但针刀对紧张、痉挛的肌纤维的切割治疗，仍然是针刀治疗的特点。这显然属于急性软组织损伤的范畴，并非是主要的针刀适应证。对于慢性软组织损伤之粘连、瘢痕、挛缩和内外压力失衡出现的筋膜增厚、滑囊闭锁等慢性疾病，针刀的治疗作用就主要体现在切割松解上了。特别是神经卡压类、骨性管道狭窄类疾病的治疗更是非切割难以治愈了。所以，笔者认为针刀在临床中的作用是以刀的切割作用为主的。如果过于强调针刀的刺激作用，使用针刀在压痛点或穴位上进行刺激来治疗疾病的话，使用针刀治疗与使用粗针如圆利针等进行治疗又有什么不同呢？还以铍针治疗皮神经卡压症为例，如果铍针仅仅“在特定的部位捣刺几下”（刺激）就可以治愈疾病的话，那么将“针刀”或“铍针”换成毫针或粗针用同样方法操作，看是否有相同的疗效？所谓在特定部位捣刺几下，就是要用它的刀刃在筋膜上切开几个小口，使其内压减弱。张力减弱便解除了筋膜对神经的卡压等不良刺激而产生治疗效果，其特定的部位则是根据解剖知识和临床特点，寻找到的皮神经从筋膜穿出并被卡压的位置。实质上，治疗中起关键作用的仍是针刀的切割功能，即刀的作用。这个观点可以从《皮神经卡压综合征》中对皮神经卡压综合征的病因病理及发病机制的论述得以证明。

四、不使用中西药物的纯粹的针刀治疗，才是最具先进性与合理性的非药物疗法。这是针刀疗法的最大特点，也是药物副作用泛滥的今天，针刀疗法具有的最大优势

针刀疗法不同于传统的针灸疗法，不在于其使用的工具与传统针灸工具的不同，而在于其理论方面的创新。针刀疗法推广之后出现的水针刀疗法、多功能液针刀疗法、针法微型外科等，其使用的治疗工具都与汉章牌针刀有所不同，操作方法也有变化。然而它们的理论与针刀疗法的理论相比并没有质的突破。如针法微型外科理论，就是一个典型的闭合性手术理论的细化，并在该理论的指导下，对解剖进行了较为深入的研究，使动态解剖学、立体解剖学、微观解剖学具体化，为针刀治疗的安全性和治疗一些新的病种打下了基础。

水针刀疗法与多功能液针刀疗法只是把针刀疗法与注射疗法或阻滞疗法结合在一起，在理论上并没有新颖的地方，顶多是在治疗工具方面有了改革（是不是改良还需要在临床实践中验证）。打一个比喻来说，就像做手术，直接用手术刀切开皮肤等组织，切除病变器官或病变组织，然后进行缝合、包扎，这个过程就是纯粹的手术，如华佗为关公刮骨疗毒。如果术前先做了麻醉，术中再输了液，术后再喝了药，难道能说是一种新的手术疗法吗？笔者认为这只能说是完善了手术过程。针刀疗法亦如此，初始朱汉章先生不主张在针刀治疗前后配合局麻和药物注射，强调“纯粹”的针刀治疗，自有他的一片苦心。然而，随着针刀疗法在基层临床的普及，临床医生，特别是基层临床医生，实际用针刀治疗时，为减轻患者的痛苦和恐惧感，提高临床疗效，在必要的时候，注射了麻醉药、维生素 B_{12}、类固醇类激素、活血化瘀类中药注射液等组成的镇痛液（这些内容在全国针刀疗法培训班上早已传授）。遗憾的是，很多人并没有理解针刀治疗配

合药物治疗的本意，更不能在临床中具体问题具体分析，针对患者的病因病理采用不同的治疗手段，只是把针刀与药物进行了简单的相加。使针刀配合相应药物治疗形成了习惯甚至将其作为针刀治疗的医学常规，难怪很多人会问这种方式的治疗效果究竟是针刀的作用还是药物的作用？或者是针刀与药物的综合作用？甚至极端的认为针刀并没有多大作用？我们应该明确针刀的切割松解，主要应用于慢性软组织损伤的粘连、瘢痕、挛缩组织，麻醉药是为了减轻疼痛，因为一些患者的痛阈低，加之紧张、恐惧或局部有明显的无菌性炎症反应，难以接受针刀治疗。临床中接受针刀治疗的颈肩腰腿痛等患者，除了有慢性损伤的病理变化以外，常常因为患者就医时多在慢性病的急性发作期，而存在有无菌性炎症反应，或急性软组织损伤转变为慢性软组织损伤的过程中，病灶处既有粘连、瘢痕、挛缩等病理变化，也有无菌性炎症反应存在，这种情况下，针刀配合镇痛液注射，才会取得更好的效果，针刀的作用仍主要是松解粘连、瘢痕、挛缩等慢性软组织损伤的病理改变。镇痛液，一是可以减轻治疗疼痛，缓解患者的恐惧感；二是可以消除明显的无菌性炎症反应，以达协调配合，全面解除病理变化的治疗目的。如果患者是典型的慢性软组织损伤，单独使用针刀松解即可，不必画蛇添足地配合镇痛液注射。如果粘连面积较大，针刀选点松解不能全面，适当配以活血化瘀之中西药物，改善局部内环境，协助自体调整功能，取得更好的临床效果则是必要的。中西结合不是中西药物的简单相加，而是理论上的相互融合。显然，药物的使用只是针刀疗法的辅助或完善，并不能改变针刀治疗本身，因此不能因为在治疗过程中增加了一些内容和步骤就可以说又形成了新的东西。而且从医学的发展趋势来看，不使用中西药物的纯粹的针刀治疗，才是最具先进性与合理性的非药物疗法。这是针刀疗法的最大特点，也是药物副作用泛滥的今天针刀疗法具有的最大优势。针刀直接与各种药物的结合，形成一种新疗法反而失去了这个优势。

五、走中西医结合的道路，是针刀医学的发展之本

现今，针刀医生的队伍不断扩大，然而因为从事针刀疗法的医生，他们原来从事的专业各不相同，有中医的、西医的；有内科的、有外科的；有全科医生、有专科医生；有职称高的、有职称低的等。所以，大家从事针刀临床实践时的着眼点、侧重点不同、思维方式不同。对一些较为简单的疾病的治疗还比较统一、规范，对一些疑难病的诊治方法则就仁者见仁，智者见智了。从大方向上看，中医出身的人较易从中医的观点去分析问题，如在治疗点的选择上，从经络穴位入手。西医出身的人则很容易撇开针刀医学理论，放弃中西医结合的观点，容易用外科手术的视角，采用针刀医学闭合性手术的理论解决问题。有卡压就必须彻底切开，只考虑了针刀的切割作用，而忽视了针刀的刺激作用，以及刺激所激发的人体自我保护功能，外科手术的刺激量过大而成为损伤性刺激，针刀的刺激量较小，是一种良性刺激，对人体起到双向调节作用；只重视了局部精确治疗，而忽略了整体调整。有的大夫在临床中越走越偏。而且，很多大医院的大医生们也常常认为只有这样做才是科学的、可以理解和接受的。使针刀医疗之路越走越窄，乃至导致不该发生的事故。在这方面曾有过惨痛的教训。如对颈椎病的治疗，按针刀医学理论制定的治疗原则是：针刀松解变性软组织，手法调整颈椎骨关节，再通过人体自身修复能力的调整，达到治疗目的。绝大部分颈椎病患者可通过精确的诊断，准确的治疗而得以痊愈。但从西医观点看，颈椎有骨刺应该切除，黄韧带肥厚压迫脊髓也要切除或切断，以改善椎管狭窄及神经根受压状况。采用外科手术的方法治疗是可行的，而使用针刀治疗其难度就更大，操作起来也更危险。针刀理论融汇了中医的整体观念，宏观调整思想，和西医的精确诊断，微观定位观。主要是通过调整椎管外软组织，包

括肩背腰部软组织，调整整个脊柱，特别是颈椎的生物力学变化，同时激发人体的自身修复能力，使机体自身进行调整而达到治疗目的，是安全可靠简单易行的治疗方法。具体治疗是针刀松解椎管外软组织，如项韧带、头夹肌、头半棘肌、枕后小肌群，横突上附着的肌肉，肩背部之颈肋肌、斜方肌、肩胛提肌等与颈项部相连接的肌肉，使紧张、僵硬的软组织变松弛，从而改变颈椎骨关节的解剖位置。同时考虑颈椎病是原发病，还是继发病如腰部肌肉损伤，日久牵及背部，之后牵及颈项部而导致的继发性颈椎病，这种情况，如果对腰部的病变不解决，使其失调的力平衡得以恢复，则仍是治标不治本。通过针刀对病变软组织的松解和刺激，调整生物力学失衡状态，从而提高颈椎的代偿调节能力；另外配合手法正骨以调整脊柱生物力学平衡。注意手法正骨是“调整”椎体而不是使椎体“复位”！即手法正骨的目的是把失衡的力调整到一个新的相对平衡状态，而不是一定要求将椎体的位置恢复到正常状态。手法治疗既可扩大狭窄的椎管，也可以扩大变窄的椎间孔，改变重要的神经血管与骨质增生，椎间盘变性软组织的相对位置。这时候，颈椎的椎体不一定不倾斜和旋转，也不是没有了骨质增生。一般情况下，不必将针刀刺入椎间隙深部，也不必剔除骨刺或切开黄韧带（该问题仍有许多争论）。如果通过宏观调整和微观松解治疗，仍不能解决问题，如一些严重的脊髓型颈椎病，针刀疗法是代替不了外科手术的。一位从事神经外科研究一辈子的老专家，从西医观点出发，用针刀切割颈椎黄韧带时失手，将针刀刺入椎管，造成椎管内血肿，外科手术后保住了患者生命，留下高位截瘫。笔者认为该事故发生的主要因素不是针刀操作技术的问题（技术失误当然存在，是针刀操作不规范所致），而主要是指导思想的问题。所以，针刀闭合性理论逐渐走向极端——西医化，是当今针刀临床中医疗事故发生率高的重要原因。今天，进一步探讨、完善针刀医学理论，是及时的，也是必要的。只有走中西医结合的道路，才是针刀医学的发展之本。

第四节　针刀专科的设置

针刀专科是以针刀专业人员为主体的临床科室，分门诊和病房两部分。

一、门诊

（一）房屋

1. 门诊包括候诊室、诊察室和针刀手术室或称针刀治疗室，每室面积以不小于12～16cm^2为宜。根据各医院情况，诊察室可多设，以适应患者需求。

2. 诊察室与针刀治疗室应完全分开。室内光线要充足，地板不宜过于光滑，治疗床不宜太单薄，便于实施手法操作等，室内要清洁，可行紫外线空气消毒。

3. 针刀治疗室内的温度尽量保持在25～30℃。

4. 房屋位置一般设在一楼，靠近放射科、化验室。候诊室、诊察室、针刀治疗室不宜相距过远，诊察室最好与骨科、外科相邻。

（二）设备

1. 候诊室：候诊长凳或候诊椅、长桌、开水桶、茶杯、休息床，有关针刀疗法的宣传资料，疼痛防治的宣传画册、书刊、针刀专科人员组成情况及其介绍资料。

2. 诊察室：应基本具备诊察桌、椅、凳、检查床、病历柜或资料橱、阅片灯、小脉枕、血压计、听诊器、叩诊锤、圆尺、软尺、手电筒、电话、洗手池等。

3. 治疗室：应具备治疗台（可以用来做胸、腰牵引的活动硬板床）、办公桌、椅、阅片灯、颈椎牵引架、牵引带、药品柜、药品推车、治疗椅、观察床、氧气、输液架、治疗用具、消毒容器，有条件者应设有冷、暖空调，电话或呼叫装置，小无影灯，洗手池等。

二、病房

（一）根据各医院的情况和针刀病人的多少，设置病室数和床位数。病室内设施与其他一般病房一样，唯独床应为木板床、床头应有牵引装置。

（二）治疗室

1. 针刀治疗室：房间大小宜在 30m² 左右，内设一个治疗台、一个观察床，一个颈椎牵引架、办公桌、椅、阅片灯、药品柜、药品车、氧气瓶、紫外线灯。

2. 普通治疗室：面积不小于 20m²，是用于进行推拿、针灸、拔罐、理疗、机械牵引等操作的房间。一般设备有：按摩床、电针仪、火罐、治疗床、电动牵引床、办公桌椅、药品柜，各种理疗设备。

3. 护士配药室：药品柜、液体橱、配药台等。

4. 健身房：各种健身器械。

（三）医生办公室

应具备办公桌、椅、资料橱、阅片灯。

（四）护士办公室

应具备办公桌、椅、病历橱或车、配药台、电话机等。

（五）男女更衣室、医护值班室、娱乐室、洗漱室等可根据条件设置。

（六）男、女厕所

应清洁卫生，设茅坑式、马桶式两种，周围最好要有扶手，墙壁上有吊钩。厕所内安装排风扇。

三、人员

针刀专科涉及多个专业，以针刀专业人员为主，应根据各病房的专业特点，分别配有内科、外科、骨科、神经科、妇科、儿科、麻醉科等专业医生。

(一) 医生

1. 主任医师或副主任医师1名。

2. 主治医师2～3名，门诊1名，病房内可根据床位数目而定，一般每5～10张床1名住院医师。

(二) 护士

门诊护士1名，病房护士为医师的2倍。要求每个护士熟悉各种治疗操作，掌握针刀治病特点。

(三) 护工

病房设护工1名。

(四) 按摩师

根据病房床位多少，设1～2名按摩医生。

第五节 四步进针刀法

1. 定点：根据患者主诉、体征，认真检查确定病变部位后，参考局部解剖关系，在体表用甲紫做一个记号。术野消毒，铺上无菌洞巾。

2. 定向：针刀尖部有一个0.8mm宽的刃，进针时容易造成不必要的损伤，为尽量避免损伤，刀口线的方向按下述原则确定：

(1)与病变部位肌肉、韧带的纤维方向一致。

(2)若手术部位有较大的神经、血管通过，刀口线要与神经、血管的循行方向一致。

(3)若上述两点相互矛盾，如治疗梨状肌损伤时，损伤肌肉的纤维方向与坐骨神经方向垂直，一般与神经、血管的循行方向一致，确定针刀进针时的刀口线方向。

3. 加压分离：为避开神经、血管，进针时以左手拇指下压皮肤使之成凹陷，横向拨动一下，再下压使血管、神经被分离在手指两侧，针刀沿拇指甲背进针。

若在关节部位或病变处在骨面，左手拇指用力下压可感到坚硬的阻挡物，说明手指已压至骨面。

4. 刺入：将针刀刃贴于左手拇指甲壁，稍用力下压可刺破皮肤。

第六节 针刀手术八法

1. 纵行疏通剥离法：肌腱、韧带在骨面的附着点处发生粘连，出现瘢痕而引起的病痛。在此处松解时，刀口线与肌腱、韧带的纤维方向一致，针体垂直骨面刺入，刀刃接触骨面后，与刀口线方向一致进行疏通（即来回摆动），并可按照粘连、结疤的面积大小，分几条线疏剥，但不可横行（垂直于刀口线方向）铲剥（如图 1-6）。

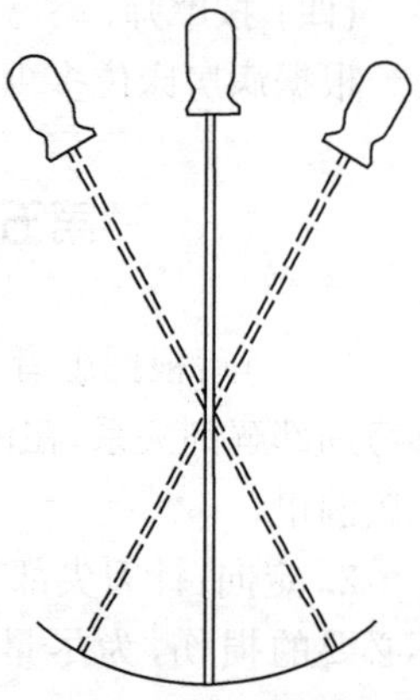

图 1-6 纵行疏通剥离示意图

2. 横行剥离法：当肌肉与韧带损伤后与相邻的骨面发生粘连时，将破坏局部的动态平衡。肌肉、韧带收缩或拉长时会因与骨面的粘连面受牵拉或刺激引起疼痛，限制肢体运动。治疗时，刀口线与肌肉、韧带的纤维方向一致，针体垂直骨面刺入。当刀口接触骨面后，针体左右摆动或撬动，将粘连在骨面上的肌肉、韧带从骨面上铲起，针下有松动感时出针（图 1-7）。

3. 切开剥离法：当几种软组织因为损伤被粘连在一起，或因血肿机化后形成包块，或软组织变硬形成条索等，针刀治疗时，刀口线与肌肉、韧带纤维方向一致，针体垂直结疤部位刺入，针刃达病变处时将瘢痕组织切开。

4. 铲磨削平法：在骨的边缘、关节周围有骨刺生成，其原因是附着在骨面的软组织损伤后挛缩、牵拉日久而发生的增生现象。故治疗时，应将针刀刀口线与骨刺纵轴垂直，针体垂直骨面刺入，刀刃接触骨面后，把附着在骨刺尖部紧张、挛缩的软组织切断、消除其拉应力，并把骨刺尖部的瘢痕组织铲掉使锐边磨平。

5. 瘢痕刮除法：瘢痕如果在腱鞘壁上、骨面上、肌腹上、肌腱上，针刀治疗时，刀口线与治疗部位软组织的纤维方向一致，针体垂直患部皮肤平面刺入达瘢痕组织，针刀沿纵轴方向切几刀，然后反复纵向疏剥，刀下有柔韧感时出针。

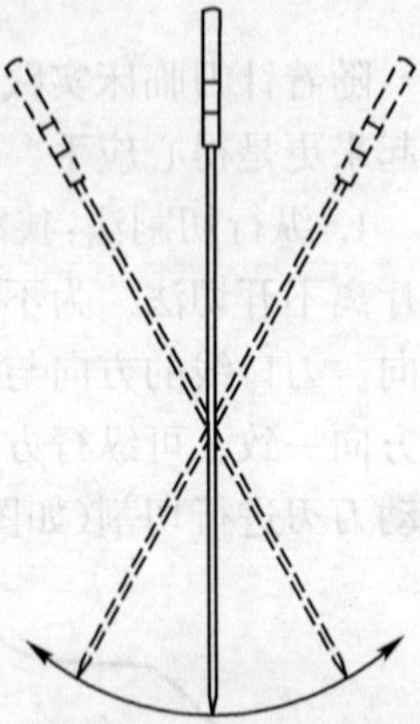

图 1-7 横行剥离法示意图

6. 骨痂凿开法：当人体管状骨骨折后因处理不当而致的骨折畸形愈合患者，如有功能障碍等症状者，可用针刀先行在骨痂部沿原来的骨折断面凿开数孔，然后用手法将畸形愈合的骨干在原断处分开。

7. 通透剥离法：对范围较大的粘连、板结的病变组织，无法用一二针来解决。可在板结处选取数点进针，把软组织之间的粘连剥开，把与骨面的粘连铲起，软组织之间若有瘢痕也要切开，使板结处变松软以达到治疗的目的。

8. 切割肌纤维法：在颈、肩、腰、背部位，因部分肌肉纤维过度紧张或痉挛引起的顽固性疼痛、功能障碍如胸锁乳突肌痉挛引起的斜颈。针刀刀口线与肌纤维方向一致，针体垂直病变组织平面，刺达病变部位后，将刀口线调转 90°角，切断少量紧张、痉挛的肌纤维而使症状缓解。

第七节　新的针刀操作法

随着针刀临床实践的增加，手术方法的变异也越来越多，应用起来更是得心应手。

1. 纵行切割法：狭窄性腱鞘炎、条索状瘢痕、筋膜硬结等的治疗离不开切法。为不损伤健康组织，操作时要注意刀口线的方向。刀口线的方向与病变组织的纤维方向或附近的神经、血管方向一致。可纵行方向切割，也可刀口线方向不变，水平方向移动刀刃进行切割（如图1-8）。

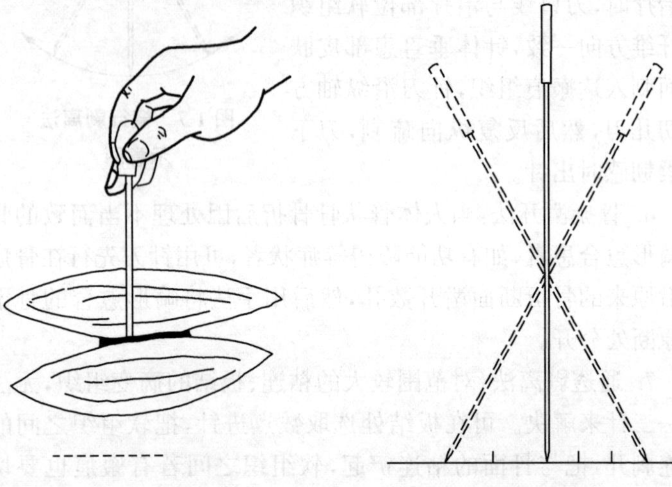

纵向切割法示意图　　刀口线不变横向切割示意图

图1-8

2. 横行摆动法：在松解肌肉附着点处粘连时，针刀纵行疏通剥离后，再将针体与刀口线方向垂直进行摆动。一可增加刺激量；二可使病变处的松解更进一步；三可避免副损伤。此法与横行铲剥法很接近，不同的是此法摆动的支点不在针体与皮肤交界处，而是在刀刃处（如图 1-9）。

3. 捣刺法：有些病变组织周围并没有较大的神经、血管，如网球肘的肱骨外髁压痛点，针刀治疗时可不考虑刀口线方向，反复切割，实质上也就是对病变组织进行彻底的破坏。

4. 提插法：在穴位上治疗，可像针刺操作一样，刀口线与肌肉纤维方向一致，由浅层组织刺入深层组织，再提起针刀至浅层，然后重新将针刀深入。不切割，也不松解，以加强穴位刺激为主的治疗。

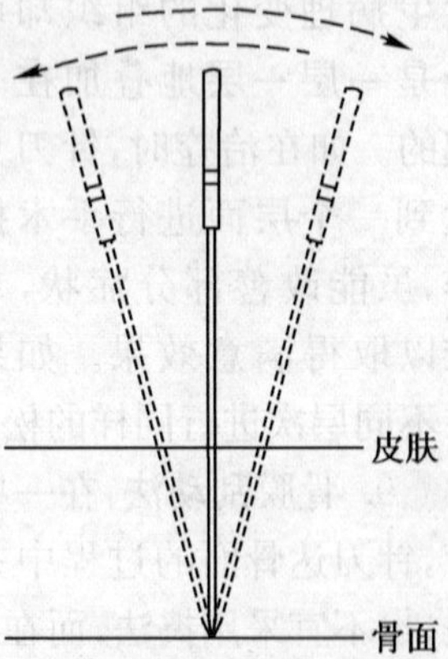

图 1-9 横行摆动法示意图

5. 散刺法：骨膜或筋膜出现慢性炎症而肥厚，针刀治疗时必须将肥厚处组织较全面地松解。而对筋膜、骨膜用纵行疏通，横行铲剥法治疗都不理想，如手法太重尚有可能使骨膜脱落。所以，这种情况下，针刀操作宜采用同一平面散状点刺法，改善局部紧张状态，增加血液循环。

6. 松解候气法：针刀松解手法做完，不立即出针，待所有针刀操作完毕再依次起针。通过实践比较，对骨性关节炎及大范围风湿痹症的治疗，针刀松解瘢痕等病变组织之后，立即出针与短暂留针，其治疗效果和患者感觉有明显差异。可见针刀在治疗中针刺作用不容忽视，虽留针短暂却可更好地激活经络之气血运行，更好地改善局部受力状况。

7. 旋针法：对疼痛及压痛较局限，部位较浅在，解剖关系较简单处可使用旋针法。即针刀快速刺入病变部位，针体旋转一圈后，迅速出针。也可以将针达到病变组织处切割松解后不留针，而以旋转针体一周来加大刺激量，扩大松解范围（如图 1-10）。

8. 分层剥离法：在肌肉丰满处，病变部位的压痛在体表只是一个点，但其损伤部位或发生病理变化的组织却可能是一层一层地叠加在一起的。如在治疗时，针刀只达到一个层面进行手术操作，虽能改善部分症状，却难以取得满意效果。如果在不同层次进行同样的松解剥离手法，则会大大提高临床疗效。

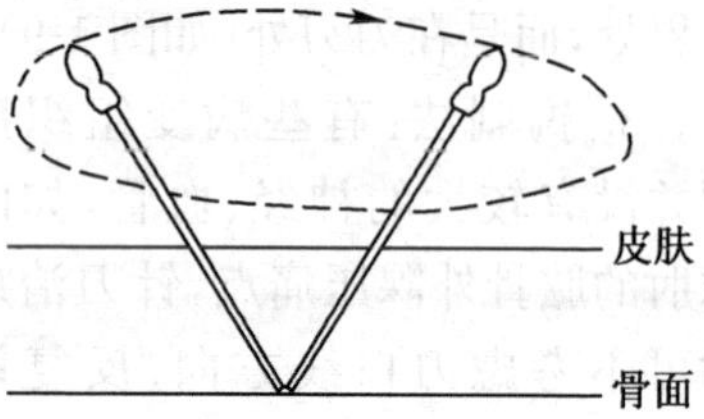

图 1-10　旋针法示意图

9. 骨膜刮动法：在一些不适处或压痛敏感部位进行针刀治疗，针刀达骨面的过程中并未遇到变性软组织，即无法选择切法，也不宜采用捣法，而在骨面上左右刮动可产生强烈骨膜刺激感，患者常感酸胀难忍，但在临床中却多取得意想不到的效果。

10. 横推法：对筋膜、韧带损伤后变性而卡压神经、血管，针刀做切开剥离法后，为增大切口松解筋膜、韧带与神经、血管的粘连，可用左手拇、示指扶持针体在刀口线垂直的方向横推几下。

11. 皮质穿透法：用于对骨坏死的治疗，即用针刀在骨坏死区域，视大小范围不同分散选几个点，穿透皮质，穿过髓腔，起到骨内减压的作用。

第八节　针刀操作技巧

治病本无技巧而言，但俗话说“熟能生巧”。在临床中摸索、实践、总结经验，使针刀在手中应用得更加灵活，是我们能更好发挥针刀威力的基本功。

（一）持针操作的方法

1. 拿针刀与持针灸针的手法很接近，不同的是，针刀较针灸针粗、硬，运动方式不仅可以提插、切割，而且还像杠杆一样可以撬动。所以持针刀的基本方法是：

(1)右手拇、示指捏住葫芦状针柄，中指、环指扶住针体，操作时以中指或环指为支点，并可抵住皮肤(如图 1-11)，控制入针深度，防止刺入过深或用力不当使针刀滑入危险部位。

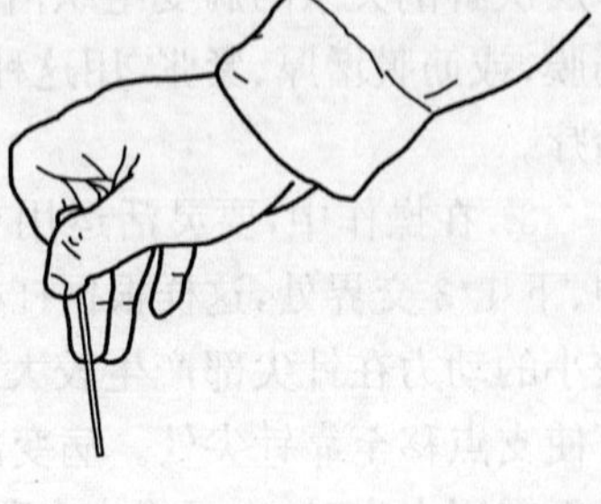

图 1-11 4号针刀持针方法

(2)对针体较长的针刀拿法，一般采用双手持针法。右手拇、示指捏住葫芦状针柄，中指、环指扶抵针体上段，左手拇、示指捏住针体下段或尖部。操作时，以左手拇、示指夹持部位为支点，操作起来稳而有力。必要时，可用左手拇指、示指用力推动针体使针刀移动，起到铲剥的作用和效果(如图 1-12)。

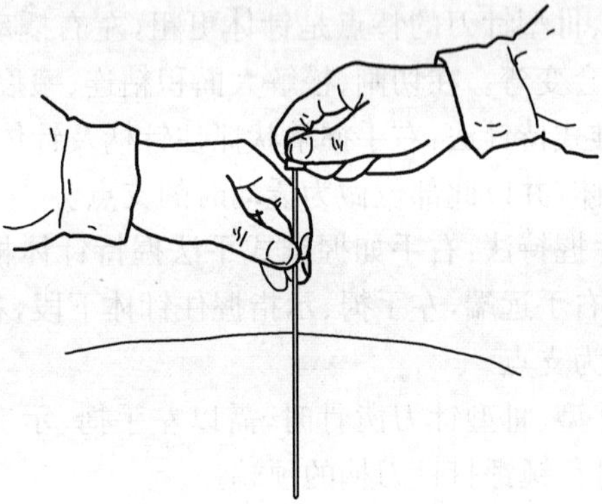

图 1-12 长针操作方法

2. 针刀刺破皮肤后寻找病变部位时，单手持针、轻松用力，慢慢推进是常用的一种方法。握针过紧，用力较大时，手下常难清楚地感受到针刀穿透的解剖部位层次，针刀在不知不觉中穿透了病变组织后才进行松解，而使治疗失去意义。所以右手拇、示指捏住针柄，中指抵住针体根部或针体上段，轻轻推进，对有多层次解剖关系的病变组织治疗，有着重要的意义，如对深、浅筋膜，或筋膜增厚、紧张，用这种方法操作，可以准确、迅速、定位治疗。

3. 在操作中，要灵活运用支点，一般情况下支点定在针体中、下 1/3 交界处，这样根据杠杆的原理，主动力矩较长，手可用较小的动力在针尖部产生较大的撬动力。治疗部位较浅在时，可使支点移至靠针尖处。病变部位无较硬组织做依托使针刀松解无需用大力时，也可将支点移至针体上段，轻轻拨动。

在条件比较差的情况下做针刀治疗，如不戴无菌手套，可用拇示指捏住针柄，其余三指握拳状，以保证无菌操作。但此种操作法，只适用于操作熟练、控针能力较强的临床医生，并在相对安全的部位治疗。

4. 汉章牌Ⅱ型、Ⅲ型针刀的持针操作方法与Ⅰ型针刀有所不同。Ⅱ型、Ⅲ型针刀的特点是针体更粗，左右撬动时，针体在软组织中不会变弯。在切割、松解大面积粘连、瘢痕时采用。

（1）握锥式持针法：右手握拳状抓住针柄及针体上段，拇指、示指捏持针体，并以此部位做为撬动时的支点。

（2）双手握持法：右手如握锥式手法握持针体根部，左手掌从对面握住右手远端，左手拇、示指握住针体下段，右手拇、示指夹持针体部为支点。

（3）用Ⅱ型、Ⅲ型针刀凿骨时，需以左手拇、示、中指扶住针体，右手持骨科锤锤打针刀柄的顶端。

（二）剥离方法

松解、剥离不同的软组织，其方法也有所不同。一般情况下：

1. 先纵行疏通剥离，后横行铲剥，主要用于对肌肉、神经、血管、韧带在骨面上的粘连、瘢痕组织进行松解，可防止对神经、血管的损害。

2. 对因肌筋膜紧张、挛缩、变硬等原因引起的病变，需松解肌筋膜时，针刀要先切开松解，后横行大幅度摆动针体。

3. 对关节周围大范围粘连、结疤等变性组织的松解，针刀一般沿骨关节间隙周围松解，把关节囊及阻碍关节活动的组织松开，如对关节强直的治疗。然后，被动活动关节以进一步松解。

第九节 针刀无菌操作规程

针刀松解是闭合性手术，针刀多在肌腱深部、骨膜上切割划动。有时甚至要深入关节腔、骨髓腔进行操作。而且其针体较粗，摆动幅度较大，产生的刺激量也较强，对病变部位局部内环境的破坏或影响也比针灸针要大，所以对针刀操作的无菌要求也比对针刺操作的要求严格。而一旦手术部位感染，会造成深部脓肿或关节腔脓肿、骨膜发炎等。因此在施术过程中，必须符合外科手术的无菌要求，达关节腔内、骨髓腔内治疗时，须符合骨科手术的无菌要求。

1. 手术环境：建立针刀治疗室，室内紫外线空气消毒 60 分钟，治疗台上的床单要经常换洗、消毒，每天工作结束时，彻底洗刷地面，每周彻底大扫除 1 次。

2. 手术用品消毒：针刀、骨科锤、手套、洞巾、纱布、外固定器、穿刺针等需高压蒸气消毒。

3. 医生、护士在术前必须洗手：用普通肥皂先洗 1 遍，再用洗用刷沾肥皂水交替刷洗双手特别注意甲缘、甲沟和指蹼，继以清水冲洗。

4. 术野皮肤充分消毒。选好治疗点，用棉棒沾甲紫药水在皮肤上做一记号，然后用 2%碘酒棉球在记号上按压一下使记号不致脱落，以记号为中心开始逐渐向周围至少 5cm 以上涂擦，不可由周围再返回中心。待碘酒干后用 75%乙醇脱碘两次。若用 0.75%碘伏消毒皮肤可不用乙醇脱碘。之后，覆盖上无菌小洞巾，使进针点正对洞巾的洞口中央。

5. 术时医生、护士应穿干净的白大衣、戴帽子和口罩，医生要戴无菌手套。若做骨折畸形愈合之折骨术，则要求医生、护士均穿无菌手术衣，戴无菌手套，患者术后常规服用广谱抗生素 3 天防止感染。

戴手套方法：右手捏取左手套翻转部，戴好左手，注意不要触碰手套外面。用戴好手套的左手伸入右手手套的翻转部之内提起，帮助戴上右手套，勿使已戴好手套的左手触碰到右手的皮肤。最后将手套的翻转部翻回套在白大衣袖口上（如图 1-13）。

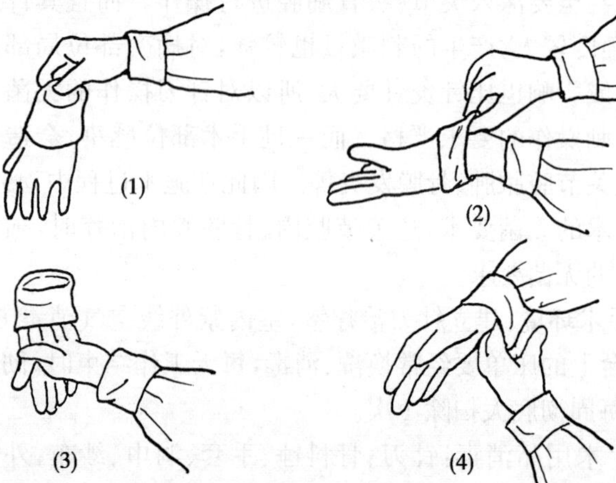

图 1-13　戴干无菌手套法

6. 术中护士递送针刀等手术用具时，均应严格按照无菌操作规程进行。不可在手术人员的背后传递针刀及其他用具。

7. 一支针刀只能在一个治疗点使用，不可用一支针刀在多个治疗点进行治疗，以防不同部位交叉感染。术者不更换消毒手套而连续给不同患者做针刀治疗,也是不允许的。

8. 参观针刀操作的人员不可太靠近术者或站得太高,也不可随意在室内走动,以减少污染的机会。

9. 术毕,迅速用创可贴覆盖针孔,若同一部位有多个针孔,可用无菌纱布覆盖、包扎。嘱患者3日内不可在施术部位洗擦。3天后,可除去包扎。

第十节 针刀的适应证和禁忌证

(一)适应证

1. 人体躯干、四肢顽固性的痛点:痛性结节、条索,多是因为外伤、病理性损伤引起的软组织粘连、挛缩及瘢痕组织等,针刀松解可消除其疼痛。

2. 骨刺:因为骨刺引起的临床症状,通过针刀对骨刺尖部的松解及周围的病变软组织治疗,可以取得较好疗效。

3. 神经、血管卡压性疾病:因软组织损伤后出现的挛缩、结疤、炎症等压迫、牵拉、刺激神经、血管引起的症状,通过针刀对病变软组织的切割、疏通、剥离,使神经、血管的卡压得以解除而取得疗效,如腕管综合征,桡管综合征等。

4. 滑囊炎:滑囊受到急、慢性损伤后,导致滑囊肿胀、发炎,刺激和压迫周围组织而出现症状。针刀切开增厚或发炎的滑囊壁,使瘀积在里面的滑液得以疏导,起到消炎、止痛的作用。

5. 腱鞘炎:对急、慢性腱鞘炎都有较好的疗效。对狭窄性腱鞘炎的治疗更有独特作用。

6. 腱鞘囊肿:将囊肿根部及囊壁破坏,排出胶冻状液体,可代替外科手术治疗。

7. 肌性关节强直:膝关节、肘关节、脊柱后关节,因为各种损伤使周围肌肉、韧带、滑囊、关节囊等软组织挛缩、肥厚、粘连等,影响关节活动,可以通过针刀对病变软组织的松解,配合手法运用，以及夹板固定或持续牵引等方法，使关节恢复正常状态。

8. 骨干骨折畸形愈合：对骨干骨折畸形愈合症，针刀可以完成闭合性定位截骨，从而使骨干骨折畸形愈合的治疗简单化，损伤小、治愈率高。

9. 非脑源性肌痉挛和肌紧张。

10. 脊柱区带疾病，包括因脊柱关节错移，周围软组织损伤引起的一系列脊柱疼痛、功能障碍和相对应的内脏病变。

11. 骨性无菌坏死。

（二）禁忌证

1. 严重内脏病发作期。

2. 施术部位有感染及肌肉坏死或深部有脓肿者。

3. 施术部位有重要的神经、血管或重要脏器难以避开者。

4. 有出血倾向及凝血功能障碍者，如血友病、血小板减少症。

5. 诊断不明确者。

6. 体质虚弱、高血压病患者、晚期肿瘤患者，应慎用针刀治疗。

7. 严重的骨质疏松症患者。

8. 骨结核病患者。

第十一节　针刀治疗记录的基本要求（格式）

针刀手术治疗情况的记录是病历资料的主要部分，是临床研究的第一手资料，应认真对待，规范记录，坚持执行。记录的基本要求如下：

1. 写明施术的时间、地点、术者及参加人员。

2. 写明手术名称，施术部位，患者的体位，选用针刀的型号。表述困难者应把体表治疗点以图示之。

3. 写明是否使用麻醉、麻醉方式和药物配伍。

4. 写明施术的方式，施术的范围及松解的程度。

5. 描述治疗的过程，病人的主要反应和特殊针感。

6. 写明是否采用其他疗法配合，及术后医嘱。

7. 术者、助手、护士签名。

第十二节 患者须知

1. 妇女月经期不宜在腰臀部及敏感部位如三阴交、肩井穴治疗。

2. 饱餐后或空腹时，不宜针刀治疗。术前术后不宜饮酒。

3. 治疗部位24小时内不宜热敷。术后适当休息，15天内不宜频繁活动治疗部位。

4. 施术部位48小时内避免沾水及受其他污染，以防针孔感染，一般2天后揭去"创可贴"(胶布过敏者可使用脱敏胶布)。

5. 治疗部位局部如有1～3天的胀痛，多属正常反应，一般慢性损伤患者反应较小或无反应。

6. 腰腿痛患者腰部疼痛(部分患者无明显腰痛)经治疗减轻后，下肢原有症状可能反而加重，多属正常现象。

7. 针刀疗法的治疗特点："简、便、廉、验"。病程越长，疗效越好，痛点越局限，治疗次数越少。

8. 针刀治疗遵循整体观念，可"上病下取"、"下病上取"等，疼痛的部位不一定是医生针刀松解的部位。

9. 通过针刀使你已经康复或因事耽搁不能按时复诊、治疗期间出现某种反应或不适等，请来电告之，以便解答疑问和总结经验。

10. 到复诊时间还有症状者，应继续治疗，直至压痛点全部消除。一般一个局限性压痛点只需松解一次。到复诊时间已无症状者，亦应接受医生复查。

第二章 针刀护理

第一节 针刀门诊病人的护理

1. 针刀是一种新疗法，要做好解释工作，询问患者有无药物过敏史、晕针史、出凝血异常病史。

2. 提前做好手术器械的清洗和消毒，常用药物的配备，保持手术室室温在25～30℃，室内空气的消毒等。

3. 按照医生的要求，指导患者选取恰当、舒适的体位。

4. 根据患病部位，提前备皮。

5. 医生定点后，用0.75%碘伏，常规消毒。递无菌手套、无菌洞巾、针刀、纱布。

6. 注意观察手术过程中患者的反应，配合医生手术使手术顺利进行。

7. 医生起针后，包扎皮肤创面，配合医生做术后手法。

8. 嘱患者术后的注意事项，3天之内勿洗浴以防针孔感染。15天以内，针刀治疗部位不宜频繁活动、负重、用力，以免造成新的创伤。

第二节 住院病人针刀治疗的护理

(一) 手术前的护理

1. 做好医生的助手，把握适应证的选择：针刀治病有其适应范围，也有很多禁忌证，护士协助医生做好术前的辅助检查是选择适应证的必要手段。常规的检查如血、尿、便常规，心电图、

X线拍照等，还要根据患者的主诉，症状、体征，检查出凝血时间，抗“O”，肝功等内容。必要时做CT、MRI检查、肌电图检查等。认真做好术前检查，防止隐患，是确保手术成功的关键一环。

2. 做好术前皮肤准备：护士应提前根据医嘱手术部位，做皮肤准备，如头、颈部针刀治疗要剃须、剪发，必要时，将枕骨粗隆以下毛发剪去、刮净。凡治疗部位在关节腔、骨髓腔者，应按骨科手术要求，常规备皮3天，防止感染。

3. 做好心理护理：针刀尚属新疗法，很多患者感到神秘、害怕，总想问个明白。因此，护士要耐心地向病人介绍针刀是怎样治病的，手术中应注意什么，会有什么正常感觉和反应，安慰、鼓励病人，打消顾虑，战胜恐惧心理。

4. 术前训练患者在床上大小便：住院患者的病情多较重，有些患者治疗后要绝对卧床休息以巩固疗效，对这类病人应在术前先训练躺在床上大小便，以保证患者术后能按医嘱要求绝对卧床，并防止因患者不习惯而导致的便秘和尿潴留，增加患者的痛苦，甚至影响疗效。

5. 术前教会患者康复锻炼的方法、术中配合医生做手法的姿势等。腰椎病患者，强直性脊柱炎、外伤性驼背患者，针刀术后一定时期要做康复锻炼，术前学习有益于术后锻炼。针刀术后要做手法矫正的患者，先练好自己需配合做的动作，有利于整个治疗的顺利进行。如腰椎滑脱的患者，在牵引状态下针刀术后，患者多感疲累。接着要给患者做的手法，要求患者用力鼓气令小腹部紧张膨隆并保持住，这样才会达到手法效果，避免副损伤。如术前对患者不做必要的指导和训练，患者多不能或不会很好配合医生治疗而影响疗效，给患者增加痛苦。

6. 提前准备好手术器械，用具、药品、敷料等，根据患者病情，必要时准备好氧气袋等急救用品。

7. 根据手术要求为患者摆好体位，充分暴露术野，手术如需在牵引状态下或牵引后进行时，应协助医生做牵引。牵引期间不得离开患者，以免发生意外。

（二）术中配合与护理

针刀治疗是闭合性手术，与常规的外科手术操作相比非常简单。治疗室或针刀手术室无须设专门的手术室护士，病房护士都应该熟悉手术室工作。

1. 将沾甲紫药水的棉棒递给医生，医生定点后，将手术野皮肤常规消毒。按顺序将无菌手套、无菌针刀、无菌小纱布递给医生。

2. 术中，根据医生操作要求，迅速递送所需型号的针刀和工具（如骨科锤、固定器等）。

3. 针刀术毕，用乙醇棉球或生理盐水棉球清污，再用干纱布擦干，以创可贴或无菌纱布覆盖针孔，并压迫针孔片刻，防止出血。

4. 协助医生做手法整复，然后为患者做固定，如颈椎、腰椎病患者以颈围或腰围固定，并帮助将患者抬送回病房。

5. 整个治疗过程中，应密切观察病人的各种变化。医生操作时，应随时询问患者的感受，观察患者的面部表情，面色变化。如患者出现面色苍白、大汗淋漓、脉搏增快、头晕、恶心、呕吐等，应立即报告医生停止手术进行，迅速起针，令患者取平卧位或头低脚高仰卧位，必要时，给予氧气吸入。

6. 针刀治疗虽是闭合性手术，也应该严格遵守无菌操作规程，以防感染。

（三）术后护理

1. 术后要保持针孔处清洁、干燥，避免水和汗渍浸湿手术部位，注意察看针孔处有无渗血或皮下血肿、瘀斑，如有则对症处理。创可贴或敷料过早脱落时应迅速更换。应经常询问患者有无异常感觉，察看贴胶布处有无皮肤过敏现象等。

2. 保持正确的体位：视患者病情而定，如颈椎病患者术后，除戴上合适的颈围之外，躺在床上，应去枕平卧，头部保持中立位。胸、腰椎病变，如外伤性驼背，术后宜小重量持续牵引脊柱。

3. 做好基础护理：对卧床的病人应引导、鼓励他们定时做深呼吸、主动咳嗽，对骨骼突出部持续受压的，应定时为他们做按摩或热敷，有褥疮的患者要定时翻身上药。做好床头交接班，减少并发症的发生。监督必须卧床的患者绝对卧床并做解释工作；部分患者术后不愿接受或不能坚持床上牵引，护士应耐心做好说服工作，向患者讲明，牵引也是治疗的一个重要环节，使其克服急躁情绪，积极配合治疗。

4. 密切观察病情变化：术后应观察手术治疗效果，打石膏或做肢体托板固定者，应注意患肢末梢之血运情况。对腰、腹部针刀治疗或采用强手法治疗的患者，出现肿胀或尿潴留的情况，应及时报告值班医生，给予对症处理。

第三节　颈椎病的护理

针刀治疗颈椎病，护理工作很重要，正确恰当的护理，可提高疗效，减少复发。

（一）术前准备

1. 术前先备皮，将患者枕骨粗隆以下皮肤毛发剃干净。

2. 做好术前宣传工作，解除患者对颈部手术的恐惧感，以最佳的精神面貌配合治疗。

3. 颈椎的针刀松解，刺激量大，且多要求在坐位牵引状态下进行，晕针的发生率较高，术前一定要让患者吃好、睡好。为防止晕针，治疗颈椎病也可选用俯卧位，令头颈前屈。患者疲劳、饥饿时，暂缓治疗。

（二）术中护理

1. 颈部消毒面积要大，一般上至枕骨粗隆，下至第2胸椎，两侧至耳后乳突。必要时可将最下面的头发根部也做消毒处理。

2. 按医生的要求，递送针刀和敷料，并密切观察患者在术中的反应。

3. 协助医生做手法整复。

（三）术后护理

1. 一般术后都要颈围固定，患者躺下时，要扶住患者双肩及头后枕部慢慢平卧，颈后垫一小薄枕，避免头部做旋转运动。坐起时，要从背后托起上身、避免颈部的挥鞭运动。

2. 经常巡视病房，查看颈围固定情况。太松，起不到固定效果，过紧，影响呼吸或压迫颈动脉窦而造成危险。检查颈部有无皮肤磨损，必要时调整颈围。

3. 注意患者病情恢复情况，颈围固定 7～14 天可解除，头部开始活动后，要指导患者循序渐进地锻炼，不要大幅度活动，用力也不要过猛。部分患者可遵医嘱，每天做短时、小重量牵引。

第四节 腰椎病的护理

我们常治疗的腰椎病有：慢性腰椎间盘突出症、腰椎滑脱症、腰椎移位型骨质增生症等，针刀治疗后多需卧床休息或持续牵引，术后的护理尤为重要。

（一）术前的准备

1. 测量患者的胸围、腰围，选择大小合适的腰椎牵引带，按医嘱准备好用于牵引的金属铊，存放于病房。

2. 查看治疗台的牵引功能，将用于术中牵引的长布带整理好备用。

3. 训练患者在床上大小便。

4. 协助医生将患者固定在治疗台上，术前守护患者做 20 分钟的持续牵引。

5. 常规消毒。

(二) 术中护理

1. 观察患者术中病情变化，对有心脏病、糖尿病的患者更要特别注意。询问患者的感觉，鼓励患者配合医生手术治疗。

2. 按医生的要求，递送针刀和敷料。

3. 协助医生做手法整复，抬送患者回病房，并要平稳地将患者移至病床上。

(三) 术后护理

1. 术后患者一般情况要绝对卧床休息，并在病床上做小重量的持续牵引。护士每天要为患者固定和解除牵引带数次。

2. 每天察看患者腰、背、臀部有无皮肤破损、感染，若有则立即对症处理。

3. 每天帮助患者翻身，要求患者要挺直腰板。

4. 卧床 1 周后，辅导患者在床上做飞燕式锻炼，为患者做腰背部按摩。

第五节　膝关节强直的护理

膝关节强直的针刀治疗是较为复杂的闭合性手术，技术含量高、操作难度大，对护理的要求也有特殊性。

(一) 术前准备

1. 该手术针刀要刺入关节腔松解，且松解、切割的面积较大，所以对无菌操作的要求也特别高。一切按骨科手术的要求进行。如手术前的皮肤准备工作，要求术前 3 天即准备完毕，剃除上到大腿中、下 1/3 交界处，下至踝关节范围内的汗毛。每天消毒包扎 1 次，直至手术进行。在备皮中，避免割伤皮肤，如备皮范围内有毛囊炎、疖肿创伤等感染灶，应待消除感染灶后再考虑手术。

2. 遵照医嘱提前 1 天通知患者，术前 6 小时禁止饮食，并在术前6小时提醒并监督患者禁食。

3. 手术当天重点测量生命体征:注意有其他疾病的患者,有无疾病发作征象,有无感冒症状,若是女性患者,要询问有无月经来潮等。

4. 按医嘱随时给予手术前用药。

(二) 麻醉配合及术前消毒

1. 针刀治疗膝关节强直,一般情况要用Ⅱ型、Ⅲ型针刀,并需在硬膜外麻醉下进行。所以,护士要在麻醉前建立静脉通路,保证通畅,根据需要帮助患者摆好体位。

2. 手术前的消毒,要求严格,消毒面积要大,即令患肢自腹股沟以下彻底消毒,用无菌布巾将大腿上中段,小腿及脚趾包裹,下肢放于无菌巾上。

(三) 手术中的配合

1. 在手术全过程中,严格无菌操作,监督手术室人员的无菌技术执行情况。

2. 手术过程中,密切观察询问患者情况,检查肢体有无过度受压及脚趾皮肤的颜色变化。

3. 膝关节周围的针孔,一律用大无菌敷料覆盖包扎,必要时还要用加厚敷料包扎固定。

(四) 术后护理

1. 术毕送回病房,令患者去枕平卧抬高患肢,以利静脉回流。禁止饮食6小时,观察生命体征。

2. 术后膝关节固定时,一定要注意患肢的感觉和运动情况。如发现下肢瘀血,踝关节活动障碍,膝下感觉迟钝、麻木等,应立即报告医生做相应处理。

3. 功能锻炼应循序渐进,先为患肢按摩,之后令患者主动收缩下肢肌肉,加快血液循环。直腿抬高锻炼,10天后可下床做膝关节屈伸锻炼。

4. 术后用药要坚持:术后至康复,一定要患者按时服药,对膝关节外敷的中药(关节强直散)应定时更换。

第六节 严重膝关节骨性关节炎的护理

1. 按针刀术后一般护理常规护理。

2. 术后嘱病人仰卧,协助医生进行手法治疗。

3. 必要时,将准备好的长条托板用绷带将患肢三点固定,托板需衬以棉花,以防皮肤压伤,托板固定 1～3 周。

4. 托板固定期间,可将患肢抬高,要经常观察患肢血运情况,并嘱患者做股四头肌收缩锻炼,每天不少于 100 次。

5. 托板解除后,患者可做患肢屈伸活动,待关节运转自如,无不适时,可柱双拐下床,患肢不得负重。

6. 弃拐后,半年之内不可长途行走或负重行走。

第三章　头颈部疾病临床诊断与治疗

第一节　颞颌关节功能紊乱症

颞颌关节功能紊乱症是口腔科的常见疾病，好发于20～40岁的青壮年人，女性较多，常发生在一侧。因很多人早期症状不明显，而不及时就医，所以，临床上见到的慢性病患者较多，病程可由几个月到几年、十几年。发病早期，针灸、局封、手法等治疗都有较好疗效，若病程迁延日久，上述方法就难以根治，针刀疗法的应用使这一难题得以较好的解决。

局部解剖

下颌关节是颜面部唯一可以活动的左右联动的关节（铰链状-滑动关节，在关节下腔的运动是铰链式，即旋转运动，在关节上腔的运动是滑动），位于耳廓前、颧弓的下后方，由颞骨的下颌窝和下颌骨的髁状突以及居于二者之间的关节纤维软骨盘所组成（如图3-1）。主司张口、闭口和咀嚼。关节的周围有关节囊包绕，关节囊大而富有弹性，关节凹又比髁突大3倍。在颞下颌关节的周围有许多韧带，如颞下颌韧带、茎突下颌韧带和蝶下颌韧带等，它们是悬吊下颌骨和限制下颌于正常运动范围的结构。

下颌窝前缘有关节结节，下颌头前内面有一翼肌窝，有翼外肌附着。下头起自翼外侧板的外面，两束肌纤维皆斜向外后方，止于下颌颈前面的翼肌窝、下颌骨髁突及关节囊（如图3-2、图3-3）。

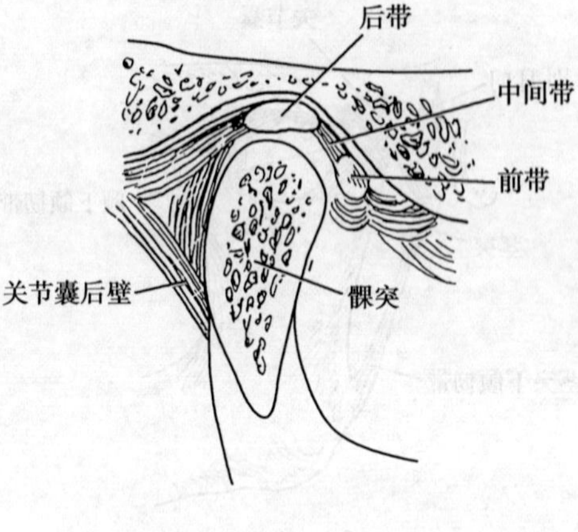

图 3-1　关节盘的附着部位

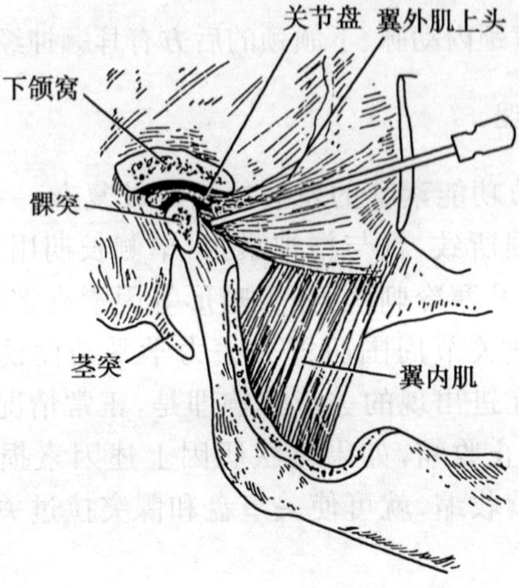

图 3-2　颞下颌关节(冠状剖面)

髁突在下颌窝的正常位置,依赖于正常的牙关系和咀嚼肌群来维持。

开闭口运动时,用手指在耳前触到的是髁突的后外缘,髁突与外耳道软骨部之间有腮腺上突及腺内的面神经支和颞血管,

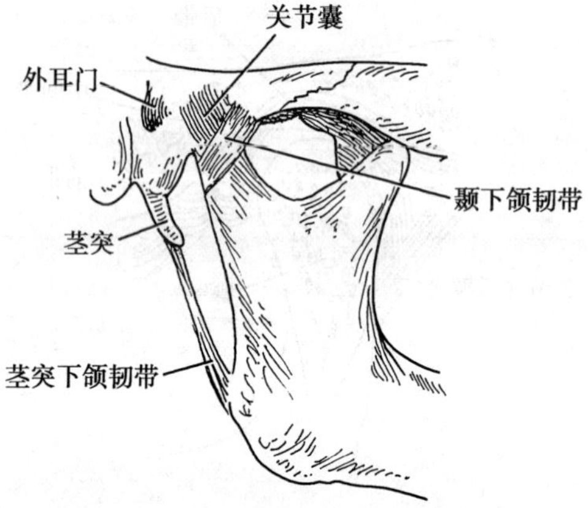

图 3-3 颞下颌关节外侧面

髁突的内侧有颈内动脉、下颌颈的后方有耳颞神经通行。

病因病理

颞颌关节功能紊乱的发病原因比较复杂，一般认为是关节的慢性劳损所致，且与精神紧张，单侧长期用力嚼硬物、牙齿缺损、外伤及寒冷刺激，先天畸形等因素有密切关系，因为它们都可以使关节周围肌群失去力学平衡而诱发本病。如翼外肌功能亢进出现的关节弹响即是，正常情况大开口的末尾、翼状肌停止收缩，如果翼状肌因上述因素损伤、痉挛，大开口末仍继续收缩，就可使关节盘和髁突拉过关节结节出现弹响。

其病理特点是：由于各种因素引起颞颌关节肿胀或松弛，咀嚼肌群痉挛，关节内软骨盘磨损，关节周围韧带与关节囊粘连结疤，关节运动时牵扯周围病变组织而引起症状。

临床表现

绝大多数患者发病缓慢，初起隐痛不适，继而出现颞颌关节活动异常，有关节摩擦音，甚至开口障碍。开口初期和闭口末期出现弹响，弹响时可伴不适感和关节疼痛。颞颌关节以疼痛为主，静止时，有的患者疼痛不明显。持续或用力咀嚼、受寒冷刺激时症状可加重。

诊断

1. 受寒冷刺激史、劳损史。

2. 颞颌关节处有轻微的肿胀，张大口略受限，耳前触诊有轻度空虚感，有时可见两侧不对称。

3. 常见的压痛部位有：乙状切迹和上颌结节后方、颞颌关节后区、关节结节处、髁状突前斜面，有的患者局部可无明显压痛（如图 3-4）。

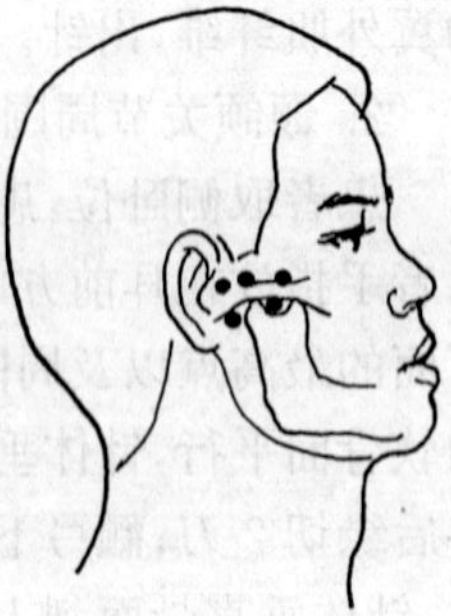

图 3-4　常见压痛点图示

4. X 线检查多无明显异常，偶尔可见关节密度增高或有钙化点。

鉴别诊断

1. 下颌关节化脓性关节炎：幼儿发病较高，其特点是发病快、局部红肿、疼痛，可出现跳痛、烧灼痛、拒按，开口时疼痛加重，并伴有轻微全身症状。

2. 颞颌关节囊和关节盘松弛症：因关节松弛、开口过大常伴有关节绞锁或半脱位，大开口位 X 线平片可见髁状突前移至关节结节前方，关节造影可见关节囊松弛及关节半脱位。

3. 下颌关节增生性关节炎：多发于 40 岁以上的人，女性多于男性，开口运动出现绞锁，有关节摩擦音或弹响，X 线可见颞下颌凹骨质致密、增厚、不光滑、髁状突骨质致密、变形，边缘有骨刺生成，血沉多正常或稍快。

治疗

1. 无明显功能障碍，局部无压痛，关节弹响发生在开口末、闭口初、弹响的声音是单纯清脆的弹拨声，多为翼外肌痉挛所致。

患者侧卧位，患侧朝上、闭口、在颧弓下凹处(下关穴)定点，刀口线与人体纵轴平行，针体垂直于下颌颈部骨面刺入，针刃达下颌头前面之翼肌窝、纵行疏通剥离。稍提起针刀令针体垂直皮肤，触及紧张痉挛之软组织，切割 2～3 刀，切断部分过于紧张的翼外肌纤维，出针。

2. 颞颌关节周围有明显压痛点者。

患者取侧卧位，患侧朝上。令患者做轻微开口、闭口动作，术者手指放在耳前方的颞颌关节处，扪清髁状突的前后缘和关节面的最高点以及周围的压痛点、硬结、条索。刀口线与髁状突的软骨面平行，针体垂直皮肤刺入达骨面纵行疏通剥离，在髁状突后缘切 2 刀；颧弓下缘压痛点，刀口线与下颌头之纵轴方向一致，针体垂直骨面刺入，纵行疏通剥离，横行摆动，有硬结，可将刀口线转动 90°，纵行切几刀。

针刀治疗完毕，对患者面颊部，下颌部轻揉按摩几分钟。

右手戴无菌手套，中、示指伸入口腔内向下扣住下颌骨。左手拇指压在髁突部，其余四指扶住下颌。令助手将患者头部固定，右手带动一颌骨作水平摆动手法，左手拇指在髁突尖部作揉捻动作，之后，令患者张大口，右手向下拉几下下颌骨。

注意事项

1. 纠正不良的咀嚼习惯，避免寒冷刺激、过度疲劳。

2. 下颌颈及髁突后有颞神经、面神经，针刀操作时切勿损伤。

病案举例

赵某某，男，21岁，学生，患者右下颌关节酸胀不适，开口闭口时弹响，曾针灸、理疗过多次无效，1994年5月来诊。查：右下颌关节周围韧带肥厚、无明显压痛。关节闭口X线侧位片无异常发现，开口侧位X线片可见髁突超过关节结节，诊为：颞下颌关节紊乱症，针刀松解翼外肌及肥厚处韧带，出针后活动下颌关节，弹响声减弱，弹响次数减少，嘱患者勿嚼硬物，10天后告之，弹响声及不适感完全消失。

第二节　慢性外伤后头痛

头部受外伤后引起的疼痛，称外伤后头痛。外伤后头痛根据其病程长短又分为急性外伤后头痛和慢性外伤后头痛。头痛发生于外伤后14天内，持续疼痛在2个月以内者，称为急性外伤后头痛。头痛持续2个月以上者，称为慢性外伤后头痛。有人称为“外伤性头痛”、“脑外伤后综合征”、“脑震荡后遗症”等，属难治之症。临床中常见，无特效方法治疗而多缠绵难愈。伴发的失眠多梦、多汗等症状，经多种方法治疗后可消失，头痛之症则难以根除。我们根据张介宾《类经》所言：“凡病邪久留不移者，必于四肢八溪之间有所结聚，故当于节之会处索而刺之”，于头部、枕部寻找治疗部位，用针刀将外伤引起的筋结刺破松解，取得根治之效。

局部解剖

颅顶枕区，结构由浅入深可分为皮肤、浅筋膜、帽状腱膜及枕额肌、腱膜下结缔组织、颅骨外膜等5层，其中皮肤、浅筋膜、帽状腱膜3层连接紧密，因此可将此3层视为1层，称为“头皮”。

1. 皮肤：此区皮肤厚而致密，并有两个显著特点，一是含有大量毛囊、汗腺和皮脂腺，为疖肿或皮脂腺囊肿的好发部位；二是具有丰富的血管，外伤时易于出血，创口出血较快。

2. 浅筋膜：由致密的结缔组织和脂肪组织所构成，并有许多结缔组织小梁，使皮肤和帽状腱膜紧密连接，将脂肪分隔成无数小格，内有神经和血管。感染时渗出物不易扩散，在早期即可压迫神经末梢引起剧痛。另外，小格内的血管丰富，多被周围结缔组织固定，创伤时血管断端不易自行收缩闭合，故出血较多，常需压迫或缝合止血。

浅筋膜内的血管和神经，按其分布范围不同，可分为前、后两组。前组：距正中线约 2cm 处，有滑车上动、静脉和滑车上神经。距正中线约 2.5cm 处，尚有眶上动、静脉和眶上神经。后组：有枕动、静脉和枕大神经等，它们主要分布于枕部（如图3-5）。

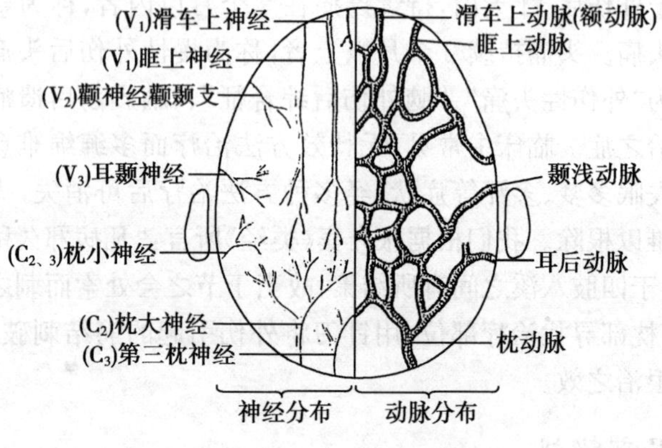

图 3-5 颅顶的血管和神经

3. 帽状腱膜：前连额肌、后连枕肌，两侧则逐渐变薄，续于颞浅筋膜浅层。头皮裂伤若未伤及帽状腱膜时，创口裂开不明显；若横行伤及腱膜时，因额肌和枕肌的收缩，则创口裂开较大。

4. 腱膜下疏松结缔组织：是帽状腱膜与颅骨外膜之间的一个潜在的疏松组织间隙，内含少量疏松结缔组织，又称腱膜下隙。此间隙在颅顶部范围很广，向前可至眶上缘，向后可达上项线。因其与头皮和颅骨外膜连接疏松，故移动性较大。头皮撕脱伤多发生于此层。腱膜下隙有出血时，易广泛蔓延，常形成较大的血肿，其瘀斑可发于上眼睑皮下。此隙内有若干静脉，分别与颅骨的板障静脉及颅内的硬脑膜窦相通，若发生感染可经此通道继发颅骨骨髓炎或向颅内扩散，因此称腱膜下隙为颅顶部的“危险区”。

5. 颅骨外膜：即颅骨骨膜，由致密的结缔组织构成，借少量的结缔组织与颅骨表面相连，二者容易剥离。

颞区的软组织结构，由浅入深可分为皮肤、浅筋膜、颞筋膜浅层、颞筋膜深层、颞肌及颅骨外膜等 6 层。

病因病机

外伤后头痛是头部受外伤后短期内出现的症状，是在脑的轻度器质性病变基础上加上精神紧张，及头皮浅筋膜撕裂伤，使浅筋膜小格内丰富的血管断裂，造成血肿，局部炎性渗出刺激浅筋膜内的神经产生疼痛。

轻度脑挫伤可引起自主神经功能失调，脑血管舒缩调节紊乱，可以发生脑水肿、脑点状出血和小软化灶，以致大脑实质发生变性，导致大脑皮层功能减弱和皮层与皮层下功能失调。

患者对外伤时的刺激，以及对外伤后情景的回忆，可产生气愤、恐惧，加之临床症状，造成极大心理压力。担心留下后遗症，要求对方赔偿损失等等精神负担过重，终日胡思乱想亦是致病因素之一。

随着伤后的治疗，如外伤缝合、止血、卧床休息等措施，上述因素一般在 1 个月左右即可得以消除。而头痛症却多不愈，其轻重常常与外伤的程度成正比。虽继续调节和营养自主神经，甚至针灸调节经络，疗效亦不佳，其主要原因即是颅外急性的水肿、血肿、撕裂伤修复后，头部软组织，尤其是浅筋膜挛缩，与周围组织结疤粘连、牵拉、挤压了头部丰富的血管、神经而导致顽固性头痛。颈上段骨错位和软组织损伤也是产生头痛的重要原因。

临床表现

头痛可位于全头部，呈胀痛或搏动性痛，有时则表现为紧箍样痛。疲劳、震动、情绪激动、天气变化可诱发或加重头痛。有些患者伴有头昏、失眠、多梦、易疲劳、注意力不集中，记忆力减退，不伴恶心、呕吐症。

诊断

1. 头部外伤史。

2. 青壮年多见，男性多于女性，外伤后持续头痛 2 个月以上。

3. 头部有明显压痛硬结或手术瘢痕，枕项部肌肉紧张、变硬。

4. 神经系统无阳性体征。脑电图检查显示轻度异常。

5. X 线片排除颅骨骨折，CT、MRI 检查排除颅内占位性病变和潜在病损区。

鉴别诊断

功能性头痛：一般情况好，无头部外伤史，头痛为持续性，部位不定。是由神经衰弱症、用脑过度、睡眠不足、过度疲劳所致。检查无特殊发现。

治疗

1. 患者坐位或俯卧位，在头部压痛点、硬结处进针（多在颞浅动脉走行方向的顶支处，眶上切迹处，C_2、C_3 横突、关节突部)。刀口线与人体正中线平行,针体垂直皮肤刺入,达浅筋膜纵行切开数刀,刀下可传出“嘣嘣”的切割声,术者手下有突破感。有硬结者,可将针刀刺入硬结,按其体积大小、范围,网状切几刀,有松动感后将针深刺至颅骨骨面,若骨面有瘢痕组织(刀下滞涩)纵行疏通剥离,横行铲剥,出针后迅速压迫针孔1分钟。

2. 枕项部肌肉紧张、有压痛者,可按局部肌肉、韧带损伤等病诊断,在压痛点处针刀松解治疗。

注意事项

1. 向患者做好思想工作,打消其紧张、顾虑情绪,并调动患者主观能动性。

2. 治疗部位要剃去毛发,严格消毒,防止感染。

3. 头部毛细血管丰富,针后要常规压迫针孔1分钟左右,防止瘀斑的生成,血肿的发生。

病案举例

1. 张某某,女,37岁,工人,患者4年前因车祸致右侧颧骨凹陷性骨折,当时昏迷,意识丧失,经及时抢救,住院治疗1个月,其他症状治愈后,遗下头痛症。每当天气变化右侧耳前上方部及对侧相应部位疼痛难忍,痛时咬牙,跺脚,有时卧床不起。平时说话较多时亦可引起疼痛,多方求治无效。查:右眼角外有3cm×3cm瘢痕,右侧太阳穴后上方2cm处可扪及1cm×0.5cm结节,表面柔软,内核较硬,触之疼痛较剧,左侧对应部位未见异常。查体神经系统无阳性体征,诊为慢性外伤后头痛。以右太阳穴后上方痛性结节为进针刀点,刀口线与结节长轴一致,左手拇指掐紧结节,刀口贴指甲刺入皮肤,达痛点结节处,出现酸胀感即行切开剥离,再进针达骨面,横行铲剥两下出针。1次治疗结节完全消失,患者感觉轻松、精神转佳,气候变化、情绪激动亦再未发生头痛。

2. 王某某,男,33岁,司机,1995年3月来诊。两年前,酒后骑摩托车撞于路边大树上,头部受伤,在附近医院简单外科处理后,住院观察1周,除伤处疼痛外,头晕、头昏、发热、烦躁、多汗等症状消失,出院。从此落下头痛病根,喝酒后、劳累后、天气变化时,头痛即加重。针灸、水针治疗可缓解症状,几天后又可复发。慕名来我处求治。查:右侧枕部、头顶部、颞部有明显条索与绿豆样结节,压之疼痛。(患者诉:"头痛起来时,这些点最痛")查神经系统无阳性体征,脑地形图无异常发现。诊为:慢性外伤后头痛,针刀切割松解头皮硬结、条索、松解项部压痛点,1次治疗症状减轻,头部硬结、条索变小、软化。半月后再次依上法治疗1次,未再来诊。3月后偶见,问及病情,头痛已愈,未复发。

第三节　枕部神经卡压性头痛

头痛是一个非常复杂的疾病。引起头痛的因素很多,如精神因素、外伤、血管舒缩功能失调、颅内压高、颅内压低、颅内占位性病变等。但从日常临床所见,长期折磨患者的顽固性头痛,很多是由于枕项部软组织劳损、变性组织挤压或牵拉枕部的枕大神经和枕小神经引起的。以前对这类头痛的治疗多用药物维持,给患者带来无限烦恼,形成恶性循环。目前较为常规,有效而无副作用的治疗方法当首推传统的中医中药、针灸、推拿。通过辨证或局部治疗可迅速缓解症状,却难以治愈。其原因即是难以将卡压或牵拉神经的变性软组织松开减压。我们对此类头痛的病因进一步进行研究,试图寻找更有效更便捷的治疗方法。通过大量临床实践证实,针刀对此类顽固性头痛的治疗多可取得立竿见影之效。

局部解剖

枕大神经为第2颈神经后支的内侧支,从寰椎后弓和枢椎椎板之间走出,钩绕头下斜肌下缘和头半棘肌之间穿过头半棘肌至斜方肌，穿过斜方肌腱膜和颈深筋膜，在上项线下方发出分支，分布于上项线以上颅顶的皮肤，枕动脉多位于枕大神经的外侧。（如图 3-6）

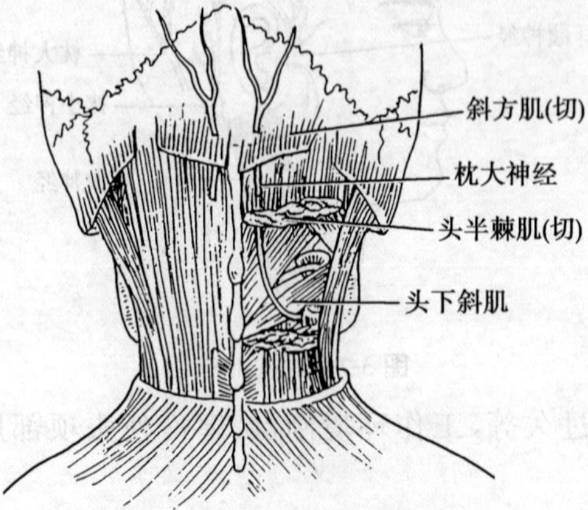

图 3-6 枕大神经行程

枕小神经由颈 2、3 前支组成，沿胸锁乳突肌后缘，向后上方走行，至枕部穿过腱弓分布于枕区外侧，耳廓背面上 1/3 的皮肤（如图 3-7）。

斜方肌、胸锁乳突肌止点之间有一横行腱弓相连，该腱弓位于项深筋膜下方，两者密不可分。枕大、小神经及枕动脉从腱弓下穿过。在腱弓与枕大、小神经之间有 2～3 个黄豆大小的淋巴结。枕大神经穿斜方肌点距正中矢状面约 2.5cm；枕小神经穿浅筋膜点距正中矢状面约 5cm。第 3 枕神经穿斜方肌点距正中矢状面 7.4mm。

枕大神经支配后枕部及头顶部皮肤的感觉，枕小神经支配耳后及颞部的感觉，其分支对头顶也有影响。

病因病理

1. 睡眠姿势不正，如枕头过高、工作紧张、长期低头，保持

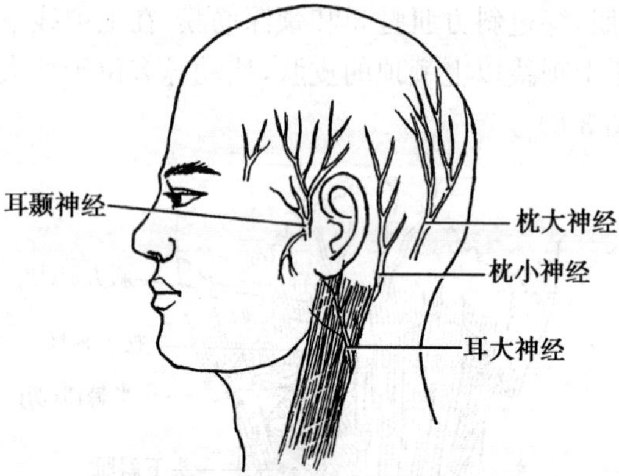

图 3-7　颞枕部神经

一定姿势过久等，工作环境潮湿、寒冷使头项部肌肉、筋膜劳损。

2. 外伤使头项部肌肉挫伤，寰枢椎关节移位。局部炎性渗出刺激，周围肌肉痉挛、筋膜紧张挤压神经。

3. 后枕部淋巴结肿大、卡压腱弓下的神经和血管。

上述因素都可使头项部肌肉痉挛、变性、粘连、结疤，特别在枕大神经与枕小神经运行线路上和穿出筋膜处的软组织损伤变性，可压迫和刺激神经而导致症状。

临床表现

后枕部木痛、跳痛，有时牵及头顶痛，甚至涉及前额及眼眶，有紧箍感、压迫感。一侧乳突、耳后、颞部疼痛，多呈持续性疼痛，天气变化、低头时间长、洗热水澡、情绪紧张、感冒等因素会使症状加重。多伴有后枕部、耳后部酸胀不适，局部喜按压。

诊断

1. 颈部外伤、劳损史，病程在 3 个月以上。

2. 枕大神经、枕小神经支配区疼痛、麻木，转头和咳嗽时可加重疼痛。

3. 在枕大神经、枕小神经穿出肌肉、筋膜处，第 2 颈椎棘突、第 2 颈椎横突后结节，斜方肌、胸锁乳突肌止点有压痛、硬结、条索或软组织变硬。

4. 部分患者有颅骨膜肌压痛，范围从痛点到整个帽状腱膜大小不等。以偏头痛为主，病程较长的患者，多有颞肌变性(硬结或条索)疼痛，压之可减轻头痛。

5. X 线片可示上位颈椎项韧带钙化，开口位片可见环齿关节左右间隙不等宽。

鉴别诊断

1. 颅内占位性病变：发病缓慢、逐渐加重，伴有颅内高压症状如喷射状呕吐等，CT 或 MRI 可检出颅内肿瘤。

2. 三叉神经痛：疼痛部位在三叉神经分布区，骤然发生闪电、刀割、火烧样剧烈疼痛。大多数疼痛部位表浅、呈阵发性，每次疼痛可持续数秒或数分钟，间歇期一如常人。可因进食、讲话、洗脸动作等激发了局部的触发点引起疼痛发作，多发于女性。

3. 五官科疾病头痛：多为钝痛或隐痛，并伴有病变器官的相应症状。如屈光不正，尤其是近视、散光也可引起头痛，通常是晨起较轻，午后加重、视力疲劳后加重。不用眼力则头痛减轻或消失，视力检查对诊断有意义。副鼻窦炎头痛主要在额部或鼻窦及附近组织有压痛，X 线摄片可见窦腔阴影模糊或出现液面。

治疗

患者坐位或俯卧位(胸下垫薄枕)，枕骨隆凸以下备皮。

1. 于枕骨隆凸下 1～3cm，即枕骨上、下项线之间，正中线旁开约 2.5cm、5cm 处压痛点进针。刀口线与枕大神经、枕小神经走行方向一致(与人体正中矢状面平行),左手拇指按压住最痛点或变硬软组织。针刀贴拇指甲面,靠压痛点内侧 1mm 处,针刀刺入皮肤约 0.2～0.5cm,针刀触及较硬组织,稍用力可刺入,穿过后有突破感,在此层面纵行切开 2～4 刀,纵行疏通后继续刺入达颅骨骨面纵行疏通横行摆动出针。

2. 枢椎横突、棘突部位软组织变硬、压痛,左手拇指压迫至骨面,刀口贴于拇指甲背面,刀口线与人体矢状面一致,针体与压痛部位骨面垂直刺入,遇变性软组织如硬结、条索、板结处,纵行切开数刀。局部不紧涩,稍松软后继续进针达骨面,横行拨动 2 下,如骨面韧性组织较多,可切 2～4 刀出针。

3. 颞部疼痛或压痛点,多有硬结,压之有舒服感。刀口线与局部神经血管分布方向一致,针体垂直皮肤刺入达骨面、纵行疏通,横行剥离颞肌与骨面的粘连。若骨面没有阻挡感,可将针体略提起切 2 刀变硬的软组织,纵行、横行摆动针体。患者多有酸胀感,有的可有向远端放射感。

若头夹肌、斜方肌、胸锁乳突肌在枕部的附着点损伤、有硬结,按常规方法处理。

4. 手法治疗:若枢椎棘突、横突有硬结、软组织钝厚,针刀松解后应配合手法矫正颈椎 1～3 后关节,常可提高疗效或防止复发。因为颈椎上段关节错乱常是枕后软组织劳损的原因,同时椎体位置不正亦会压迫或刺激颈 2～3 神经前后支而表现头痛。我们采用安全可靠的两点一面复位法操作方法如下:

令患者仰卧治疗床上,头顶靠近床头,术者立于床头。一手掌压于患者一侧面部,另一手掌置于患者枕后,示指勾拉枢椎棘突,拇指推顶枢椎同侧关节突或椎板边缘,与另一手配合令患者头颈向一侧偏转至最大限度,两手同时用力——压面部、推顶关节突,可闻关节移动弹响,推顶关节突的拇指可有枢椎移动感。

若枢椎棘突向右偏歪,则头右转,手压左面,推顶左侧关节突。反之,则推顶右侧关节突。

或依X光片显示环齿关节之齿突偏歪方向而定，即拇指推顶齿突偏向一侧的枢椎关节突。

注意事项

1. 针刀在寰枕之间操作，切勿刺入枕骨大孔或刺伤延髓。针体方向要垂直枕部颅骨骨面。

2. 在松解第2颈椎横突后结节压痛时，一定要先达到骨面，在骨面上操作，之后，将针刀稍向上提起一些，在病变软组织处松解。谨防针刀刺入寰枢横突间损伤椎动脉。

3. 在枕大、枕小神经出口处治疗，一定注意患者反应，有剧痛或沿枕神经方向的触电感时，应改换针刀刀口位置再行操作，出针后最好压迫针孔1分钟。

4. 枕后汗液分泌较多，又易与衣领接触摩擦，局部消毒要严格，术后两天不要洗头。

病案举例

1. 刘某某，男，28岁，外科医生，1996年5月来诊。

左侧偏头痛近10年，疼痛发作与情绪无关，每至专心读书，思考问题较久，或做手术过程中，左侧颞部太阳穴上约2cm处，跳动，疼痛钻心，常致工作中断。稍休息、活动颈部、疼痛可缓解。再继续学习或低头工作，又发，且每每在用脑最激烈时发作，患者十分苦恼，曾被诊为血管性头痛、偏头痛、紧张性头痛等。针灸、吃西药对症治疗，疗效不显。查：脑电图基本正常，脑地形图排除颅内占位性病变。左侧颞肌附着点前上边缘压之酸胀、舒适，患者说有时此处压痛，有黄豆大硬结。左侧枢椎关节突后结节压痛。左枕大神经出口处软组织变硬，压之可牵及左侧颞部，酸胀明显，揉按此处左侧头部舒服。左侧斜方肌颅骨附着点压之酸胀舒适。颈部活动度正常。X光片示颈椎无异常。诊为枕部神经卡压性头痛。

于患者左侧枕后选3点治疗，松解腱弓、斜方肌止点、枢椎关节突后结节。针刀刺入皮肤，手下阻力较大，如刺于变性橡皮上，患者疼痛感觉不明显，只惧术中传来切割变性组织之"咯吱"、"咯吱"声。术后第2天，患者自觉松解部位很轻松，头痛明显减轻。1周后要求在颞部硬结处施针刀术。刀口线与人体纵轴平行、横行疏通，1月后随访，头痛症状消失，无复发。

2. 王某某，女，37岁，中学教师，1997年10月来诊。

患者左侧头部不适，左侧枕后疼痛8年余，每至天气变化，情绪低落，工作劳累，左侧头项不适即加重，有时疼痛剧烈。左项部有一硬结如花生米大小，酸胀明显，压之疼痛，揉按之可缓解头项不适感。曾服中药，做针灸、理疗，疗效不佳。查颈椎开口位片，齿突左偏。右侧斜方肌枕部附着点压痛，枢椎棘突左侧分叉部有筋结凝聚，压之酸痛，枢椎左侧关节突压痛。颈椎右转时轻微受限。针刀松解上述部位，在棘突部位，针刀约切10刀，患者酸胀明显，无疼痛。术后，手法矫正寰椎关节，颈围固定保护颈部1周，愈。

3. 吴氏，女，80岁，家庭妇女，1996年12月就诊。

右侧头痛，牵及右眼痛20年，时发时止，晨起头痛较多发，活动、按揉颈部可缓解。查右侧耳后乳突部，胸锁乳突肌内侧边缘有一黄豆大小硬结，压痛，并可向右侧头部放射。仅在压前硬结处针刀松解1次而愈，1年后随访无复发。

第四节 颈椎病

颈椎病是临床中的常见病和多发病。随着科学技术的发展，对颈椎病的研究愈加深入、细致。随着我国人民平均寿命的延长，颈椎病已成为严重影响人们工作和生活的疾病。据有关统计资料表明，颈椎病的发生率已高于下腰痛而成为骨科门诊的首发病。甚至有人进行调查后认为，如果50岁左右的人群中，颈椎病的发病率为25%，60岁左右的人群中，发病率即可达到50%，而70岁左右的人群，颈椎病的发生率就是100%了。可见随着人年龄的增长，其发病率不断增高，与我们30年前对颈椎病的认识也大大前进了一步。那个时候，对颈椎病的认识只限于颈、肩、臂、手的疼痛、麻木症状，而对因影响椎动脉、交感神经、脊髓而产生的症状，多归为其他疾病，使诊断与治疗陷入了误区，即使现在对颈椎病的认识越来越全面，诊断越来越准确，而在治疗方面依然是一个很棘手的问题。使大量的颈椎病患者处于痛苦不堪的境地，四处求医而终无疗效或疗效不显著者大有人在，大量的手术治疗亦不能彻底解决患者的痛苦。我们认为问题的关键主要是对颈部软组织的慢性损伤重视不够。

所谓颈椎病是指由于颈椎间盘退变引起颈椎骨关节，软骨及其周围韧带、肌肉、筋膜等损伤及其继发性改变如关节增生，椎间隙变窄等，刺激或压迫了神经根，脊髓、椎动脉、交感神经及其周围组织而引起的一系列复杂综合征。如把颈椎病引起的症状、体征归纳起来，我们会发现，上自头颈，下至脚趾，浅至皮肤，深至内脏的异常都可能与颈椎病有关。它不仅表现在疼痛，还表现在颅脑方面的问题，精神方面的状态等似乎与颈椎无关的症状。

因为针刀对慢性软组织损伤的卓越疗效，对骨质增生的特殊认识，使得在治疗颈椎病方面取得了可喜的成绩，弥补了一般非手术疗法的不足，解决了手术疗法也不宜解决的结疤、粘连问题，大大简化了治疗程序，缩短了疗程。

局部解剖

1. 颈椎骨

颈椎共有7个椎骨，是脊椎骨中体积最小，活动度最大的骨骼，其解剖生理结构也较为复杂。除第1、2、7颈椎在结构上有特殊外，其余 4 个颈椎的结构是基本一样的，又称普通颈椎。

(1)普通颈椎

1)椎体：椎体较小，呈横椭圆形，其横径约比矢状径大 1/2。椎体后缘比前缘略高，其上面横径上呈凹陷状，在其两侧及稍后方有嵴状隆起，称为钩突（如图 3-8）即椎体上面在矢状径上的隆凸。

钩突在 $C_3 \sim C_7$ 呈矢状位，在 T_1 近似额状位。椎体下面在横径上呈隆凸状，在矢状径上呈凹陷。与下位椎骨体钩突的对应部呈斜坡状。这样，相邻椎骨的椎体钩突隆起与椎体，凹陷部形成的斜坡相互咬合，构成椎体的侧方关节-钩椎关节，又称椎体半关节、弓体关节、Luschka 关节。（如图 3-9）钩椎关节为滑膜关节，限制椎体向侧后移动，防止椎间盘损伤后向侧后方突出。其前方有颈长肌，外侧有横突孔（横突孔内有椎动脉、椎静脉及包绕其上的交感神经丛通过）。后外侧参与构成椎间孔前壁（有颈神经根及根动脉通过）。内侧有椎间盘，其位置非常重要（如图 3-10）。

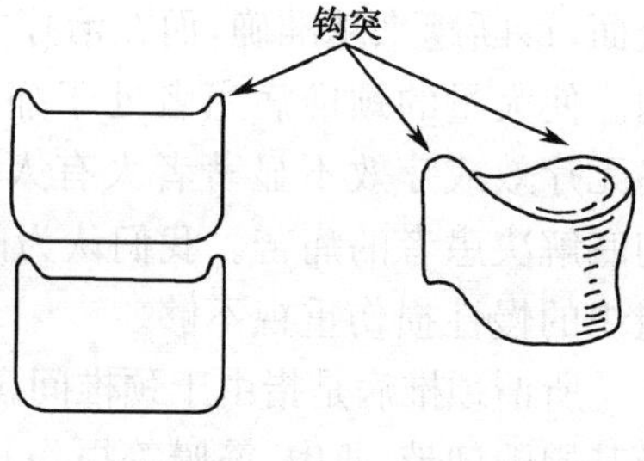

图 3-8　钩突示意图

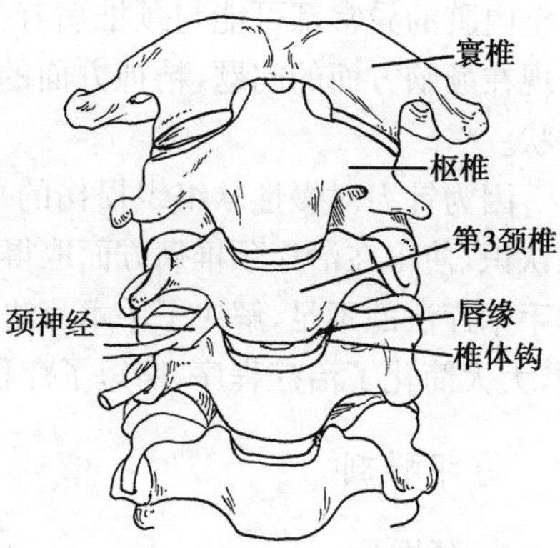

图 3-9　钩椎关节

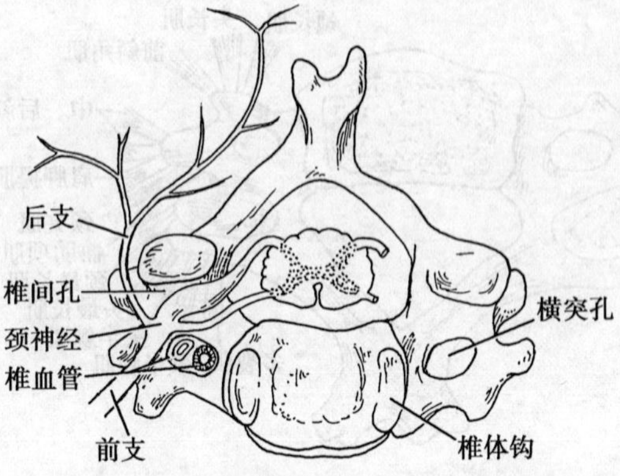

图 3-10　颈椎椎体钩及其毗邻结构示意图

2)椎弓:从椎体侧后方发出,呈弓状。由一对椎弓根和一对椎板所组成。椎弓根既短又细,与椎体外缘呈 45°方向连接,其上、下缘各有一沟状凹陷,分别称为上切迹和下切迹,相邻椎体的上、下切迹围成椎间孔,有神经根和伴行血管穿出。

3)棘突:多数呈燕翅状分叉,便于肌肉、韧带附着。颈椎棘突末端两个叉常发育不对称,且棘突偏歪者约占 23.8%。

4)横突:发自椎体和椎弓根的侧方,根部与钩突紧密相连,向外前方伸展,其状短而宽,体积较小。其末端分成两个骨结节——前结节和后结节。横突中央部有一圆形孔称为横突孔,有椎动脉和椎静脉通过。据观察,第 5 颈椎的横突孔与椎体的距离最近。紧贴横突孔的后方有一自内向外下走行的斜形深沟,有脊神经由此沟穿出,故又称脊神经沟。横突及其后的关节突上有许多肌肉附着,由前向后顺序有颈长肌、头长肌、前斜角肌、中斜角肌、后斜角肌、肩胛提肌、颈夹肌、髂肋项肌、颈最长肌、头长肌、头半棘肌、多裂肌等(如图 3-11)。

5)关节突:位于横突之后,椎弓根与椎板的分界处。呈短柱状,左右各一,并分为上关节突和下关节突,关节面呈卵圆形,表面平滑,与椎体纵轴呈 45°角,邻近椎体的上关节突与下关节突

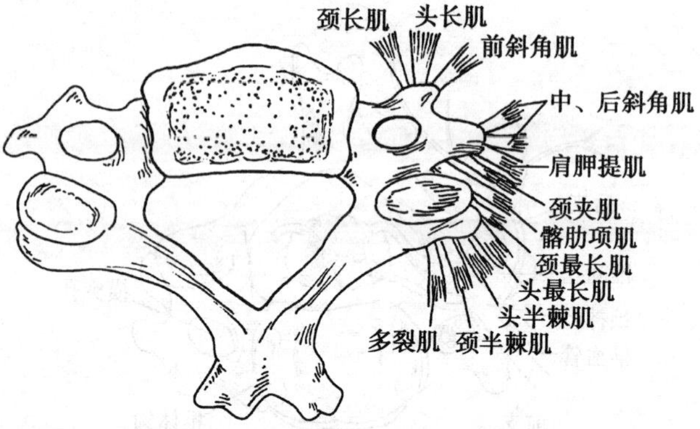

图 3-11　颈椎横突及关节突的肌附着示意图

组成后关节，又称椎间关节，此关节属滑膜囊关节。

(2)特殊颈椎

1)寰椎：寰椎无椎体，由枢椎齿突取代，呈不规则环形，它由一对侧块和前后两个弓及两个横突组成。寰椎的前弓较短，正中后面有一凹形关节面，与齿突相关节，称为寰齿关节。后弓相当于棘突的部分，有一个小结节。在侧块后面有一斜形深沟通向横突孔，沟内有椎动脉通过。侧块的两端有一三角形的横突，尖端向外，且无分叉、有肌肉与韧带附着，对头颈部的旋转活动起平衡作用。横突的基底部有横突孔(如图 3-12)

2)枢椎：即第 2 颈椎。是颈椎骨中最坚固者，椎体上方有指状突起，称为齿突。齿突前面有卵圆形关节面，与寰椎前弓的关节面构成寰齿关节。其椎体较普通椎体小，于齿突两侧各有一朝上的关节面，与寰椎的下关节面组成寰枢外侧关节。椎弓根短而粗。其下方有下关节突，其上方有一浅沟，与寰椎下面的浅沟形成椎间孔。横突较短小，没有前结节，没有沟槽。棘突粗大分叉(如图 3-13)。

3)第 7 颈椎：又称隆椎。棘突很长且末端不分叉，呈结节状高隆于皮下。其椎体大小与形状介于普通颈椎与胸椎之间。其

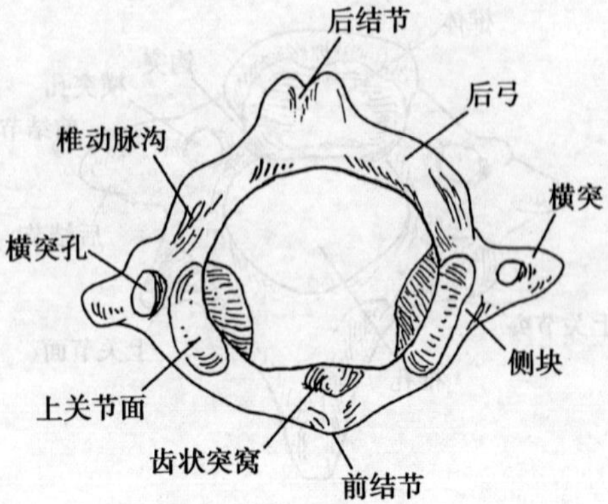

图 3-12　寰椎上面观

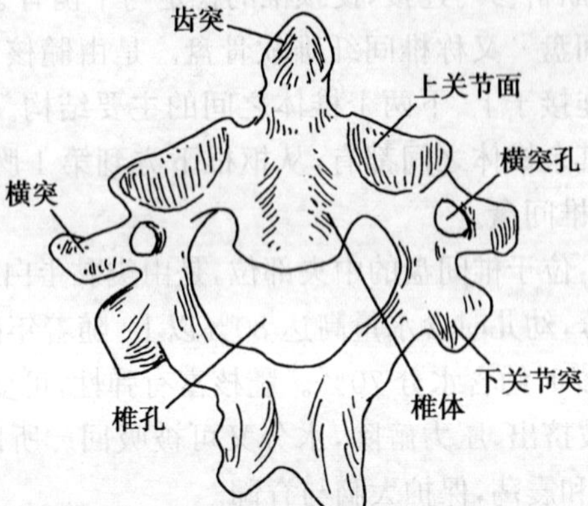

图 3-13　枢椎上面观

横突较粗大，前结节不显，有时前结节变大甚至形成颈肋。横突一般较小（如图 3-14）。

2．颈椎的连接

寰椎与枢椎之间的连接同上所述，有其特殊的连接方式。枢椎至第 7 颈椎之间的连接方式基本上是一样的，即两椎体之间有椎间盘、椎体之前、后缘分别有前纵韧带和后纵韧带。同时

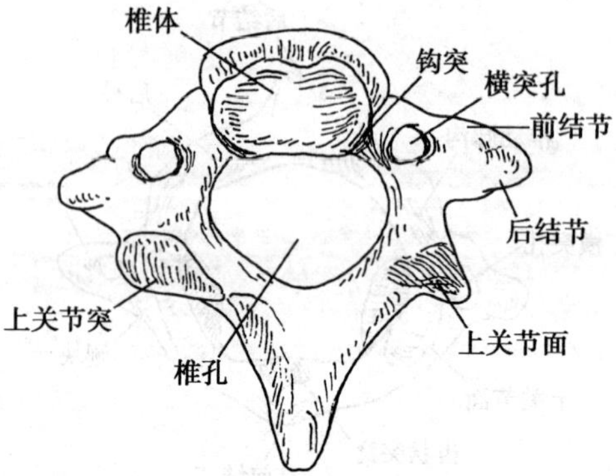

图 3-14　第 7 颈椎上面观

周围有各组肌群参与连接，使颈椎的稳定与平衡有了保证。

(1)椎间盘　又称椎间纤维软骨盘。是由髓核、纤维环、软骨板组成，连接于上、下两个椎体之间的主要结构。除寰、枢椎之间没有，其余椎体之间都有，从枢椎下方到第 1 胸椎上方，颈部共有 6 个椎间盘。

1)髓核：位于椎间盘的中央部位，是由类黏蛋白组成的胶状物，富含水分，幼儿时含水量高达 80%以上，随着年龄增加而逐渐减少，70 岁时约含水分 70%。髓核富有弹性，可变形，压力大时，水分可被挤出，压力解除，水分又可被吸回。所以髓核可缓冲力的冲击和震荡，保护大脑与脊髓。

2)纤维环：是环绕在髓核周围的纤维软骨组织，质地坚韧而富有弹性。分浅深两层，浅层纤维分别与前纵韧带和后纵韧带相连接，深层纤维则依附在软骨板上，在中心与髓核相融合。

3)软骨板：构成椎间盘的上、下壁，与椎体的松质骨紧密相连。纤维环与软骨板牢固地结合在一起，使髓核密封其间。软骨板有通透性，椎体的水分和营养物质可通过软骨板到髓核，髓核中的水分也可透过软骨板进入椎体。

椎间盘将两个颈椎连接在一起。其前缘高度约为后缘的 2

倍以适合颈椎上、下椎体的形状，并维持颈椎的生理前凸。颈椎间盘的横径比椎体的横径小，即不伸展至相邻椎体的后外缘，所以钩椎关节部没有椎间盘组织。

(2)颈椎椎骨间的连接

1)椎体间连接

①前纵韧带：为人体最长而坚韧的韧带。连接在颈椎椎体的前面，可分三层：深层纤维跨越椎间盘，将上、下椎体和椎间盘连接紧密，中层纤维跨越2～3个椎体，浅层纤维可跨过3～5个椎体。主要作用是限制颈椎过度后伸。

②后纵韧带：起自第2颈椎，沿椎体后面直达骶管。在颈部较宽，与椎间盘接触处稍厚而坚韧。此韧带在椎体处连接较松。

③椎体之间有椎间盘，后外侧有钩椎关节，关节外侧有一冠状韧带增加关节的稳定性。

2)椎弓间连接：包括椎间关节及周围的韧带

①关节突关节：又称椎间关节、后关节。从第2颈椎以下，颈椎的下关节突与上关节突平行对合组成、关节面与水平面约成45°斜角向上，关节面上有透明软骨，关节内有滑膜，关节囊较为松弛。(如图3-15)关节的滑动度较大，主要作用是限制椎骨间的活动范围，控制其活动方向。颈椎中立不动时，下位颈椎

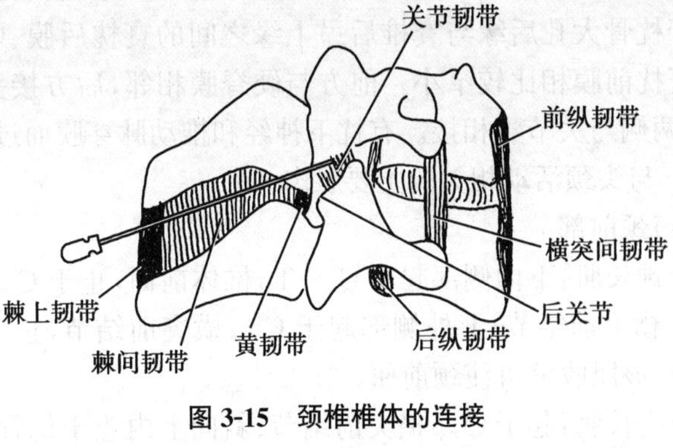

图3-15　颈椎椎体的连接

的上关节突关节面朝后上与上位颈椎朝前下方向的下关节突关节面对应。颈椎前屈时，上位颈椎的下关节突在下位颈椎的上关节突上向前滑动，颈椎侧屈、旋转时，凹侧下关节突向后下滑动，凸侧关节突向前上滑动。

②黄韧带：又称弓间韧带，为黄色纤维组织。上起颈椎椎板下缘的前面，下止于下位椎板上缘及稍后面。薄而宽、坚韧而富有弹性，中间有一裂隙，有静脉通过，主要作用是限制颈椎过度前屈，并维持颈椎对位。

③棘间韧带：自棘突根部至尖部连接于上下两颈椎棘突之间，多发育不良，前方与黄韧带愈合，后方移行于项韧带，有限制颈椎过度前屈的作用。

④项韧带：为一三角形的弹力纤维，底向上尖向下。基底部附着于枕外嵴和枕外粗隆，前缘即三角形的尖端附着于寰椎后结节及 C_2～C_7 的棘突尖部，后缘即三角形的底游离而肥厚，有斜方肌附着其上，项韧带向下与胸椎棘上韧带相连。项韧带的骨化率较高，多与青少年时代的外伤有关(图 3-16)。

(3)颈椎与颅骨的连接

依靠寰枕关节及周围肌肉、韧带。寰枕关节是由寰椎的上关节凹与枕骨髁构成，关节囊较松弛。连接于枕骨大孔前缘与寰椎前弓上缘之间的寰枕前膜是前纵韧带的延续部分，宽而薄。连接于枕骨大孔后缘与寰椎后弓上缘之间的寰枕后膜、中部稍厚与寰枕前膜相比较窄小。前方与硬脊膜相邻，后方接头后小直肌，两侧与关节囊相接。有枕下神经和椎动脉穿膜而过。

3. 与头颈活动相关的主要肌肉

(1)颈前部

1)颈长肌：下内侧部起于 C_5～T_3 椎体前面，止于 $C_{2\sim4}$ 椎体及 $C_{5\sim7}$ 横突前结节；上外侧部起于 $C_{3\sim6}$ 横突前结节，止于寰椎前结节，该肌收缩可使颈前屈。

2)头长肌：起于 $C_{3\sim6}$ 横突前结节、斜向上内止于枕骨底，两

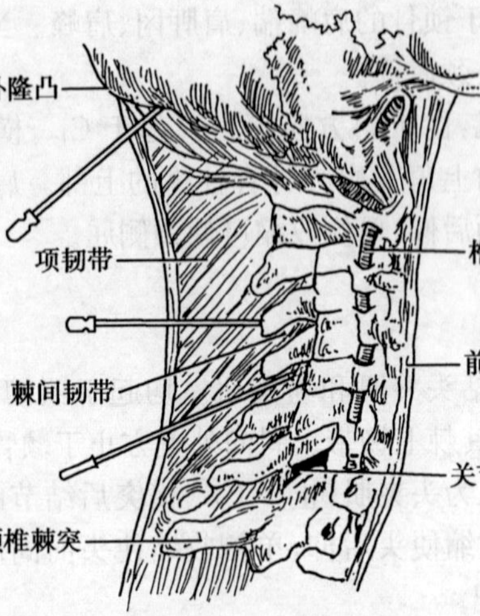

图 3-16　项韧带损伤及针刀治疗示意图

侧收缩可使头前屈。

(2)颈外侧

1)斜角肌：分前、中、后斜角肌。前斜角肌起自 $C_{3\sim6}$ 横突前结节，斜向外下，止于第 1 肋骨上面的斜角肌结节。中斜角肌位于前斜角肌后方，起于 C_1 横突或 $C_{2\sim6}$ 横突的后结节，向下止于第 1 肋骨上面。后斜角肌在中斜角肌后方，起于 $C_{5\sim7}$ 横突后结节，向外下止于第 2 肋外侧。斜角肌受 $C_{2\sim8}$ 神经支配。肋骨固定而收缩该肌可使颈前屈。

2)胸锁乳突肌：有两个头，胸骨头呈腱性较窄，起于胸骨上缘；锁骨头呈肌性，较宽，起于锁骨内 1/3 之上缘，纤维斜向后上止于乳突和枕骨上项线。两侧同时收缩使头后仰，单侧收缩令头面转向对侧。受副神经及 $C_{2\sim4}$ 神经前支支配。

(3)颈后部

1)浅层肌

①斜方肌：起于枕骨上项线、枕外隆凸，项韧带及全部胸椎

棘突；向外上止于锁骨的肩峰端、肩胛冈、肩峰。当肩胛骨固定，该肌收缩可使头颈后仰。

②肩胛提肌：位于斜方肌深面。起于 $C_{1\sim4}$ 横突后结节，向下止于肩胛骨内上角及肩胛骨脊柱缘的上部。肩胛骨固定时，该肌收缩可使颈后仰，单侧收缩可使颈侧屈。

2）深层肌

第一层：

①夹肌，包括头夹肌和项夹肌。均起于项韧带下部、C_7 棘突，$T_{1\sim4}$ 棘突及其棘上韧带。斜向外上方止于颞骨乳突后缘、枕骨上项线的肌束为头夹肌；止于 $C_{2\sim3}$ 横突后结节的肌束为项夹肌。两侧同时收缩使头后仰，单侧收缩使头向同侧转动。该肌受 $C_{2\sim5}$ 后支支配。

②最长肌：为骶棘肌的一部分，位于髂肋肌内侧，分为背最长肌、颈最长肌和头最长肌。其中颈最长肌起于 $T_{1\sim6}$ 横突向上止于 $C_{2\sim6}$ 横突后结节；头最长肌起于上数胸椎横突与下数颈椎后关节突形成同宽肌束，于头夹肌和胸锁乳突肌的深面，向上止于颞骨乳突后部和下部，同时收缩可使头颈后仰。

第二层：横突棘肌，包括半棘肌、多裂肌、回旋肌，因整个脊柱都有，我们只描述头颈段（如图 3-17）。

①颈半棘肌：起于上位胸椎横突，跨过 4～6 个椎骨止于颈椎棘突部。

②头半棘肌：起于上部数个胸椎横突和下部数个颈椎关节突、肌纤维垂直向上，止于枕骨上、下项线间的骨面。颈半棘肌、头半棘肌牵引颈椎向后，维持颈椎前凸的生理屈度。

③颈多裂肌：为多个小肌束，位于头、颈半棘肌的深层，起于关节突，斜向内上跨过 1～2 个颈椎，止于棘突的下缘，防止颈椎向前滑脱。

④项回旋肌：位于最深层，起于下位椎骨的关节突，向上止于上位椎骨棘突根部和部分椎板。单侧收缩可使颈椎回旋，双

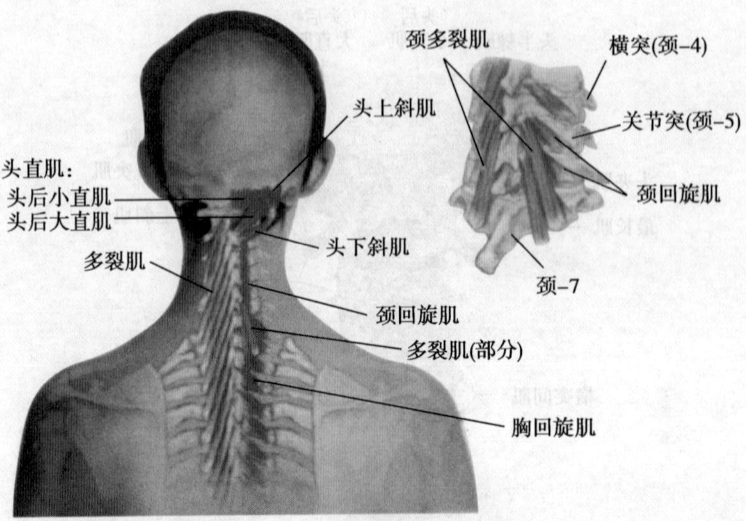

图 3-17　颈多裂肌与颈回旋肌

侧同时收缩可使颈椎后仰。

第三层：包括椎枕肌、横突间肌、棘突间肌(图 3-18)。

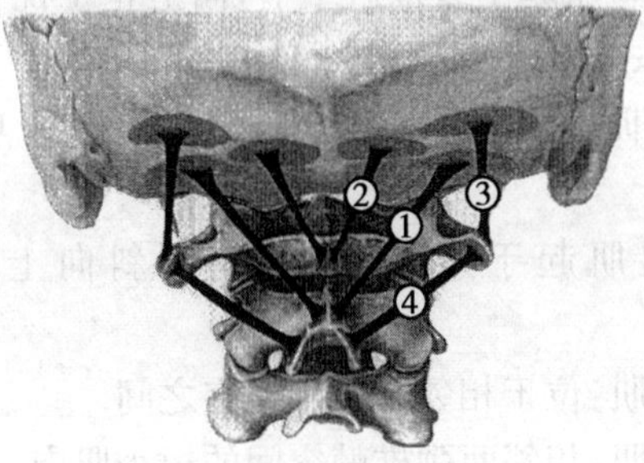

图 3-18　椎枕肌起止点部位与循行方向

1. 头后大直肌　2. 头后小直肌　3. 头上斜肌　4. 头下斜肌

①椎枕肌，又称枕下小肌群，包括头后大、小直肌和头上、下斜肌。4 对小肌作用于寰枕和寰枢关节，由枕下神经支配(图 3-19)。

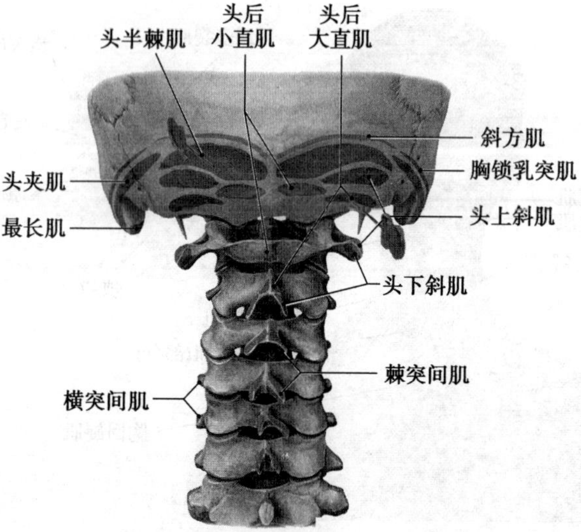

图 3-19　枕骨及颈椎后软组织附着部位

a. 头后大直肌起于枢椎棘突，肌纤维斜向外上，止于枕骨下项线外侧份。双侧收缩使头后仰。

b. 头后小直肌起于寰椎后结节，向上止于枕骨下项线内侧份，收缩可使头后仰。

c. 头上斜肌：起于寰椎横突，向上止于上、下项线间骨面的外侧。

d. 头下斜肌起于第 2 颈椎棘突，斜向上外止于寰椎横突。

②横突间肌：位于相邻两颈椎横突之间。

③棘突间肌：相邻两颈椎棘突间的短小肌肉。

使头前屈（35°～45°）的主要肌肉有：头长肌、头前直肌；使头后仰（颈后伸可达 35°～45°）的主要肌肉有：头后大、小直肌、头半棘肌、头夹肌和斜方肌；使头侧倾（颈侧屈可达 45°）的肌肉主要有：本侧的头外直肌、胸锁乳突肌和斜方肌；颈部旋转（角度可达 60°～80°）的肌肉有头夹肌、颈夹肌和胸锁乳突肌。

4. 椎管与椎间孔

对单个颈椎而言，椎体、椎弓根、椎板相连围成的近似三角形的圈为椎孔，其左右径大，前后径小。颈椎的椎孔叠加连接起来就形成了颈椎椎管。其前壁为颈椎椎体后面、颈椎间盘后缘和后纵韧带；两侧壁是椎弓根、椎间孔；后壁为椎板、黄韧带、关节突关节。颈椎管内有颈段脊髓及其被膜，在椎管与脊髓被膜之间有脂肪组织和静脉丛。颈椎管狭窄部多出现在第 7 颈椎、第 4 颈椎、第 5、6 颈椎处。其矢状径的变化与临床症状密切相关。

颈椎椎间孔的前壁由钩椎关节和下位椎骨的钩突组成；后壁为椎间关节的内侧部，上壁为上位颈椎的下切迹，下壁为下位颈椎的上切迹。呈骨性管道，为神经根穿出椎管的部位，也是血管、淋巴管的通道。

5. 颈脊髓

颈脊髓位于颈椎管内，外观为扁圆柱形，是脊髓的上端，上与延髓相延续，下与胸髓上端相连接。脊髓共分 31 节段，每节段有一对神经根，颈脊髓有 8 个节段。颈 4～胸 1 节段体积较大，形成颈膨大，与形成支配上肢的神经有关。该节段粗大，而所在的颈椎管却不相应地有所增大，反而相对上段有些狭窄，所以容易受到阻压，这也是引起脊髓型颈椎病的一种原因。

颈髓外有三层被膜，由内到外分别是软脊膜、蛛网膜、硬脊膜，对颈髓有固定作用。颈髓由灰质和白质组成（如图 3-20）。

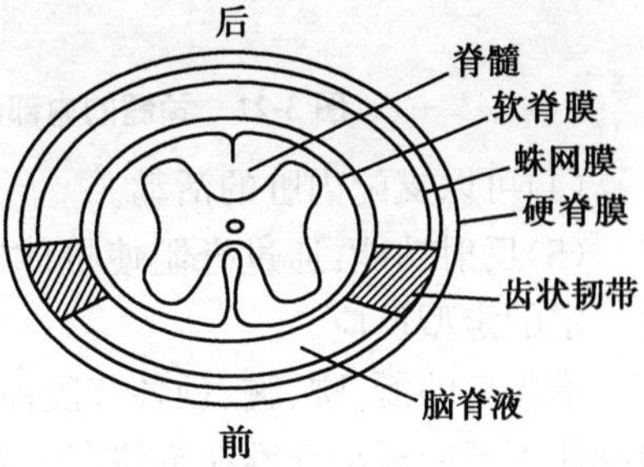

图 3-20　脊髓与各层被膜之间的关系

颈髓的血运也很丰

富，其营养动脉一个来自椎动脉，一个来自伴脊神经走行的前后根动脉。

颈髓的功能与脊髓各段一致，主要有五种功能：

(1)感觉的传导功能：包括浅感觉、深感觉、内脏觉、复合感觉。

(2)运动的传导功能：人体肌肉都是由脊髓前角大运动细胞所支配的，细胞一旦破坏可引起瘫痪。

(3)躯体的营养作用：前角细胞对所支配的肌肉有营养作用。(如图 3-21)

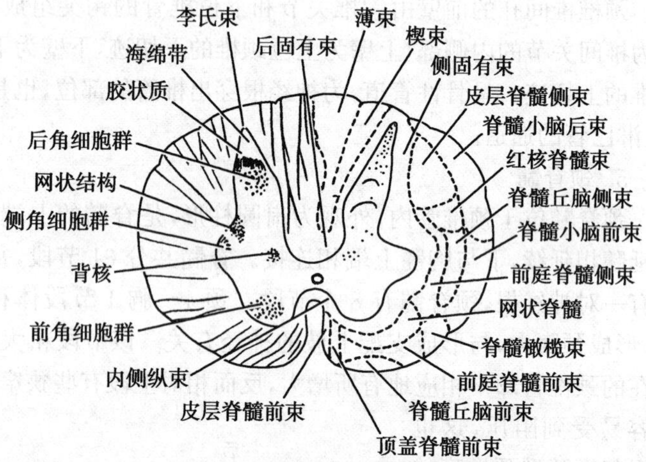

图 3-21 颈髓的内部结构示意图

(4)可以支配内脏的活动。

(5)反射功能：通过脊髓使机体对内、外环境的各种刺激产生一定的定型反应。

锥体束的骶、腰、胸、颈各节段神经纤维依次由外向内排列，即身体下部的运动纤维在锥体束的表面。

6. 颈脊神经

脊神经位于脊髓两侧，颈脊神经共有 8 对。

由颈脊髓发出前根和后根在椎管内向椎间孔处伸展，穿经脊髓周围诸层被膜时被包裹其外，在椎间孔内侧前根和后根汇合成颈脊神经向椎间孔延伸，穿过椎间孔离开椎管(第 1 颈神经穿行于枕骨与寰椎后弓之间)。前根，又称腹侧根，其纤维来自前角细胞，分布于横纹肌，是运动性纤维，主要功能是将中枢的兴奋传导致肌肉，使之收缩或舒张，从而产生准确而协调的动作。后根又称背侧根，沿脊髓的后外侧沟排列成行，为感觉性传入纤维，主要是将外周的刺激(痛觉、温觉、触觉等)传入中枢。所以，穿出椎间孔的颈脊神经是混合性神经(尚无椎旁之交感神经纤维混合)。

颈脊神经从椎间孔穿出后又分成 3 支。

(1)第 1 分支最细，又称脊膜支或窦椎神经，分出后调回头又经椎间孔(钩椎关节外侧)返回椎管，所以，又称为脊脑返回神经支，之后又分成升支、降支。两支相互吻合形成脊膜前丛和脊膜后丛，向上延伸入颅内。窦椎神经分布于椎管内各组织，包括椎骨、硬脊膜、后纵韧带、钩椎关节、椎间关节的关节囊等。

(2)脊神经前支：1～4 颈神经的前支组成颈丛；5～8 颈神经的前支和第 1 胸神经前支的大部分组成臂丛。

(3)脊神经后支：分内侧支和外侧支，第 1 颈神经的后支比前支大，又称枕下神经，分布于枕下三角诸小肌并支配项上部和枕后皮肤。第 2 颈神经后支的内侧支为枕大神经，分布于颅顶部皮肤和头半棘肌。第 3 颈神经后支的外侧支为肌支、内侧支支配枕外隆凸附近的皮肤等等(图 3-22)。

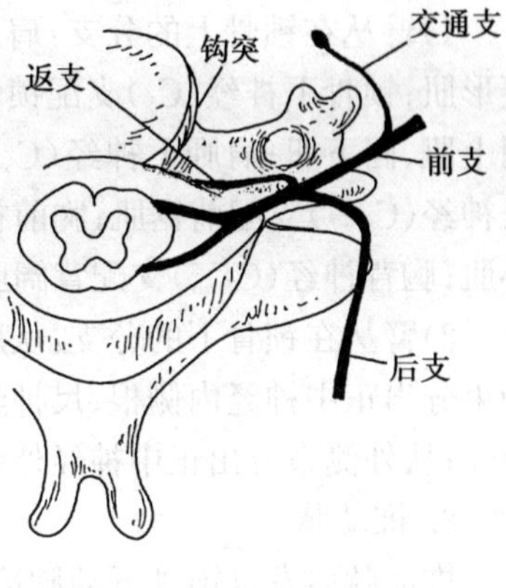

图 3-22　脊神经组成模式图

颈脊神经根的特点是:①根部较短,几乎是平行伸展,对脊髓有固定作用。②通过椎间孔时,前方是钩椎关节,后方是关节突关节,内侧为椎体关节边缘,易在此骨性管道中受累。③因该处易受刺激和压迫如关节错位、骨质增生而引起炎性反应,使纤维蛋白渗出而发生粘连。

第 2~7 颈神经从相对应椎骨上方的椎间孔穿出,第 8 颈神经从颈 7、胸 1 椎之间穿出,这也是颈神经与椎体序列的对应特点。

7. 颈丛和臂丛

(1)颈丛:

由颈 1~4 脊神经前支构成

1)枕小神经($C_{2\sim3}$):沿胸锁乳突肌中点后缘稍上方上行,分布于枕外部、耳廓后面及乳突部的皮肤。

2)耳大神经($C_{2\sim3}$):沿胸锁乳突肌的外面向前上方行至耳垂下,分布于耳垂及耳后隆突的皮肤。

3)膈神经($C_{3\sim5}$):是颈丛的主要肌支、支配膈肌。

颈丛还包括颈皮神经、锁骨上神经、运动支等。

(2)臂丛

1)臂丛在锁骨上的分支:肩胛背神经(C_5)支配肩胛提肌和菱形肌;锁骨下神经(C_5)支配锁骨下肌;肩胛上神经($C_{5\sim6}$)支配冈上肌、冈下肌;肩胛下神经($C_{5\sim7}$)支配肩胛下肌和大圆肌;胸长神经($C_{5\sim7}$)支配前锯肌;胸前神经($C_5\sim T_1$)支配胸大肌和胸小肌;胸背神经($C_{7\sim8}$)支配背阔肌。

2)臂丛在锁骨下的分支:从后束分出腋神经和桡神经;从内侧束分出正中神经内侧根、尺神经、臂内侧皮神经和前臂内侧皮神经;从外侧束分出正中神经外侧根和肌皮神经。

8. 椎动脉

椎动脉多发自锁骨下动脉第一段的后上方,有时也来自主动脉弓或无名动脉。椎动脉经四个节段(颈段、椎骨段、枕段、颅

内段)供应大脑、脊髓、神经等的营养。有人统计:双侧椎动脉供给大脑的血量约占脑血流总量的11%。(图3-23)

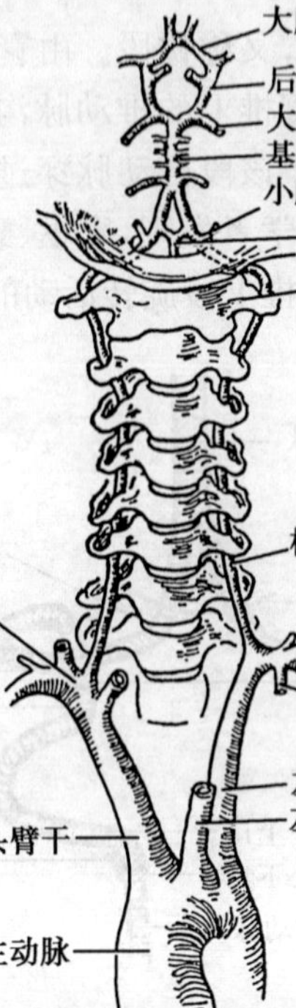

图3-23　椎动脉的循行路径

(1)椎动脉第一段,又称颈段,是指从锁骨下动脉发出到进入横突孔前这一段。该段在前斜角肌和颈长肌外缘之间上行,后方有第7颈椎横突,第7、8颈神经前支,颈交感神经干和星状神经节紧贴在椎动脉后面,并发出交感神经纤维,与椎动脉伴行。椎动脉前方有椎静脉、颈内静脉、颈总动脉和甲状腺下动脉横过。

(2)椎动脉第二段,又称椎骨段。椎动脉一般从第6颈椎横突孔进入，沿上方横突孔上行，位于第 2～6 颈神经前支的前方、钩椎关节的外侧，周围有神经丛和静脉丛从第 1 颈椎横突孔穿出。

(3)椎动脉第三段，又称枕段。由寰椎横突孔穿出后，从寰椎侧块的后面绕过到寰椎上的椎动脉沟，转向前方穿入寰枕后膜向上进入枕骨大孔。该段椎动脉穿过椎枕肌的间隙，迂回曲折，易使血流不畅。有学者发现，寰枢、寰枕段椎动脉经过时形成 6 个弯曲，以利于颈椎上段旋转活动的需要。(图 3-24)

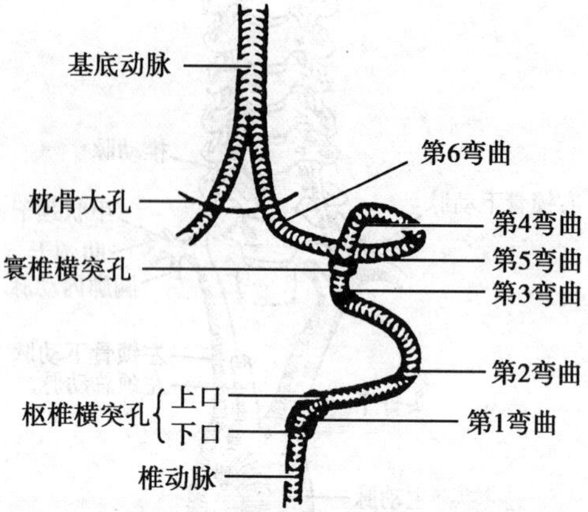

图 3-24　椎动脉的 6 个弯曲

(4)椎动脉第四段，又称颅内段。进入枕骨大孔后各分出一支脊髓后动脉，再发出一支脊髓前动脉。向上行至桥脑下缘，两侧椎动脉汇合成基底动脉。并发出小脑后下动脉，内听动脉等供血于小脑、延髓和内耳等。

9. 颈交感神经

颈交感神经来源于胸 1～5 脊髓灰质侧角内，通过灰交通支与颈神经相连。并有吻合支与有关脑神经相连接，也有神经纤维进入眼部支配扩瞳肌和上眼睑的平滑肌。

颈交感神经的分布范围广泛，既分布到头颈部也分布到上肢，分布到咽部和心脏。椎动脉周围的交感神经，进入颅内后随迷路动脉分布到内耳，也随椎骨部椎动脉的分支入椎管，分布到脊膜和脊髓。

颈交感神经干位于颈部血管后方，颈椎的前外方，左右各1条，由3～4个神经节组成，分别为颈上、颈中、颈中间和颈下神经节。颈下神经节常与第1胸神经节合成星状神经节，即颈胸神经节。两侧的交感神经节多不对称。

(1)颈上神经节：位于$C_{2\sim3}$横突水平，紧贴颈长肌表面，在横突之前，颈内动脉之后，是颈神经节中最大的一个。呈梭形，发出的节后纤维主要进入$C_{1\sim3}$颈椎，其他分支有颈内动脉神经支、颈外动脉神经支、颈内静脉神经支、心上神经支、咽喉神经支等。

(2)颈中神经节：是颈交感神经节中最小的，常位于第6颈椎横突水平，多位于甲状腺下动脉弓上，形状不定，甚至可以缺失，其节后纤维进入$C_{4\sim6}$颈神经。

(3)颈中间神经节：又称椎节或椎动脉神经节，多数人没有该神经节。其位置相当于C_7椎体之前。该神经节常有交通支与第6或第7颈脊神经相连，也有分支包绕椎动脉，并可与膈神经和迷走神经相通。

(4)颈下神经节：位于第7颈椎横突与第1肋骨头之间，除多与胸1神经节合并为星状神经节外，还发出心下神经支，锁骨下神经支、椎神经支。

颈交感神经不仅与颈椎各组织关系密切，多涉及颅内、咽喉、舌、眼、心脏、甲状腺、膈、食管、血管等，而在椎动脉壁上也分布有丰富的交感神经，一旦受到刺激则出现交感神经症状。

病因病理

颈椎的发病与外伤、劳损、椎间盘退变、先天性畸形有密切关系。

1. 外伤:颈部突然向某一方向运动时(前屈、后仰、旋转、侧屈)引起颈周软组织的撕裂和关节错位;或外力直接撞击在头颈部,导致软组织急性挫伤,组织撕裂、水肿或血肿。没能彻底治疗而发展成为纤维性变,使肌肉、韧带、关节囊等粘连骨化造成椎旁软组织肌力失衡。项韧带钙化多见于 $C_{3\sim6}$ 之间的夹肌、半棘肌和小菱形肌附着处。

2. 劳损:长期低头工作或坐姿不良;睡姿不对,如枕高枕、枕低枕等;以及反复做同一动作,用力不当或用力过于持久,可使颈部肌肉长时间处于紧张状态而缺血,致软组织慢性损伤而变性,如韧带肥厚、钙化、椎间盘脱水退变。

3. 先天畸形:先天性椎管狭窄,其椎管、椎间孔、横突孔等骨性管道比正常人狭小。但又不致于引起症状,因其代偿功能相对较差,对正常人来说不致有影响的病变如骨质增生、韧带肥厚、椎体微小错位等,然而对先天椎管狭窄者,则可能刺激、压迫管内组织而出现症状。(三叉神经脊髓束在颈髓中,当寰枕关节错位时,即可受到刺激而引起三叉神经疼痛)先天性椎体融合、颈肋等,亦使局部组织活动度减小,使周围软组织易于损伤而引起症状。

4. 椎间盘退变:椎间盘从 20～30 岁即开始退化变性,若有颈部的急慢性损伤,则可加速退化过程。软骨板逐渐变薄或破损,使其向髓核渗透营养液的作用减弱或消失,从而使髓核代谢失常。因其持续受压,含水量减少,弹性减弱而成为纤维软骨实体,从而使椎间盘厚度变小。纤维环在持久的外力作用下,弹性变弱,在一定诱因作用下可致纤维环破裂,髓核突出。突出的髓核逐渐钙化、骨化,可使椎间隙变窄、椎体失稳。颈椎失稳后,使其关节活动度增大,附着在关节突、钩椎关节、椎体边缘的肌肉、韧带受牵拉力过大,发生损伤。日久机化、软组织骨化,即我们通常所见的骨赘。骨质增生随年龄的增长而增加,主要是为了加强椎体的稳定性。

由于上述原因导致颈椎椎节不稳、生理屈度变直，肌肉、韧带肥厚、变性、挛缩等，在一定诱因作用下，如过度疲劳、睡眠姿势不良、感受寒湿刺激、扁桃体发炎肿大、扭转头颈时用力不协调、内分泌失调（患糖尿病、甲亢及围绝经期、月经期的妇女）等，常可加重局部肌肉痉挛，导致或加重椎体错位，使周围肌肉、韧带、筋膜水肿、发炎等，牵拉、刺激、压迫脊髓、神经根、椎动脉、颈交感神经而导致一系列病症的发生。

椎体错位使椎间孔变窄、上关节突前移，当钩椎关节骨质增生，后关节处有骨赘时，更易刺激或压迫由此通过的神经根。椎体错位还可使附着在椎体、关节突、横突、棘突上的肌肉，韧带拉紧或松弛，从而使周围的血运失常，局部病变组织水肿、充血或局部代谢缓慢，代谢产物刺激神经根而引起神经分布区的疼痛和麻木。据观察，上关节突（关节突前突，从后方压迫神经根）是形成神经根受压迫的常见原因。其特点是，头颈后仰时出现症状或使原有症状加剧。

椎间盘退变后变薄，使颈椎的总长度缩短，椎动脉相对变长，长则必曲，长而纡曲的椎动脉必然造成血流缓慢。

椎动脉穿过颈椎横突孔的上行途中，与钩椎关节，关节突关节相距较近。椎动脉可因颈椎错位或钩椎关节骨质增生挤压而被扭曲，造成血液循环障碍，如果仅一侧受压，常不出现脑动脉缺血症状。因为人的代偿能力很强，必要时可以生出侧支循环。但是，如果一侧椎动脉受压后，另一侧又受到了刺激或压迫（如向健侧转头时），则可出现脑缺血症状。如果寰枕、寰枢关节错位，则可加大椎动脉第三段的扭曲，旋转头颈时，可造成双侧椎动脉血流受阻。

与椎动脉位置较近的横突前、后结节上附着有大量肌肉、肌腱、筋膜、椎间盘突出、椎体错位等原因都可使这些软组织劳损变性，在附着点处挛缩、结疤或出现骨质增生，并可诱发无菌性炎症，挤压、刺激椎动脉壁而出现症状。因为椎动脉壁上分布有丰富的交感神经丛，受到激惹，可使椎动脉痉挛而致血流减少，出现椎-基底动脉供血不足，引起脑缺血现象，即出现所谓的颅脑症状。

若头颈后仰受限并出现眩晕等脑缺血症状者，多说明是上颈段失稳。病因主要是颈伸肌的损伤所致的肌痉挛；颈部旋转时发病者，则多是上颈椎失稳，如寰枕关节错位，寰枢关节错位等，颈部的旋转肌群受累；颈部后伸发病，多是下颈段（$C_{5\sim7}$）颈椎不稳，屈肌群受累所致。当上述受累肌收缩时，加剧了肌肉的痉挛、缺血而使椎动脉上的交感神经受刺激，产生即时性脑缺血症状。

椎间盘突出，突出物推顶后纵韧带向后进入椎管，逐渐出现组织变性或骨化，若呈锐性刺状扎在脊髓之上，可使脊髓损伤。若是突出物慢慢突入椎管内形成钝性骨赘挤压脊髓，并在脊髓的代偿范围内，可不出现脊髓压迫症状。此时，常可因致病因子，如黄韧带肥厚、钙化，使穿过其间的静脉受阻，后纵韧带肥厚或钙化刺激或阻断了椎动脉之脊髓前动脉支，使脊髓的营养缺失而致脊髓功能失常。出现四肢运动和感觉障碍等，在早期为功能障碍性改变，多可逆转，如病程过久，未能得到正确的治疗，可以导致脊髓变性、软化，甚至有空洞形成。此时，即成为难以逆转的损害，所以，脊髓在受压和缺血状态下，应立即采取有效措施，不应拖延而失去治疗时机。

由于椎间盘退变、椎间隙变窄，关节突的关节囊及其周围的韧带挛缩、肿胀，椎间孔的纵径势必缩短，如再遭受外伤或椎旁软组织劳损，即可发生脊柱错位，使椎间孔横径（前后径）、椎间孔矢状径均缩短。有人做尸解证实，椎间孔缩小 1/3 时，神经根即受到刺激，如缩小 1/2，神经根即可受到压迫。魏征等人从 100 例正常人，100 例颈椎病患者 X 线斜位片上测量，正常人椎间孔纵径最大 12.9mm，最小 9.6mm；横径最大 8.8mm，最小

7.1mm，而颈椎病患者椎间孔横径均小于6mm。

另外，神经根可受突出的椎间盘、变窄的椎间孔或骨刺的压迫，神经根受压后根袖可发生纤维化增生肥厚，轻者神经纤维可有炎性改变，重者可有瓦勒变性（Wallerlan，degenertion）。

椎体错位、椎间盘突出、韧带钙化或骨质增生等因素，牵扯或压迫了交感神经时，可以引起自主神经功能紊乱，出现很多器官和内脏的症状。例如，颈上交感神经节一般在$C_{1\sim3}$横突的前方，上位颈椎旋转错位时，横突即会牵拉、挤压、刺激颈上交感神经节，出现相应的眼部及其他五官器官的症状。颈动脉丛损害可导致眼循环障碍，造成视网膜病变。

颈交感神经有心支支配着心脏，如果上位颈椎错位或周围组织病变，可引起窦性心动过速、心悸，$C_4\sim C_6$错位或周围组织病变多引起心动过缓，$C_7\sim T_2$错位，多引起心房纤颤等。

总之，外伤、劳伤、椎间盘退变、先天畸形等因素使颈椎的生理平衡失调，解剖位置发生错动，并相应地出现肌痉挛。持续的肌痉挛又可诱发病变区域软组织的缺血性肌痛，乃致牵扯痛，或使损伤的肌组织、腱组织、椎间盘组织逐渐钙化、骨化，生成尖锐的骨刺刺激和压迫脊髓等组织，在诱发因素作用下突然发病。其关键病变即是椎体错位，软组织急、慢性损伤，所以，根据临床实际归纳，椎体的错位不外乎是向前或向后错移、向左、向右移位，或者椎体本身前倾、后仰、左旋、右旋等变化，相应地使钩椎关节、关节突关节发生不同的位置变化，使周围的软组织的动态平衡不同程度地被破坏。人体为维护相对平衡可使不同肌群出现代偿性肌痉挛或被动拉长损伤，产生一系列反应。所以治疗自然也要从骨结构稳定，软组织动态平衡失调两方面进行调整。

临床表现

颈椎病的临床表现颇为复杂，临床中，通常按损伤部位不同，影响的组织不同，产生的症状不同，归纳患者的症状特点，分成几种类型以便诊查，下面按型分述之。

1. 颈型颈椎病：又称韧带、关节囊型颈椎病，指颈椎间盘退变引起的椎节失稳，肌肉、韧带、关节囊的损伤引起的颈部僵硬、疼痛，活动受限，是其他型颈椎病的前驱症状。临床上反复出现的“落枕”、“失枕”绝大多数属于此型。

多在夜间或晨起时发病，一般为颈项部深而弥散的持续性酸痛、胀痛及不适感。一些患者项强或感觉头放在什么位置都不舒服、不自觉地想活动颈椎，活动颈椎时可闻及颈部发出的异常响声，有自然缓解和反复发作的倾向。多发于青壮年，女性多见，与职业有关，如缝纫师、手术医生、绘画师等长期低头工作者。也可有整个肩背部疼痛发板，颈部活动受限或呈斜颈姿势等表现。一般情况下疼痛及不适感不向下传。患者多伴有头痛，且以偏头痛为主，也可出现枕部痛、顶部痛及耳后痛。

2. 神经根型颈椎病：是指因颈椎间盘退行性变、刺激或压迫了颈神经根引起的颈、肩、臂、手疼痛、麻木、肌肉萎缩等一系列临床症状。是临床上最常见的一种情况，也是几十年前医学界对颈椎病的认识。所以有人又称该型颈椎病为狭义的颈椎病，也往往是其他类型颈椎病的早期表现。

(1)根性痛：沿颈脊神经节段走行方向或分布区的烧灼样或刀割样疼痛，可由颈根部呈电击样、针刺样疼痛放射到前臂、手，向躯干可放射至上胸、背、心前区、腋部等，颈部活动、腹压增高如打喷嚏、咳嗽时可使疼痛、麻木感加重。

(2)颈部疼痛、僵硬感、活动受限，头颈多向患侧倾斜以减轻疼痛。多伴有枕部疼痛和麻木感($C_{1\sim3}$神经根受刺激和压迫)。C_4以下神经根受压时，可按受累神经节段分布区出现症状。

(3)病情较重者，可出现手指麻木、活动不灵，握力减退、持物坠落等现象。病程长者，可出现受累神经所支配的肌肉无力、萎缩，如大小鱼际萎缩。主要是由于颈椎椎体后缘骨赘压迫脊神经前根所致。有的患者伴有自主神经受累表现，如手酸胀怕凉。

发病后进展很快，夜间症状加剧，病人睡眠时患肢向上、喜屈肘侧卧位。

3. 脊髓型颈椎病：是指因颈椎间盘退变继发颈椎后缘增生，椎间盘向后突出、后纵韧带及黄韧带肥厚等使椎管狭窄而致脊髓受压，脊髓供血不足时，产生的髓性感觉、运动与反射障碍等一系列综合征。轻者可丧失部分或全部劳动能力，重者则四肢瘫痪、卧床不起。

病程较长，发病缓慢或隐性发病（即没有明显外伤史等），多见于中老年人，男性多于女性。临床上大部分患者先出现下肢无力，双腿迈步时发紧（如缚绑腿感）肌肉跳动，初期症状时好时坏呈渐进性加重。有些患者可出现跛行、易跌跤、足尖不能离地或站立不稳等症。随后可见躯干或下肢麻木、逐渐向上发展，最后出现上肢无力、手持物易坠落，可导致四肢瘫、截瘫、三肢瘫、偏瘫、交叉瘫等，其出现的感觉，运动障碍都是由下向上发展，感觉平面不整齐。发展至后期，可表现为瘫痪或麻木的肢体怕凉、酸胀、血运障碍、浮肿，可出现尿急、排空不良，甚至大小便失禁。有些患者上肢麻木、酸胀，昼轻夜重，晨起时手胀，握拳困难，活动后可好转。病人多有胸、腰部束带感。

4. 椎动脉型颈椎病：是指因椎动脉受到病理性损害，使血流量减少，椎动脉供血不足而产生的综合征。国外有人统计，约70％的颈椎病伴有椎动脉受累。多发生于50～60岁的人群，并可随年龄增长，发病率增高。其发病后的临床特点是：脑部症状多于四肢症状，临床症状的出现与加重，与颈椎的活动有着密切的关系，一般规律是向健侧仰头转颈时出现病状或使症状加重。

本型颈椎病症状异常复杂，大半个脑部都有可能受累。

(1)60％～80％的患者是以头痛发病。这是由于椎基底动脉供血不足，促使侧支循环血管扩张引起的一种血管性头痛，呈发作性胀痛、跳痛，多局限于枕部、顶枕部、一侧颞部，并伴有自主经紊乱症状，如呕吐心慌等易误诊为偏头痛，早晨起床转动头颈，乘车颠簸时出现或加重头痛。

(2)眩晕则以后期为主，是该型的主要临床表现，是由于内耳及脑部缺血所致，常伴有耳鸣、脑鸣等，仰头时容易发作。患者走路不稳，头重脚轻或站立不稳、自觉地面转动、倾斜。有的患者只表现为头晕、眼花。

(3)自主神经与内脏功能紊乱：患者常伴有恶心、呕吐、上肢不适、流涎、心律失常等自主神经紊乱症状。有的还出现尿频、尿急、项背胸部烧灼感、蚁行感、胸闷等症状。

(4)运动、感觉平衡障碍：可有面部表情肌麻痹，眼周甚或一侧面肌痉挛；走路时突然腿软，持物落地；或讲话不清，口吃，喝水反呛；口角和舌部发麻，肢体酸重麻木等，走路不稳，有的白天尚可，夜晚无灯时，躯体平衡失调。

(5)视觉症状：复视、弱视、近视、视野缺损，一过性黑蒙，眼前闪彩，视雾等，多是一过性症状。

(6)猝倒：患者转动头颈时，突感头昏，头痛，下肢无力而失控，随即坐倒在地，病人意识清楚，跌倒后可自行爬起，继续原来的活动。

(7)记忆衰退：记忆力减退，明显地表现在遗忘最近的事情，患者多述脑子不清楚，丢三拉四。

(8)精神症状，以神经衰弱为主要表现，约占40%，多伴有失眠、健忘、多梦、嗜睡。出现愣神，短暂行为失常等，其中精神抑郁者较多。

5. 交感神经型颈椎病：当影响了颈段硬脊膜、后纵韧带、小关节、颈神经根、椎动脉等组织反射性刺激颈交感神经或直接牵拉刺激颈交感神经而出现的一系列症状。

交感神经受刺激可以引起脊髓血管痉挛或栓塞而出现脊髓病变，表现脊髓型颈椎病征象；也可以使椎动脉痉挛引起椎动脉供血不足，表现椎动脉型颈椎病的征象。

症状涉及范围十分广泛，临床表现复杂，下面归类分述之。

(1)五官病症：眼睛干涩或流泪，眼睑无力或下垂，眼球发胀，视物模糊，飞蚊症，眼冒金星等。耳部有听力减退，耳鸣；咽喉部可有异物感及不适感，鼻咽部分泌物增多或减少，表现为慢性鼻炎、咽炎；易出现口腔溃疡、牙痛、流涎。

(2)头面部病症：头痛、头沉、头昏，可因疲劳、受寒冷刺激而诱发，女性多在月经期发作，而与颈部活动无关。头痛较严重时，可伴恶心。有时，面部充血、无汗。

(3)出汗异常：表现为多汗或无汗，多局限于一个部位，如双手、双脚、头部、颈部等。

(4)心血管症状：心律失常，心动过速或过缓或忽快忽慢。心前区疼痛。血压不稳，可忽高忽低，也可表现为高血压或低血压。患者精神紧张，情绪不稳。

(5)其他表现：上、下肢发凉、发木或发红，怕热、项背部烧灼感，疼痛过敏、浮肿。对天气变化、环境变化敏感，不适应。胃肠功能紊乱，闭经、尿频、尿急、尿不净。

颈椎病还有其他型如食管压迫型，是指椎前缘骨赘压迫食管引起吞咽困难等症状。而且临床中所见，颈椎病多是上述多种类型的综合反应，既有神经根压迫症状，又有交感神经受刺激反应，还有椎动脉供血障碍引起的颅脑症状等，有人又称之为混合型颈椎病。

诊断

为叙述方便，按上述各型分述诊断。

1. 颈型颈椎病：患者主诉项背部疼痛、酸胀、发僵、头颈活动时有弹响或钙化组织摩擦音，晨起不适感较重。患者头多向一侧偏歪，有反复落枕史。触诊，患者颈部肌肉紧张变硬或有变性组织钝厚感，项枕部各肌肉、筋膜、韧带附着点处多有压痛及条索。X线片显示：颈椎生理曲度改变及颈椎退行性改变征象。

2. 神经根型颈椎病(以 $C_{5\sim6}$、$C_{6\sim7}$ 为好发部位)

(1)患者主诉颈肩臂手疼痛、麻木或肌肉萎缩,颈部活动受限,前臂及手无力。

(2)颈肩背部有明显压痛点,患侧颈肌紧张,后关节囊肿胀,椎旁压痛点最近的棘突多有偏歪,损伤部位的颈椎横突尖前压痛且向上肢该神经分布区放射。颈项活动可诱发或加重疼痛、麻木。

(3)臂丛牵拉试验和椎间孔挤压试验阳性。

臂丛牵拉试验:患者颈部前屈,术者一手放于患者头部病侧,另一手握患肢腕部、两手呈反方向推拉,患者若感觉患肢有放射性麻木和疼痛为阳性。

椎间孔挤压试验:患者坐位,头稍偏向患侧、术者立于患者背后,用手向下压头顶部,使椎间孔变小,患者若出现放射性疼痛或麻木为阳性。

(4)定位诊断

1)C_4 椎体以上病变,主要表现在后枕部疼痛、麻木,枕部痛觉和温觉减退,枕大神经出口处压痛,枕部上下项线处、枢椎棘突多有压痛点。

2)$C_{4\sim5}$ 椎间隙病变:C_5 神经根受累,颈部疼痛,并有沿颈、肩、上臂外侧、前臂桡侧向腕部的放射性疼痛,麻木部位在三角肌区。$C_{4\sim5}$ 椎旁肌压痛,C_4 棘突偏歪,肱二头肌反射消失或减退。三角肌运动障碍,患者不能做肩外展运动。

3)$C_{5\sim6}$ 椎间隙病变:C_6 神经根受累,疼痛和麻木沿肩部、上臂外侧,前臂桡侧放射至手的拇指和示指,前臂桡侧麻木,肱二头肌无力,肱二头肌反射减弱或消失,肩胛骨内上缘压痛,$C_{5\sim6}$ 椎旁肌压痛,C_5 棘突偏歪,向桡侧伸腕无力。

4)$C_{6\sim7}$ 椎间隙病变:C_7 神经根受累,疼痛和麻木沿上臂外侧,前臂桡侧放射至手,中指麻木,$C_{6\sim7}$ 椎旁肌压痛,肩胛骨内缘中部压痛,多有 C_6 棘突偏歪,肱三头肌反射减退或消失,伸腕及伸指肌肌力减弱。

5)C_7～T_1 椎间隙病变：C_8 神经根受累，疼痛和麻木沿上臂内侧、前臂尺侧放射至手，环指和小指麻木。C_7～T_1 椎旁肌压痛，肩胛骨内下缘有压痛，多有 C_7 棘突偏歪，肱三头肌腱反射减退或正常，屈指无力或障碍。

临床中，往往遇到多个神经根受累，其临床表现也就更为复杂。即使因一个椎间隙病变致椎体旋转错位，影响斜角肌的功能，刺激或压迫臂丛神经，也可出现整个上肢的感觉和运动障碍。定位诊断对颈椎病的慢性期治疗有重要意义。

(5)X 线诊断：侧位片多有生理曲度改变，如生理曲度变直，甚至后凸畸形。椎间隙变窄，项韧带钙化，后关节影重叠(全部椎体呈双影时无意义)，椎体边缘及后关节骨刺生成。斜位片可见椎间孔变形、变小，可辨清骨刺是在钩椎关节还是在后关节。正位片可见椎体向一侧偏斜，多向健侧偏斜，有棘突位置偏歪，钩椎关节间隙左右不对称。

3. 脊髓型颈椎病

(1)多在 40 岁以上发病，有锥体束刺激和压迫征。如果沟动脉受压或受刺激累及锥体束深部，则先上肢发病后波及下肢。如果锥体束受外来物直接压迫刺激，多先出现下肢无力、麻木等症状。如果累及脊髓前中央动脉，则表现上、下肢同时出现症状。轻者，上、下肢无力、麻木、震颤、活动不便，手不能做精细活；重者，失去工作和生活能力，甚则卧床不起。

(2)多无明显诱因，缓慢发病，波浪式进行性加重。颈部症状不明显或者根本没有颈部疼痛、不适、活动受限等症状。即可发生在较高部位，也可发生在较低部位，即使发生截瘫，其感觉改变的平面也不规则。

(3)反射障碍

1)生理反射：上肢的肱二头肌、肱三头肌反射亢进或者减弱；下肢的跟腱反射和膝腱反射亢进；腹壁反射、提睾反射、肛门反射可减弱或者消失。

2)病理反射:上肢的病理反射比下肢病理反射出现的要早。霍夫曼(Hoffmann sign)征阳性、踝阵挛、髌阵挛、巴宾斯基(Babinski sign)征阳性。

霍夫曼征:检查者用左手托住患者腕部,令掌面朝下,右手示指和中指夹住患者的第2指节,右手拇指向下弹拨患者的中指指甲,若患者拇指及其他各指快速屈曲,即为阳性。是上肢的锥体束病理征,但此征也可从少数反射活跃的正常人身上引出。

踝阵挛:令患者仰卧,下肢伸直,检查者一手托起患者腘窝,另一手握住脚掌并向上推使足骤然背屈,并使足保持跖屈位,维持适当推力;若踝关节出现有节律的伸屈动作,则为阳性。

髌阵挛:令患者仰卧,下肢伸直,检查者用拇、示指抵住髌骨底,骤然向远端推并维持一定的推力,若出现股四头肌呈节律性收缩使髌骨阵发性跳动,则为阳性。

巴宾斯基征:是锥体受损的特征性反射。以针在足底外缘,由后向前划过,正常情况下足趾跖屈,若踇趾背伸,其他足趾呈扇形散开,则为阳性。

(4)屈颈或伸颈试验阳性:头颈中立位,骤然将头颈前屈、后伸,或者令患者保持屈颈和伸颈的姿势片刻,若出现上肢触电样麻木,并连接下肢放射至足部,则为阳性,是脊髓受压的重要指征。

(5)X线片检查:可见椎体后缘骨赘生成,前纵韧带、后纵韧带钙化,先天性椎体融合等。

侧位片可显示生理曲度变直,过屈、过伸等功能位片与正侧位片对比,可发现有椎体梯形变。

从侧位片上测出椎体与椎管的矢状径,颈椎椎管矢状径与颈椎椎体矢状径之比多小于0.75(椎管狭窄),正常人大于0.75。

测量方法:从椎体后缘中点到椎板连线的最短距离为椎管矢状径;从椎体前缘中点到椎体后缘连线的最短距离为椎体矢

状径。

(6)CT 和 MRI 检查：对脊髓型颈椎病的检查十分重要，对因骨刺和软组织所致的颈椎椎管狭窄对脊髓的压迫，可以清晰显示。

(7)腰椎穿刺、奎氏试验、肌电图、脊髓碘油造影等检查手段也可做为参考。

(8)注意排除其他脊髓疾患，如肌萎缩性脊髓侧索硬化症、脊髓空洞症、多发性神经炎等。

4. 椎动脉型颈椎病

(1)45 岁以上，有椎基底动脉供血不全所引的症状，如头痛、头晕、恶心、呕吐、记忆力减退、视物昏花、耳鸣、猝倒等，而且这些症状的出现与加重与颈部活动有密切关系。

(2)枢椎棘突及其周围，$C_{5\sim6}$ 棘间隙旁多有压痛，椎动脉点压痛。

(3)X 线片检查：开口位片对该型的诊断有重要意义。主要观察齿侧间隙是否左右对称，寰枢椎间“八”字间隙是否宽窄不均，枢椎棘突是否偏歪。

正位片可显示钩椎关节左右是否对称，有没有骨赘生成。

侧位片可发现椎体前后有骨赘，项韧带钙化颈椎生理曲度改变，后关节重影。

斜位片可显示钩椎关节骨赘的大小、方向，后关节是否前突。

(4)脑血流图：椎-基底动脉区(枕乳导联)可见缺血改变，在临床中有一定的参考价值。

(5)应排除颅内占位性病变和脑血管病变。

5. 交感神经型颈椎病：单纯交感神经型颈椎病，临床中较少见，也不易明确诊断。该型颈椎病多与神经根型、椎动脉型同时发病。其 X 线表现，与上述其他型表现相似。以自主神经紊乱的症状为主，如头痛、胸痛、手凉、手足发烧、胸背部烧灼感等，肢体症状多以酸胀、难受感为特点。

根据星状神经节封闭后的反应，进行诊断也是临床中常用的方法，如封闭后，上述自主神经紊乱的症状大部分缓解或消失，应考虑交感神经型颈椎病。

针刀治疗原则

临床中的颈椎病，单纯以某型出现的，以颈型为多。一般都是两型或两型以上，症状与体征同时出现，即混合型颈椎病在临床中最多见。

通过对颈椎病病因病理的分析，其主要症结就是椎体错移，周围软组织急、慢性损伤，骨刺虽然也是一种致病因素，但如没有上述两种因素影响，骨刺本身一般是不引起症状的（骨刺尖部较锐利并刺入脊髓者或直接压迫神经根和椎动脉者除外），所以我们的治疗就相对简单化了——针刀松解变性软组织，配合手法调整颈椎错移，术后颈围固定以巩固疗效，之后加强颈部肌肉功能锻炼——这也是针刀治疗颈椎病的基本原则。

为便于诊断与治疗，我们根据颈椎椎体位移的形式不同，分为钩椎关节旋转移位型（即病变椎体左右旋转错移）、钩椎关节侧方移位型（即病变椎体左右方向水平位错移），钩椎关节前后方移位型（即病变椎体前后移位）等。其临床症状与体征则是神经根型、脊髓型、交感神经型、椎动脉型的混合。治疗时，针对病椎移位的方向使用手法整复。

治疗

1. 首先考虑对压痛点及变性软组织的针刀松解。常见的治疗部位有：枕骨隆凸、枕上项线、枕下项线、颞骨乳突下缘、各颈椎棘突、上段胸椎棘突及横突，颈椎横突前、后结节，关节突部位、后关节关节囊、肩胛骨脊柱缘、冈上窝、冈下窝、下颌支后浅筋膜处、锁骨内侧上缘、喙突等。

常见的肌肉、韧带损伤有：项韧带，椎枕肌，胸锁乳突肌，前、中、后斜角肌，胸小肌，肩胛提肌，头夹肌，颈夹肌，棘间韧带，黄韧带，头最长肌，颈最长肌，头、颈半棘肌，颈回旋肌，颈多裂肌，项筋膜，耳下颈浅筋膜，横突间肌，寰枕筋膜这些肌肉和韧带的损伤，会出现一些压痛点（见图 3-25）。

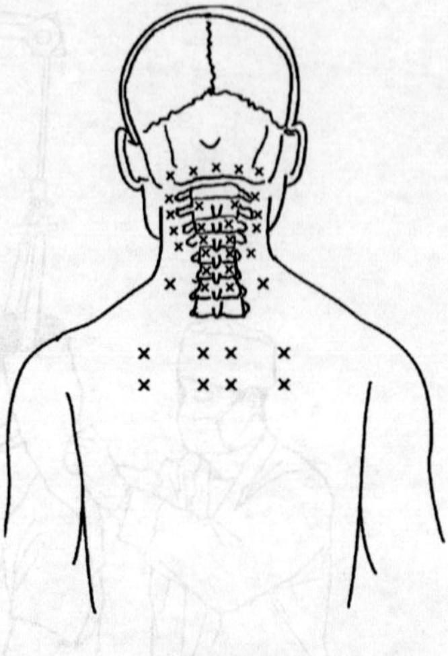

图 3-25　常见压痛点及治疗部位

根据患者临床症状、体征 X 光片等，判断病在上、病在下，针对性寻找上述易损部位。检查上述肌肉、韧带的起止点有无压痛，有无钝厚感、硬结与条索。针刀分别以常规方法松解并把变硬部位的筋膜用切开剥离法松解。

2. 根据椎体错动情况，按分型针对性治疗，多采取颈椎牵引状态下针刀及手法操作（如图 3-26）。

（1）钩椎关节旋转移位型：在罹患椎体横突的前结节或后结节寻找压痛点和条索与结节，有阳性反应者即为治疗点。在横突末端体表投影处定点，刀口线与颈椎纵轴平行，针体垂直于横突后结节或前结节骨面刺入，缓慢进针、达骨面后，将针刀刃移至前结节或后结节，在骨面上散刺几下，令刀口线与前斜角肌或肩胛提肌纤维方向垂直切几刀。出针，常规按压针孔 1 分钟。必要时，可切开罹患椎体棘突的上、下部的棘间韧带浅层。

颈椎上位椎体病变，用两点一面颈椎复位手法治疗，之后，轻揉局部肌肉。

颈椎下位椎体病变，尚可用旋转复位法纠正错位。

（2）钩椎关节侧方移位型：在椎体移位后外凸的一侧，选其

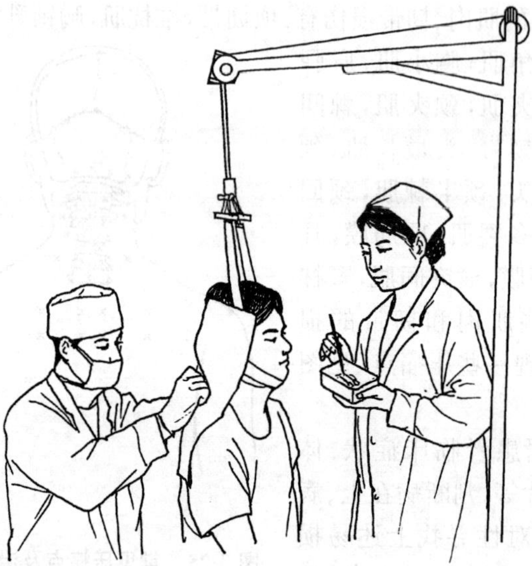

图 3-26　颈椎牵引状态下针刀治疗

横突末端为治疗点，针刀刀口线与颈椎纵轴平行，针体垂直于横突后结节外侧骨面，刺入皮肤后缓慢进针达骨面，将刀口线调转90°，在横突末端上、下缘处各切几刀，松开部分横突间肌、横突间韧带，注意针刀刺入勿深，以防损伤椎动脉。

于颈椎后面进针（治疗点选在病变椎体上、下棘间隙处），切开病变椎体棘突上下缘的棘间韧带，剥离棘突尖部钝厚的项韧带。并在正中线治疗点左右各旁开1～1.5cm处选两点。刀口线与颈椎纵轴平行，针体垂直后关节突骨面刺入，达骨面后，移刀刃于肿胀、肥厚之关节囊、刀口线调转90°角纵切几刀。

术后，坐位牵引颈椎5分钟。牵引状态下术者立于患者颈椎凸侧，双手拇指重叠压在移位椎体横突末端，余四指自然伸开，握住颈部。着力点在凸侧病变的横突上。使患者颈椎左右方向来回摆动，并在患者颈椎达最大侧屈位时，术者拇指骤然向对侧推动，可感手下移位椎体之震动感，闻及关节弹响声。

(3)钩椎关节前后移位型:在罹患椎体棘突上下缘各选一点,左右水平旁开 1～1.5cm,再各选 1 点,共 6 点。

针刀松开棘间韧带,后关节变性的关节囊或关节突上变性的软组织。若有黄韧带肥厚,可在牵引状态下,针刀松开棘间韧带后,针刀侧偏中线少许(约 5mm),继续进针,针下有坚韧之阻力感,切开一部分黄韧带不必完全切开。左右各切 2～3 刀,出针。

将患者做颈椎牵引,重量稍偏大一些,约 5～10kg 重。牵引 20 分钟后,嘱患者充分放松颈部肌肉,术者双手握住颈部,双手拇指推顶住向后移位的椎体棘突,或双示指置于向前移位椎体的正前方。前后方向来回推晃颈部,推晃 4～5 次后,在头颈被推顶到最大后伸位的时候,突然加大拇指推顶棘突的力量,将头颈推到过伸位。再将头颈拉到最大屈曲位的时候,突然加大双示指处的向后的拉力,将头颈过屈,动作要敏捷,要用巧劲儿,绝不可用死力,推拉动作约在 1～2 秒完成,迅速使患者恢复正常牵引位,操作时,多可在手下感到复位的震动感。

(4)寰齿关节错位型:在枢椎和第 3 颈椎棘突间取一进针点,松解颈 2、3 间的棘间韧带。

对枢椎棘突的治疗不容忽视。其上附着了许多肌肉、韧带,当枢椎旋转、前后错位,都可使其上附着的肌肉、韧带损伤,而在棘突上结疤、粘连。所以若枢椎棘突上下、左右有压痛或有挛缩变性软组织时,应先行针刀松解剥离。

出针后,选用颈椎牵引治疗器,令患者坐位牵引 10 分钟。对枢椎后移者,可为患者在牵引状态做手法整复:双拇指叠压于枢椎棘突后,令患者颈椎前后晃动 3～4 下,待患者颈椎呈最大后仰位时,骤然加力向前推动,可闻关节弹响声。

然后解除牵引,患者坐位,医生左手托住病人下颌处,右手反复捏拿颈后部肌肉,以枕后三角为重点。再让患者仰卧位,术者立于患者头前床头,行两点一面复位法:若齿状突歪向左侧,则令患面向右转，医生左手示指钩住枢椎棘突、拇指推顶枢椎左侧横突后粗隆，双手同时协同用力。若齿状突歪向右侧，则令患者头向左转，医生左手压于患者右面颊，右手示指钩住枢椎棘突，拇指压于右侧枢椎横突后粗隆，双手协同用力。矫正寰齿关节旋转移位。

(5)寰枕筋膜挛缩型：主要是枕后肌群、寰枕后膜等组织，慢性损伤后挛缩，引起寰枕之间间隙变窄，挤压椎动脉、枕下神经、枕大神经引起的症状。

针刀重点松解椎枕肌在枕骨上、下项线间的附着点，寰枕后膜。

让患者正坐方凳上，令头后仰，在枢椎棘突和后枕部接触的地方选作进针点（即在枢椎棘突与枕骨之间压痛处），在同一水平面上，左右旁开约1.5cm处压痛处各选一治疗点。患者俯卧位，术者立于患者头前床边（如图3-27）。刀口线与人体纵轴平行，针体垂直枕骨刺入，探至枕骨面，沿骨面向枕骨大孔后缘摸索，到枕骨大孔边缘。调转刀口线，与骨边缘平行，纵行切开3～5刀。旁开的两个治疗点与上同样进针，刺达骨面后纵行疏通，

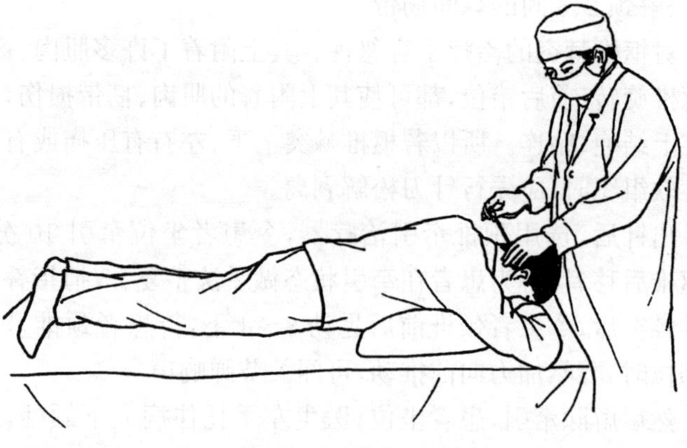

图3-27 俯卧位针刀治疗

横行摆动，稍提针刀（约 0.5cm）调转刀锋垂直于变性之椎枕肌肌纤维，纵切 1～3 刀后出针。之后，令患者下巴和床头边缘齐平，床头边缘垫一薄枕，医生左手托住患者下颌，手背压在薄枕上，右手放于患者后枕部。同时让助手双前臂压住患者背部，双手挽住患者双肩，固定患者身体。医生右手下压患者后枕，使患者以下颌为轴主动低头，与助手形成对患者后颈部肌肉的对抗牵引。保持 1～2 分钟，右手突然加大用力，弹压后枕部 1～2 下。

3. 颈围固定：治疗后，立即将准备好的大小合适的颈围围住颈部，起保护作用（如图 3-28）。嘱患者不要大范围转动头颈，尽量保持头的中立位。睡觉时，要枕低枕头或不垫枕头，7～15 天后方可解除固定。

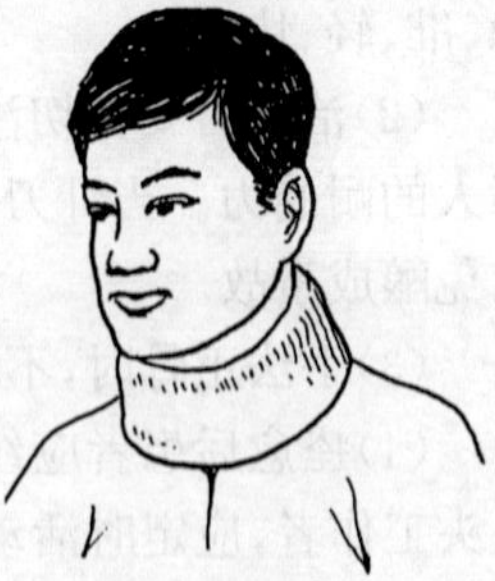

图 3-28　术后颈围固定

4. 药物治疗：从治疗之日起，可配合中药调理，以缩短疗程，巩固疗效。参考药方如下：

当归尾 15g　桃仁 10g　红花 10g　乳香 10g　川续断 10g　没药 10g　桂枝 15g　茯苓 15g　紫丹参 10g

头晕者，可加白芍 10g、杭菊花 10g。

视物不清者，可加野菊花 10g、草决明 10g、密蒙花 10g。

肌肉疼痛者，可加防风 10g、制川乌 10g、制草乌 6g。

上肢麻木者，可加防风 10g，制川、草乌各 10g，羌活 10g，秦艽 10g，络石藤 10g，银花藤 3g，桑枝 10g。

恶心者，可加柿蒂 10g、生姜 10g、姜半夏 10g。

胸闷不适者，可加广木香 10g、枳壳 10g、川厚朴 10g。

下肢无力，步态笨拙者，可加用黄芪 60g、地龙 12g、伸筋草 15g。

若有脊髓压迫症状，可加服壮骨丸（原健步虎潜丸，以淡盐水送服)。

水煎服,可用白酒半两为引,以助活血之功,日服1付,分两次服完。

5. 康复治疗:颈部解除颈围后,可进行一周的颈部按摩,加强颈部肌肉功能锻炼,每天做颈部体操2遍。

6. 注意事项

(1)颈椎部解剖结构复杂,神经、血管密集,针刀松解治疗,有一定的难度,一定要熟悉颈部解剖及掌握进针要领,操作要稳、准、轻、快。

(2)治疗时要密切注意患者反应,不可一味追求疗效,忽视病人的耐受力。当针刀刺至深部操作,力所不及时,不可强行,以免酿成事故。

(3)手法正骨时,不可使用蛮力,切忌粗暴。

(4)痊愈后患者应纠正工作、生活中的不良姿势,如长时间低头工作者,应定时活动颈部,防止肌肉劳损。睡眠时,枕头不可过低、过高,并注意颈部保暖。以仰卧为主,侧卧为辅。以睡木板床为佳。

(5)对严重的脊髓型颈椎病后期患者,应建议其手术治疗。

病案举例

1. 赵某某,男,48岁,项部酸胀不适1年余,颈部活动时有关节弹响及骨摩擦音,因不影响工作和生活而未予治疗。1月前,无明显诱因,突感头昏,记忆力骤然减退,视物模糊,转动头颈部可加重头晕,有时尚有耳鸣。被合同医院诊为动脉硬化、高血压,但反复测血压仅偶有增高现象。服降压药无效。近一周来,患者心烦、气躁、失眠、多梦、思想负担很重。慕名前来咨询。怀疑其为颈椎病所致,令拍颈椎五位片。X线示:颈椎生理曲度变直,5、6颈椎钩椎关节侧方移位,有轻微骨质增生。余无异常。查:颈椎活动度基本正常,唯颈椎侧屈时感觉患侧紧痛。5、

6 颈椎棘突部项韧带肥厚，压之酸胀，后关节囊有深压痛。脑地形图报告：脑缺血，头部无占位性病变。诊为：椎动脉型颈椎病。患者迫切要求治疗。

令患者俯卧位，胸部垫一薄枕，颈前屈，前额抵于重叠的手背上。于 $C_{4\sim5}$、$C_{5\sim6}$ 棘突间及其旁开 2cm 后关节囊处定点（共 6 点）针刀松解。

针刀术后，令患者坐位颈椎牵引 15 分钟。在牵引状态下，左右摆动颈椎。双拇指重叠抵于颈椎横突凸侧，向对侧平推至最大限度后，再稍加力顿挫一下，听到关节弹响，拇指下有错动感。颈部用颈围保护，解除牵引。当时，患者即觉头脑清晰、视物明亮。1 周后，患者诸症消除，未有反复。

2. 韩某某，男，57 岁，内蒙古人，间断头晕，恶心，伴颈部不适，右手麻木 4 年余。1996 年 10 月 21 日来诊。

4 年前无明显诱因突发头晕、恶心，经本地医院诊查，CT、MRI 证实，诊断为：椎管狭窄型颈椎病。1992—1996 年间，每年出现 1 次严重的晕厥发作，每次晕厥后即住院治疗 1 次。主要以扩张血管药和镇静剂为主治疗，好转后出院。1996 年 7 月 18 日又 1 次晕厥，醒后呕吐，并有颈部酸胀，右上肢麻木、无力，但无意识及语言障碍，无视物旋转、耳鸣、头痛，无大小便失禁等症。急住入内蒙古医学院第一附属医院治疗，3 个月的系统治疗，症状缓解，但头晕现象仍不断出现，卧床休息即可缓解。慕名到我院求治。

查：颈部右侧肌肉、筋膜、紧张度增高，枕骨右外侧压痛明显，各棘突部无压痛。颈椎活动度正常。压顶试验、臂丛牵拉试验阴性。右手尺侧皮肤感觉减退，肌力正常，无肌肉萎缩。血压：110/75mmHg。颈椎 X 线片示：颈 4、5、6 钩椎关节增生明显、间隙变窄，侧位片示颈 4、5、6 有双边影，椎体后缘骨质增生。开口位片示：寰枢椎右侧关节间隙增宽，齿突与寰椎侧块之右侧间隙变窄。脑电图检查：右侧脑供血不足，颅内无器质性病变。

诊断：颈椎病（椎动脉供血不足、椎管狭窄）。

治疗：颈部压痛点针刀松解、寰枢之间、$C_{2\sim3}$棘突间各选1点，松解棘突间韧带。起针后，用两点一面复位法矫正寰枢间移位。操作时，手下有明显错动感，可闻“咔嗒”之关节弹响声。随及颈围保护，口服本院自配药活络2号。15天之后复查，患者诸症消除，颈部无压痛，X光片示，双影征消失，寰齿关节间隙正常，1年后随访，无复发。

3. 陆某某，男，60岁，马来西亚人，双手麻木1年，四肢无力3个月，1997年10月入院，病历号1809号。

患者1年前打球时，自觉双肘部及上臂尺侧麻木，时轻时重，有时双足底有针刺样麻痛，在本国对症治疗，无效。3月前，卧床休息时，突觉四肢触电样麻木感，随即出现四肢无力，双手不灵活，不能自如地系衣扣，写字，用筷进餐。步态不稳，行走困难，下楼时更为明显。单腿站不稳，下蹲后不能马上站起，并伴有大小便不畅（小便时间延长，大便排出无力）。急到当地医院诊治，颈部磁共振检查，确诊为“脊髓型颈椎病”，住院1个多月，牵引、理疗，及对症治疗。现四肢活动正常，写字及用筷进餐基本正常，但不能快步行走，时有间歇性跛行，近两个月自感颈部不适、背酸痛、双手麻木。

查：$C_{4、5、6}$棘突部压痛，C_5棘突左侧压痛、冈上肌、肩胛提肌压痛。颈椎活动度 35° 25°╳30° 35°，左旋35°，右旋35°，左肱三头肌腱反射亢进，霍夫曼征（±），双手掌触觉差，左手4、5指尺侧感觉迟钝，左手夹纸试验阳性，上、下肢肌力均四级。颈椎MRI示：$C_{3\sim4}$、$C_{4\sim5}$椎间盘后突，以$C_{3\sim4}$为著，硬膜囊明显受压。

诊断：脊髓型颈椎病

枕下压痛点（3针）、$C_{3\sim4}$、$C_{4\sim5}$、$C_{5\sim6}$之间的棘间韧带、关节

囊及后关节突上韧带，针刀松解，坐位颈椎牵引下，手法整复。双手麻木感减轻。

5天后，项背部酸痛，选冈上肌、肩胛提肌、背部压痛点、针刀松解十宣穴放血。

双手麻木局限在十指末端，手的触觉较前恢复，双手推力增加，好转出院。

第五节　前斜角肌综合征

前斜角肌综合征是由于前斜角肌的肥厚或附丽点的损伤压迫了臂丛神经、锁骨下动脉而产生的一组血管、神经受压的综合征。临床中多与颈椎病同时出现，主要与该肌肉的解剖特点及神经支配有关。

局部解剖

斜角肌分前、中、后斜角肌。

前斜角肌起自第3～6颈椎横突前结节，肌纤维向外下方，止于第1肋骨上面的斜角肌结节，由颈神经前支C_5～C_7支配。颈椎固定，该肌收缩可上提肋骨，助吸气。肋骨固定，同侧收缩使颈前屈，单侧收缩，颈屈向同侧（如图3-29）。

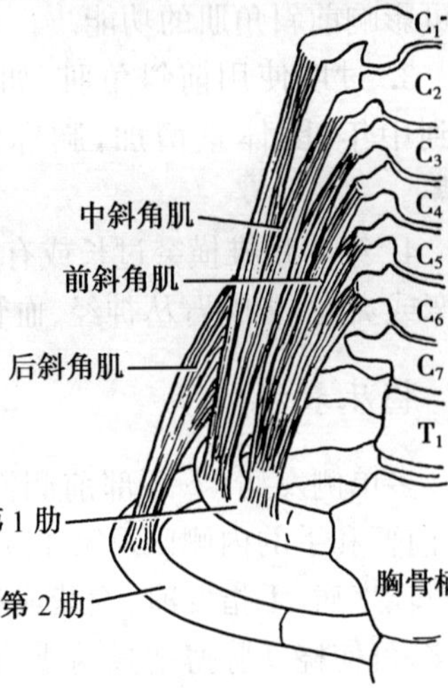

图3-29　前、中、后斜角肌

前、中斜角肌与第1肋之间有一个三角形间隙，称斜角肌间隙，其中有臂丛和锁骨下动脉通过（如图

3-30)。正常情况下，该三角间隙较大，神经血管不至受压，故无症状。膈神经($C_{3\sim5}$)是颈丛的主要肌支，沿前斜角肌下行，支配膈肌。

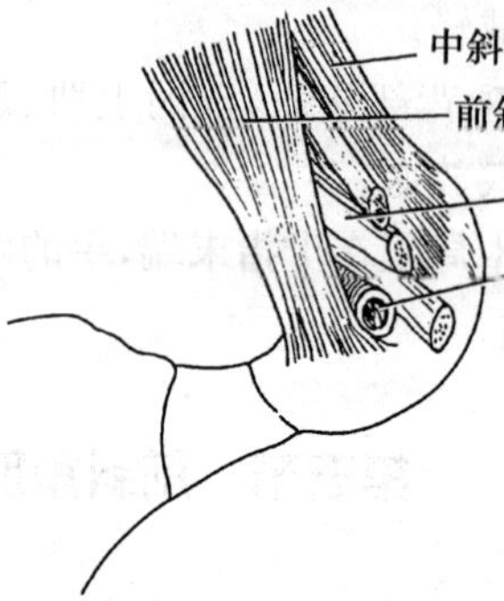

图 3-30　斜角肌间隙及其内容

病因病理

1. 神经根受压迫或刺激：前斜角肌受 $C_{5\sim7}$ 颈神经前支支配，故临床上，下位颈椎病变影响了 $C_{5\sim7}$ 神经根时，可造成前斜角肌受累而牵及臂丛神经及锁骨下动脉。

2. 神经肌支受累，可以引起前斜角肌痉挛，使第 1 肋骨抬高，造成锁骨上神经血管间隙缩小，临床上可出现神经血管受压表现。而膈神经又是来自 $C_{3\sim5}$ 神经的肌支，所以颈椎上位病变也可影响前斜角肌的功能。

3. 过度使用前斜角肌，如突然吸气使前斜角肌损伤，或人到中年，因体重增加，胸廓向下牵引，导致前斜角肌紧张受累。

4. 第 7 颈椎横突过长或有颈肋的刺激压迫，引起前斜角肌痉挛或炎症，影响臂丛神经、血管而出现症状。

临床表现

多单侧发病，下颈部前侧面疼痛或麻木，多放射至上肢尺侧，前臂和手的内侧以及第 4、5 指的疼痛和感觉异常，高举患肢可减轻疼痛，手指发凉、发紫或苍白。向健侧转头或深吸气、打喷嚏，可使桡动脉搏动减弱或消失，并可使疼痛加剧，手逐渐显得无力，不能做精细工作。

诊断

1. 无明显外伤史，多发于 30～40 岁。

2. 臂丛神经受压症状。

3. 锁骨上窝较为饱满，可触及隆起的包块，压之疼痛，并向患肢放射。前斜角肌局封可使症状缓解或消失。

4. 阿迪森(Adson)试验阳性：患者坐位，两手置膝。首先记录桡动脉搏动力量，进行对比，再让病人深吸气后屏气，若患侧脉搏减弱或消失即为阳性。

5. 肱三头肌腱反射减弱。

6. X 线片显示：第 7 颈椎横突过长，或横突外有游离的肋骨，也可无异常变化。

鉴别诊断

1. 神经根型颈椎病：其疼痛性质属根性神经痛，为闪电样放射，并与神经根分布一致，压痛点多在患侧颈椎后关节突，X 线片示颈椎骨质增生，椎体关节错位，阿迪森试验阴性。

2. 胸小肌综合征：令患者做胸肌收缩，或上肢过度外展，做患肢抗阻力内收检查，可出现症状，脉搏减弱或消失。改变肩臂位置后，症状减轻，压痛点在喙突部位。

治疗

因 $C_{3\sim8}$ 神经根受累引起的斜角肌痉挛，应先治颈椎病，肌肉本身病变所致的斜角肌收缩，可行膈神经阻滞。对顽固性斜角肌紧张，肥厚所致者，应采用针刀松解治疗。

1. 患者仰卧位，头转向健侧，术者立于患者头侧床头，左手从颈侧点按颈椎横突末端，在触压酸胀明显处定点。左手拇指加压分剥横突前的血管、神经直达骨面。针刀从压痛点进针，刀口线与颈椎纵轴平行，针体与左手拇指的用力方向一致，垂直皮肤刺达横突骨面，针刀刃勿离骨面，探至前结节，手下感前结节肌肉坚硬或痉挛时，可将刀口线调转45°，即垂直前斜角肌纤维方向切2～3刀，刀刃紧贴前结节骨面轻拨几下出针。

2. 患者仰卧，术者坐于患侧，左手拇、示、中指将病变之前斜角肌捏住，针刀刀口线与前斜角肌纤维方向一致，针体垂直皮肤刺入，左手中指垫于前斜角肌侧后，引导针刀达病变处，纵切数刀外围的筋膜，然后纵行疏通剥离，若有痉挛之肌纤维，将刀口横过来切几刀(如图3-31)。

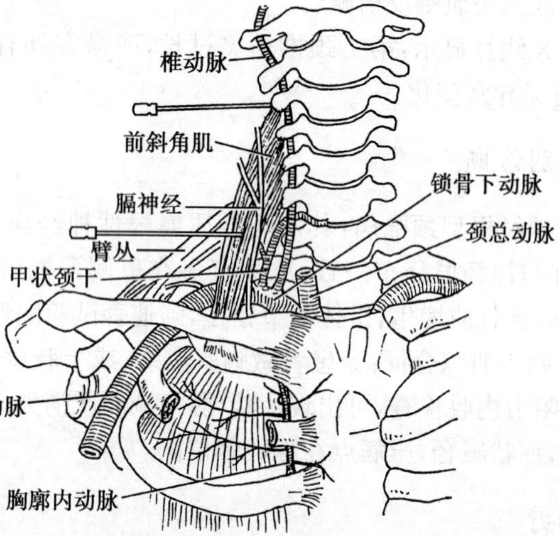

图3-31　针刀松解示意图

3. 若患侧第1肋骨上缘有压痛点，针刀可从胸部垂直第1肋骨刺入至骨面，摸索至肋骨上缘，患者无剧痛、麻木感，在酸胀明显处，垂直前斜角肌纤维方向切几刀。

松解后，令患者微向患侧转头，后伸颈部，术者依此姿势顺势上提旋转头颈，令前斜角肌拉长，使粘连更进一步得到松解。

注意事项

1. 进针点宜选在锁骨上 2cm 左右，针刀不可离开骨面，或以左手引导，防止刺破胸膜顶，伤及臂丛及锁骨下静脉等重要组织。

2. 若前斜角肌压痛明显，臂丛神经刺激症较重，可先行 1% 利多卡因、亚甲兰、强的松龙混和液局封。

病案举例

1. 吕某某，男，39 岁，山东人，针刀学员，左侧颈前及左上肢胀痛，小指麻木 1 年余，当地诊为“颈椎病”，牵引、按摩治疗无效。趁来京学习期间求治。查：左侧 C_5、C_6 横突前结节，压之酸胀难忍，锁骨上饱满，压之酸胀，可放射至上肢及小指，诊为：前斜角肌综合征。针刀松解 C_5、C_6 横突前结节、肌腹，症状明显减轻。复诊时，患者诉左锁骨后难受，考虑第 1 肋骨前斜角肌止点损伤，针刀松解后，痊愈。

2. 高某某，男，51 岁，右肩痛，右上肢疼痛，右手麻木 2 年，颈部右旋受限，并可使上述症状加重。近来病情加重，影响睡眠。曾在某院诊为颈椎病，针刀治疗，并配颈复康、丹参片口服，无效。查：颈项部压痛不明显，颈右旋受限，阿迪森试验阳性，右肩胛部压痛，有条索。诊为斜角肌综合征伴右肩部软组织损伤。针刀松解 $C_{4\sim5}$、$C_{5\sim6}$、$C_{6\sim7}$ 棘间、关节突之关节囊后，手法整复偏歪之 C_6 棘突。右上肢疼痛明显减轻。5 天后，复在冈上肌、冈下肌、菱形肌、肩胛提肌等压痛部位松解，结缔组织增生明显处针刀切开剥离。两天后，诸症消失而愈，一年后随访无复发。

第四章　肩背胸部疾病临床诊断与治疗

第一节　斜方肌损伤

该病在临床上颇为常见，因颈部活动幅度较大，频率较高，故斜方肌上段损伤较多，其临床表现以颈肩部疼痛为主。

局部解剖

斜方肌位于项部及背上部的浅层皮下，为三角形的阔肌，两侧相合为斜方肌（如图 4-1）。起于枕外隆凸、项韧带及全部胸椎棘突。上部的肌束斜向外下方，中部的肌束平行向外，下部的肌束斜向外上方，止于锁骨的外侧 1/3 处以及肩胛骨的肩峰和肩胛冈。全肌收缩牵引肩胛骨向脊柱靠拢；上部肌束可上提肩胛骨，下部肌束可使肩胛骨下降。如肩胛骨固定，一侧斜方肌收缩可使头后仰并旋向对侧。

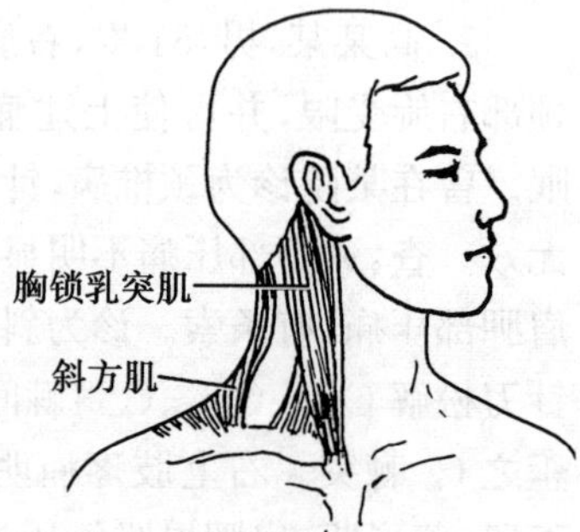

图 4-1　使头颈向对侧旋转的肌群

斜方肌受副神经和 $C_{3\sim4}$ 神经前支支配。

病因病理

1. 挥鞭式损伤，如汽车急刹车，乘客的头颈突然前后摆动，以及暴力撞击、摔伤等都可使斜方肌颈段拉伤出现疼痛，日久出现损伤组织纤维性变。

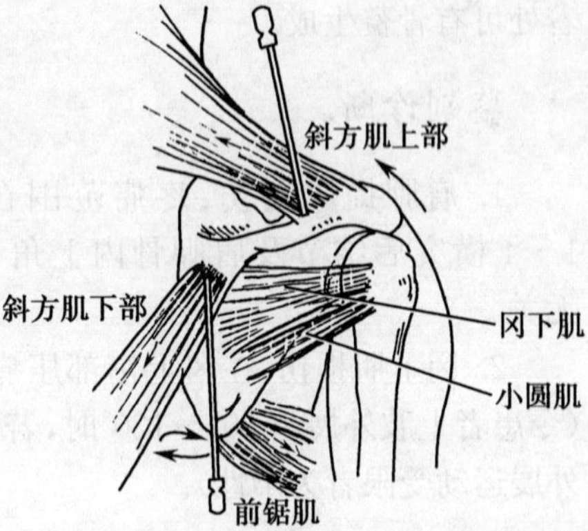

图 4-2 肩胛骨背面斜方肌的附着

2. 长期歪头斜颈肩扛重物，如搬运工，常超出肌肉承受力，反复提拉重物及长期低头伏案工作者，肌肉附着点或担在肋骨上的肌肉纤维被反复撕伤，出现纤维增生、粘连，甚至钙化而引起症状。

临床表现

多为缓慢发病，以单侧损伤多见。患侧颈、肩、背部酸痛沉紧，活动颈部时患处有牵拉感。颈项上部酸痛、僵硬，喜向患侧做后仰活动。甚至伴有头痛，按压、捶打患处有舒服感并可缓解症状。重者，低头、耸肩和旋颈等活动都有障碍。有些患者只有肩背痛，如背负重物感。

诊断

1. 颈肩背部酸胀不适，沉重感，患者头部略向患侧偏歪。

2. 枕骨隆凸下稍外部肌肉隆起处压痛，肌纤维变性，弹性减退。颈根部和肩峰之间及肩胛冈上、下缘可触及条索状物，压之酸胀或疼痛，可牵及患肩和患侧头枕部。

3. 固定患肩向健侧旋转患者头颈部，可引起疼痛。

4. X线片一般无明显变化，病程长者，枕后肌肉在骨面附着处可有骨赘生成。

鉴别诊断

1. 肩胛提肌损伤：疼痛范围在颈肩之间，压痛在颈椎1～4横突后结节及肩胛骨内上角，与肩关节外展功能变化无关。

2. 冈上肌损伤：在冈上窝部压痛较深在，冈上肌试验阳性（令患者上肢外展至60°～120°时，若引起上肢疼痛或不适并使外展运动受限者为阳性）。

附：

肩关节外展试验：患者站立位，医生站在其侧前方，令患者从中立位开始主动外展上肢，直至上举过头，并及时说明外展过程中，肩痛症状何时出现，何时消失或减弱。医生注意患者主诉疼痛时上肢的外展角度。

肩关节外展至不同部位时引起的肩部疼痛，其临床意义也是不同的。如果患者刚开始主动外展肩关节即感疼痛，多见于肱骨骨折、肩胛骨骨颈骨折、肩关节脱位、急性肩关节炎等病变；如果开始外展时并不痛，但当上肢外展接近90°位时疼痛逐渐加重，则可能是肩关节囊的粘连所致；如果外展过程中有疼痛，而外展角度超过90°后的上举过程中，疼痛反而逐渐减轻或消失，则可能为三角肌下滑囊炎或肩峰下滑囊炎所致；病人能主动外展，但无力继续上举，则可能是斜方肌瘫痪或损伤；如果在由外展到上举的中间一段（60°～120°）出现疼痛，常称“疼痛弧”，小于此角度或大于此范围反而不疼，可能为冈上肌损伤或肩峰下滑囊炎、肩袖破裂，如果被动外展时，超过90°以上，肩峰处才有疼痛者，则可能有肩峰骨折。

治疗:俯卧位,双手放于体侧

1. 枕骨上压痛点:多在天柱穴处(如图 4-3),刀口线与颈椎纵轴平行,针体垂直于枕骨刺达骨面,纵行疏通剥离,横行摆动,组织变性或有硬结者可用切开剥离法。

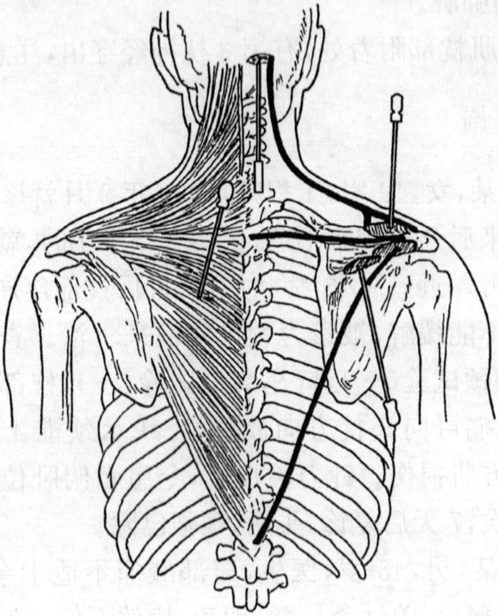

图 4-3　斜方肌损伤针刀治疗部位示意图

2. 肩部压痛较表浅有条索者:刀口线与斜方肌纤维方向一致,针体垂直皮肤刺入,约 1cm 左右,纵行疏通剥离,阻力较大者切开剥离。

3. 肩胛冈、锁骨外侧压痛,刀口线与肌纤维方向一致,针体垂直骨面进针,纵行疏通剥离,横行摆动。

4. 背部表浅部位压痛或有硬结,针刀刀口线与斜方肌纤维方向一致,针体垂直皮肤刺入达到硬结内(一般在 1cm 左右深度),纵行疏通剥离,横行铲剥与深层肌肉分离。

术后提拿斜方肌数次,力量以患者能耐受为度,沿斜方肌的边缘向内翻推几次。

注意事项

1. 肩部操作勿损伤副神经，主要切割筋膜层。进针勿过深，以防损伤肺脏。

2. 斜方肌枕部附着处，有第3枕神经穿出，注意勿损伤。

病案举例

1. 白某某，女，49岁，工程师，1996年9月就诊。

两三年来后颈部酸胀不适，伏案工作半小时，就必须揉捏活动一会儿方可。近一周来，症状加重，且后枕部疼痛，按揉、活动颈部疼痛处不能缓解，被诊为颈椎病而来求治。查：压项、叩顶试验（－），屈颈试验（－），臂丛牵拉试验（－），枕部斜方肌附着点处压痛，压痛可向头枕方向放散，X线示颈椎4、5、6骨质增生，诊为：斜方肌损伤。针刀治疗后，令患者俯卧位，固定肩部，屈颈牵拉2次，7天后复诊，头痛，项强已除。

2. 高某某，男，45岁，医生，肩部酸痛不适十余年，症状加重，找不到压痛点，曾针灸按摩、理疗，疗效不佳。到长城医院学习时，要求治疗。查：肩胛冈上缘压痛，有条索，肩关节外展试验阳性，对抗牵拉患侧斜方肌疼痛，诊为：斜方肌损伤。针刀自压痛点刺入达肩胛冈上缘，纵切4～5刀，纵行疏通，横行铲剥，针下有松动感后出针，推拨患处斜方肌数下。1月后来信，病愈。

第二节 肩胛上神经卡压症

肩胛上神经卡压症，是指肩胛上神经经过肩胛上切迹时，受卡压引起选择性的冈上肌或冈下肌麻痹、萎缩及肩周疼痛和运动受限的一系列症状。是肩部疼痛病因中最常见的原因之一。又称肩胛上神经粘连症、肩胛上神经受压综合征。因为该病症状与肩关节周围软组织损伤的病症相类似，临床上多以冈上肌损伤、冈下肌损伤、肩周炎、颈椎病等疾病论治，故久治不愈。该病在国内文献报道较少，常被临床工作者忽视。

局部解剖

肩胛上神经起于臂丛锁骨上部，为一条混合性周围神经，由第5、6颈神经组成。与伴行的肩胛上血管分别经过肩胛上横韧带的深面和浅面（如图4-4）肩胛上神经运动纤维支配冈上肌和冈下肌，感觉纤维支配肩锁关节和肩关节等。

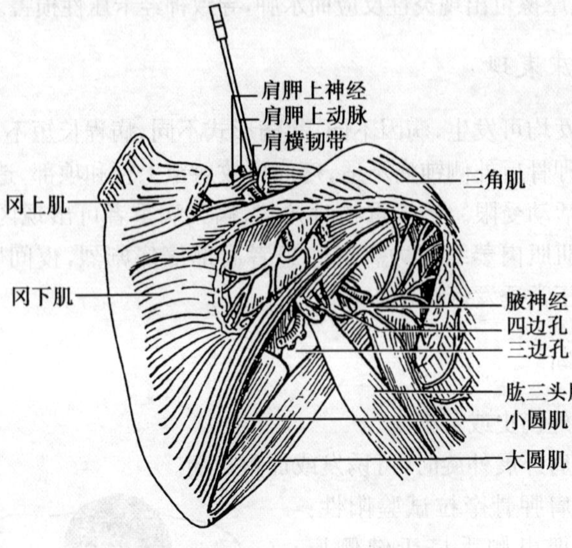

图4-4　肩胛上神经卡压局部解剖

肩胛上横韧带长约8～10mm，宽约1～2mm，紧紧附着于肩胛上切迹的内外侧角，此韧带坚韧，与肩胛上切迹围成一狭窄的孔，肩胛上神经由此孔穿出。

病因病理：

正常情况下，上肢活动时此韧带随肩胛骨一起活动，与肩胛上神经做相对的运动。若上肢动作过于猛烈，如举重运动员、标枪运动员等，周围肌肉骤然收缩，会挤伤肩横韧带使之出血、渗出，刺激肩胛上神经而出现症状，久之肩横韧带与肩胛上神经发生粘连或横韧带部分纤维痉挛，压迫肩胛上神经产生症状。

当然无明显外伤、扭伤史的患者并不少见，这种患者多是肩部活动度较大，或长时间保持一种姿势，使肩部持续紧张，如体操运动员、农民等，肩部持续大幅度活动，或肩挑重担长途行走，甚至单肩挎书包、皮包时间过长，久而久之，坚韧而紧张如弓弦般的横韧带不断受挤压、摩擦形成慢性损伤。柔软的神经在切迹处反复挤压、摩擦可出现炎性反应而水肿，导致神经卡压性损害。

临床表现

男女均可发生，病因不同，起病形式不同，病程长短不一。

肩胛骨后外侧钝痛不适，疼痛可放射至上臂和项部，造成肩及上肢活动受限。抬举重物时尤甚，病久病重者可出现冈上肌或冈下肌肌肉萎缩无力。有些患者肩部疼痛剧烈，夜间明显。患肩受压常诱发疼痛发作。

诊断

1. 外伤史或劳损史。

2. 肩外展外旋时，可诱发或加重疼痛。

3. 肩胛骨牵拉试验阳性：令患者把患侧手搭于健侧肩上，并将肘部处于水平位，向健侧牵拉患侧肘部，可刺激卡压的肩胛上神经，诱发患肩疼痛（如图 4-5）。

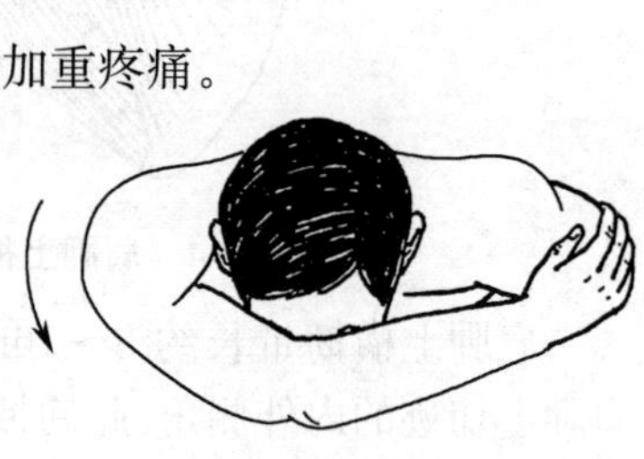

图 4-5 肩内收时，肩胛上神经易卡压

4. 肩胛上切迹压痛或压之严重不适，仔细触诊有时可摸到硬结或硬性索状物。

5. 诊断性肩胛上神经阻滞试验100%阳性：对临床表现不典型的病例可用1%利多卡因1～2ml注入患肢肩胛上切迹处以阻滞肩胛上神经，疼痛缓解即为阳性。

6. 肩关节X光平片无明显异常。

治疗

定点：患者俯卧位，锁骨与肩胛冈之间，喙突内缘向后的延伸线上。亦即锁骨外侧端向后凸起的最明显处的稍后方；或肩胛冈中外1/3交点向上1cm处，此处多有深压痛或严重不适感。

刀口线与肩胛上神经走向平行，针体与肩部皮肤约呈70°角，向背侧方向刺入达冈上窝骨面，慢慢提起针刀，针尖部向前上方移动至肩胛骨上缘左右探索，针尖抵住肩胛上切迹的外侧角，此时若将刀刃向前，向后或向内侧挪动1～2mm均有落空感，唯向外侧移动时仍抵骨质，说明针尖已到位，针刀紧贴切迹外侧角，切2～3刀，纵行疏通剥离，把肩胛上横韧带及各种纤维束带松开，针下有松动感后提针至浅层，对硬结和索条切开剥离。

若压痛明显，多有局部炎症，可先局封1次。

注意事项

1. 手术部位前方是臂丛及腋部大血管，前内侧的深部为胸腔，故针刀进针时方向当斜后下方，先达冈上窝再摸索进针。操作时，针刀一直在骨面上进行，勿盲目深刺而损伤大的血管和神经及刺破胸腔。

2. 肩胛上动静脉在肩胛横韧带的浅面横过，故切断横韧带时，刀口线与肩胛上神经、肩胛上动静脉的循行方向一致，刀刃紧贴切迹的外侧脚骨面进行，勿胡乱捣刺。

病案举例

赵某某，男，45岁，工人，右肩部疼痛半年余，活动受限，在本地医院诊为肩周炎，各种疗法均未取得明显效果，慕名来我院求治。查：右肩部在上肢外展、肘外旋时痛重，肩周无明显压痛，冈上窝外1/3处有深在性压痛，肩胛骨牵拉试验阳性，诊为：肩胛上神经卡压症，针刀松解肩横韧带，一周后，症状完全消失，右肩活动自如。

第三节　肩胛下肌损伤

肩胛下肌损伤临床中常见，因肩周炎而受累者亦多。但因该肌位置深在隐蔽，患者虽有症状，但不能准确地指出病变部位，有人描述自己“胸壳”下痛、肩胛骨里头痛，医生查体时又不易找到痛点，于是该病多牵延不愈而成慢性痼疾。

局部解剖

肩胛下肌（$C_{5\sim6}$）起自肩胛骨前面，肌束向上外，与关节囊紧贴，且有许多纤维组织入关节囊壁，经肩关节的前方，以一短而宽的扁腱，止于肱骨小结节，腱下有肩胛下肌滑液囊。与冈上肌、冈下肌、小圆肌共同组成肩袖，协助维持肩关节的稳定。主要使肩关节内收和旋内，该肌的收缩对肩关节的稳定起着重要作用（如图4-6）。

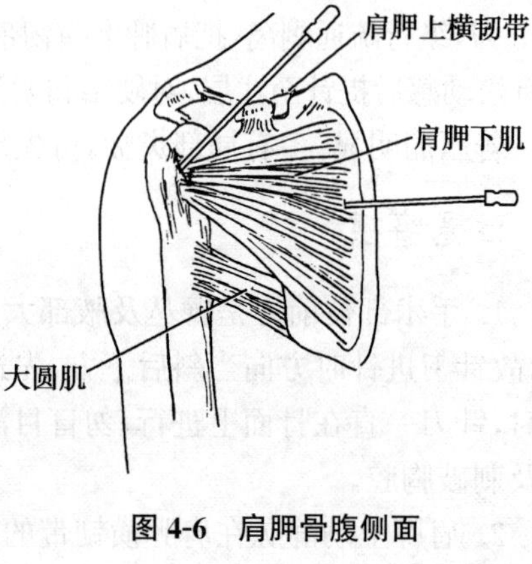

图4-6　肩胛骨腹侧面

病因病理

肩胛下肌多因上肢突然内收、内旋而骤然损伤，或因长期持续做上肢内收、内旋动作来回多次收缩、舒张肩胛下肌使起止点处腱纤维轻微撕裂，小血管破坏。因无突出症状，初期多不为人注意，上肢的不断运动而牵拉伤处，使之不能很好地修复，出血、渗出日久机化粘连、结疤而致功能障碍。

临床表现

肩关节前方疼痛、肩胛骨内酸痛不适感较重。肩关节内收、内旋时疼痛，患肢后背活动范围缩小。劳累或天气变化可使症状加重，患者多习惯于不自主地活动肩胛骨。按摩肩胛骨背面肌肉有隔靴搔痒的感觉。

诊断

1. 外伤史或劳损史、肩周炎病史。
2. 肩胛下肌止点肱骨小结节处疼痛且有压痛。
3. 肩关节内收、内旋抗阻力试验阳性。
4. 肩胛骨肋骨面酸痛不适，肩胛骨后缘痛点不明确。
5. 患肢后背时疼痛，被动使患肢做后伸运动可使疼痛加剧。
6. 患者站立、弯腰位、患肢尽力后背、肩胛骨后翘时，术者用手指沿肩胛骨脊柱缘向前外侧抠压，并上下推拨时，肩胛骨的肋面压痛明显。

治疗

1. 如疼痛、酸胀不适感在肩胛骨内面，则令患者倒骑椅子上或俯卧治疗床上，胸下垫枕。健侧前臂垫于前额，暴露患侧肩胛骨内缘，患肢尽力后背向上摸，使肩胛骨脊柱缘后翘。按照上述方法寻找压痛点，根据压痛范围大小定1～3个治疗点。医者左手拇指抵于肩胛骨内缝。刀口线与肩胛骨脊柱缘垂直，针体垂直于肩胛骨内缘骨面，约于背部皮肤呈10°角，刺入皮肤达骨面，摸索进针至肩胛下窝，刀口线旋转90°角，纵行疏通剥离2～3下，再将针刀退出1～2cm，纵行疏通剥离2～3下。进针过程中如遇硬结则行切开剥离法。起针后，过度外旋患侧肩关节，后背患肢，目的是把没有松开的粘连进一步松开。

2. 如疼痛在肱骨小结节的肩胛下肌止端，让患者正坐位、侧卧位或仰卧位，患肢自然放于体侧或床面。在压痛点处进针刀，刀口线与肩胛下肌方向一致，针体垂直于骨面刺入，深达骨面，先纵行剥离，再横行摆动针体，如有韧性结节做切开剥离。起针后，屈肘，上肢被动过度外旋几下。

注意事项

肩胛下肌内面与肋骨相邻，肋骨内即是胸腔，针体向内刺有一定的危险性。一定要掌握好解剖关系，针刀紧贴肩胛骨腹侧面操作，防止造成气胸。

病案举例

患者赵某某，男，43岁，大学教师，两年前游泳时扭伤左肩，引起肩部肿痛。口服跌打丸，配合针灸、理疗、热敷治疗一周，疼痛缓解，肿胀消除。但从此左肩胛内一直有不适感，剧烈活动后或天气变化时都可使症状加重，肩胛内酸胀较重，让人在肩胛骨上捶打亦不能解除。近1个月，左肩胛内酸胀难忍，非吃止痛药不能入睡，左肩活动受限。来我处就诊，肩关节X光片无异常发现，左上肢内收、内旋抗阻力试验阳性，左肩胛缝内压痛，诊为肩胛下肌损伤。因肩胛内酸痛较重，压痛难忍，考虑损伤处有炎性分泌物刺激周围神经，故先用泼尼松龙0.5ml加1%利多卡因2ml局封后，再行针刀松解，患者当晚安然入睡。1年后随访，患者述针刀治疗1周后，肩部不适感完全消失，活动自如，至今未复发，可参加正常体育运动。

第四节　肩胛肋骨综合征

肩胛肋骨综合征是由于肩胛胸壁关节的活动不协调，导致肩胛肋骨间酸痛，同侧颈部、前胸和手臂放射痛等综合征，又叫肩胛胸壁关节错缝。此症属中医“肩胛伤筋”、“肩胛岔气”的范畴。

局部解剖

肩胛骨与胸壁之间并无关节，只是依靠肌肉连接活动，并不具备一个关节的正常解剖结构。但是却具备关节的活动功能，在功能上，可以视其为一个关节。肩胛骨具有上提、下抑、外旋、内旋、外展及内收等6个方向的运动。正常时，肩胛骨与肱骨一起运动，是相互协调的。上臂在最初30°外展及60°前屈时，肩胛骨保持稳定或内外摆动，以后肩肱关节和肩胛胸壁关节的活动度之比大致为2∶1，即肩胛骨每向上旋转1°，肩肱关节即活动2°。因此，肩胛骨的活动，在肩关节的协调活动中，起着重要的作用。

病因病理

多因颈肩活动频繁、幅度较大，长期劳损，使肩胛部软组织挤压、摩擦发生病理变化而成本病。

某些职业要求，需要肩胛骨不断处于过度外展的姿势，如肩关节外展内收动作，使肩胛骨由较平的胸廓背部经常移向呈一弯度的肋骨角上面。肩胛胸壁间的滑囊及筋膜、肌腱发生慢性磨损，致滑囊壁增厚、发炎，肩胛胸壁间软组织纤维变硬等。

有人认为此病是肩胛提肌与大小菱形肌的急慢性损伤所致。但临床检查不支持此观点。

临床症状

发病缓慢,初起时仅有肩胛胸壁间的酸困,往往不引起注意,病情不断发展,疼痛开始明显。两肩胛骨间持续性疼痛,可向患侧的头枕、肩臂、前胸等部位放散,尤以抬肩举臂时疼痛较重。

诊断

1. 外伤和劳损史。
2. 肩胛骨部位持续性胀痛。
3. 病人双臂作胸前交叉,双手搭在对侧肩上,令肩胛骨向外展开,于脊柱旁开 5～8cm 处可触及硬块和条索物并有明显压痛,压痛一般在肋骨上或皮肤与肋骨之间,有时压痛有痛入心胸之感。
4. 主动活动肩胛骨可使疼痛加重或出现弹响。
5. X 线检查无明显异常。

治疗

患者坐位,患侧上肢内收,患侧手搭于健侧肩上,稍低头。术者于患侧肩胛骨内缘与脊柱间寻找压痛点或条索变性组织定点。将条索固定挤压于肋骨上,针刀刀口线与脊柱平行,针体垂直肋皮肤刺入,达骨面。针下有硬结或阻挡感时则提起针刀1～3mm 纵切几刀,然后纵行疏通剥离、横行摆动针体,出针,创可贴敷盖针孔。若骨面光滑、针刀在上面移动无阻挡者,应提针刀至浅层,将变性的筋膜切割数刀,可闻及"嘣嘣"的切割声。术后,令患者侧卧位,术者用掌根压于患处向脊柱方向推压数下。

注意事项

1. 针刀宜在肋骨面上操作,勿刺入肋间隙。

2. 疼痛剧烈者针刀治疗时，可配合压痛点封闭。

病案举例

李某某，男，54 岁，针刀学员，有肩胛部酸痛史 5 年余，曾采用按摩、理疗、针灸治疗，均无明显疗效。疼痛虽然并不重，肩背部的沉重感则较明显。垂肩坐位时，在肩部、背部找不到压痛点。令患者坐位将患侧手搭于对侧肩上，可在患侧肩胛骨内缘旁肋骨上找到变硬之软组织，压之酸痛。选 3 个压痛点，左手拇指下压皮肤至肋骨面，右手持针刀快速刺入皮肤，慢慢深入探至骨面，上提针刀 1mm 做纵行疏通剥离，切 2～3 刀，横行铲剥后出针，治疗时患者感酸胀剧烈，可牵及前胸。患者诉，以前按摩、针灸均未触及此难受处。1 月后信访病愈。

第五节　冈下肌损伤

冈下肌损伤是临床中的常见病，其临床表现除局部疼痛不适外，还有向前、向下、向上肢的牵涉痛及反射痛。当远部的症状比局部症状明显时，临床中常被误诊和漏诊。因其慢性损伤在临床中最常见，用一般的方法治疗难以取效，而成为较为棘手的疑难病症。属中医学“背痛”或“痹症”的范畴。因使肩关节活动受限，又称为肩凝症。

局部解剖

冈下肌较厚，形似三角形，为肩带肌，位于肩胛冈下部，被斜方肌及三角肌外缘所覆盖。起于冈下窝的内侧半，一部分肌纤维固定于冈下筋膜，向上外移行为短而扁平的肌腱，止于肱骨大结节中部的小面（如图 4-7），止点腱下有滑液囊。被肩胛骨冈下窝及附着于它边缘的冈下筋膜所构成的骨性纤维鞘所包裹。

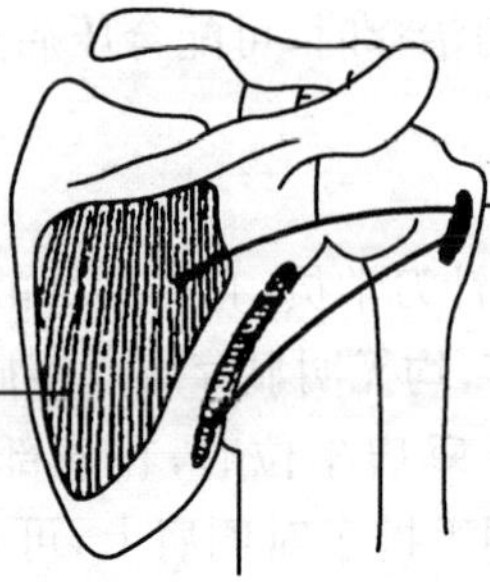

图 4-7　冈下肌附着点及纤维方向

冈下肌受肩胛上神经($C_{5\sim6}$)支配,该神经以丰富的末梢止于冈下窝。冈下肌能使下垂的上臂外旋。

病因病理

肩关节频繁、大幅度活动,特别是过度外展内旋的动作及超体位内收的动作,使冈下肌突然剧烈收缩或过度被牵拉而导致撕裂损伤。如排球运动员,特别是攻球手的扣球动作,投标枪、拔河动作等都可使冈下肌纤维撕裂,日久机化粘连。频繁的肩关节活动使冈下肌在骨面及厚实的筋膜间伸缩摩擦,日久使筋膜受损、增厚收紧,局部循环障碍使冈下肌的营养供养受阻,代谢产物不能及时排泄出去。冈下肌起止点处结疤粘连,压迫、刺激冈下窝处分布的丰富的末梢神经,而引起剧烈疼痛。

临床表现

该病多为慢性损伤。初期患者常有肩背部和上臂的酸楚不适感,并逐渐发展成为疼痛。肩关节外展与旋转活动受限并可逐渐加重。损伤日久的,在冈下窝处不仅疼痛且有麻木感,有的患者局部皮肤感觉减退,喜做肩胛上提动作,肩胛骨活动时伴有弹响声。部分患者有肩背部沉重感或背部、胸部、上臂凉麻感及蚁行感,也有些患者上臂内侧有麻木感。有时肩胛部酸胀、疼痛难以忍受,无法入睡。用力捶打可缓解,患者有诉想在肩后“砍几刀”。有些患者可表现为肩前、上肢、手疼痛和麻木。

诊断

1. 有外伤史、劳损史、长期受寒冷刺激史。
2. 肩胛骨背面、肩关节及上肢部酸胀、疼痛、麻木感。
3. 冈下窝内侧及肱骨大结节后部骨面有明显压痛,有时可能触及块状及条索状物。损伤严重者,冈下肌呈索状硬块,压之坚硬。
4. 肩外展、内旋牵拉冈下肌可引起疼痛。内收、外旋抗阻力试验阳性。
5. 肩关节及肩胛骨X线检查无异常。

治疗

1. 疼痛及压痛在冈下窝者:令患者正坐,弯腰,两肘撑在两膝上或令患者俯卧位。根据压痛部位大小,可选1～3个治疗部位。刀口线与肌肉纤维方向一致,针体垂直于肩胛骨冈下窝骨面刺入,达骨面,纵行疏通剥离,横行摆动,如针刀阻力较大多为粘连、瘢痕组织,可行切开剥离法。若压痛处并无明显粘连、针下无明显阻力,而患者的病程较长,症状较重者,可能为肩背部筋膜劳损增厚所致。将针刀提起但不出皮肤,在皮下“十”字切开增厚筋膜,可闻及“嘣”、“嘣”的切割声,针下有切较厚牛皮纸的感觉。

2. 若疼痛在肩关节后部、压痛在肱骨大结节的冈下肌止点者:令患者正坐位,微屈背,双肘放于桌面或令患者侧卧位,患肘上举过头,找准压痛点,刀口线与肌腱纤维方向一致,针体垂直于皮肤刺入,达骨面纵行疏通剥离,横行摆动针体,若骨面有瘢痕及粘连组织,可纵切几刀出针。若冈下肌腱下滑囊同时损伤，压痛处肿胀，压之有波动感，可在冈下肌腱压痛处下1cm处找到压痛点，针刀治疗时刀口线与三角肌纤维方向一致，针体垂直皮肤刺入，达骨面切几刀，横行铲剥后出针。

注意事项

1. 急性发作疼痛较剧的患者，可配合局部封闭治疗。

2. 若冈下肌变硬成棒，针刀松解时，除在其起止点松解外，亦应在肌腹处治疗，并可令针刀倾斜，沿冈下肌纤维方向通透斜刺，解除其粘连或痉挛。

3. 冈下肌受肩胛上神经支配，若该神经长期受牵拉摩擦刺激，在转折角处易发生水肿变性，引起冈下肌疼痛或瘫痪，则属神经卡压综合征，当区别治疗。

病案举例

沙某，男，工人。右肩胛后酸胀疼痛二年，多方求治无效，近一个月来症状加重。

患者平日爱好跳舞，尤爱“国标”。因在舞蹈方面造诣较高被聘为教练。带教时，因上肢长期保持紧张状态，肩关节频繁活动，使冈下肌慢性损伤。右肩胛骨胀痛，活动有好转，休息时加重。喜在患处捶打、揉按，严重时酸胀、疼痛难以入睡。查：右肩后冈下窝处压痛明显，没有条索和硬结，肩关节活动正常，上肢被动内收时，症状加重，局部X线检查无异常发现。诊为冈下肌损伤。沿冈下肌纤维方向选择两个压痛明显处为治疗点，刀口线与肌纤维方向一致，针体垂直于皮肤，刺入达骨面，纵行疏通剥离，无明显阻力感，将针刀上提至皮下，将肩背筋膜松开几刀，传来“嘣”、“嘣”的切割筋膜声，出针。术后近一个月时间，治疗部位仍然酸胀，但逐渐减轻，一个月后，症状完全消失。一年后随访未复发。

第六节　小圆肌损伤

小圆肌位于腋后，体积小且较为隐蔽，其损伤后临床症状亦不典型，易被人们所忽略。对于慢性小圆肌损伤即使诊断明确了，治疗彻底也依然是个难题，多经久不愈，时好时发。

局部解剖

小圆肌是长圆形肌，起自肩胛骨腋缘背面上2/3处（如图4-8），斜行向外上方，经肩关节后侧止于肱骨大结节之下份，其上邻冈下肌，下与大圆肌靠近，在肩关节囊的后方紧密愈着，不易分离。该肌受腋神经（$C_{5\sim6}$）支配，其作用是协同冈下肌外旋肩关节及前臂。

病因病理

1. 肩后长期受风寒湿刺激，导致该肌紧张、痉挛，日久肌纤维粘连成条索。

2. 上肢运动不当，强力外旋肩关节或用力投掷等动作过猛，以及外力直接撞击损伤，均可令小圆肌出血、渗出、水肿。因其损伤后局部症状模糊，不能及时得以正确治疗，牵延日久机化结疤而成痼疾。

临床表现

轻者平素可无明显症状，多导致身体虚弱。天气变化，劳累过度时，自觉肩后部不适或酸胀感连及肩关节和上臂后侧。主动旋转肩关节，患肢隐隐酸胀，但并不影响运动，偶尔感肩后无力。

较重者肩后部酸胀难忍，放射至同侧肩前方及上肢后侧，甚至可有同侧手指发麻、发凉感等。严重者不能侧向患侧休息，肩

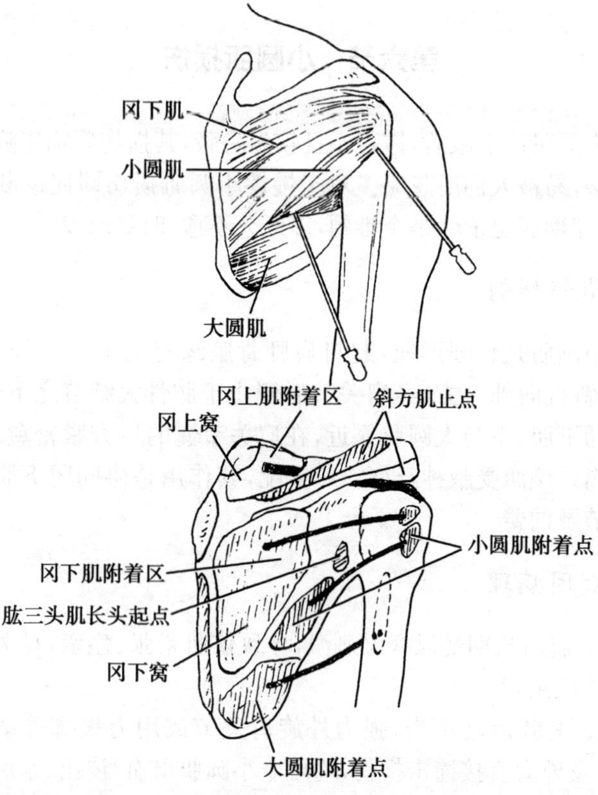

图 4-8　肩胛骨背面肌肉解剖图

胛骨外方的胸壁痛。有患者肩后酸胀难忍，抓又抓不住，按又按不着，有患者说真想砍它几刀。平素患者喜捶打肩后部以缓解痛苦。

诊断

1. 外伤史、劳伤史。
2. 肩后部及患肢酸胀不适，患肢无力。
3. 患肢搭于对侧肩上，肩胛骨外缘可触及小圆肌紧张度增高并有压痛或有条索，压之酸胀明显，可向上肢放散，肱骨大结节后下部压之酸痛。

4. X线检查：排除局部骨折、结核等。

鉴别诊断

冈下肌损伤，酸胀疼痛也在肩后，但多在肩胛下窝，范围较广泛，症状较突出。

治疗

患者坐位，患肢搭于对侧肩上，或侧卧位患肩在上，患肢屈肘内收放于胸前。于压痛点处进针，刀口线与小圆肌纤维方向一致，针体垂直于皮肤，达骨面，提起针约1mm，纵行疏通剥离，横行摆动，有结节纵行切开3～5刀。若条索较长且明显者，左拇示两指捏紧条索，固定至骨面，刀口线与条索纵轴方向一致，垂直皮肤刺入达病变处，纵行切割数刀，纵行疏通2下，条索仍不变软，可将刀口线转动90°，横切肌筋膜紧张的肌纤维几刀，出针。手法：患肢屈肘上举60°被动过度内收位顿挫上肢1～3次，以再次牵拉松解小圆肌。一般治疗1～2次可愈。两天后配合肩部运动，锻炼周围肌肉。

注意事项

针刀直达肩胛骨或肱骨大结节骨面松解治疗，勿使针刀误入胸腔和腋后四边孔处。

病案举例

刘某，男，32岁，教师，右肩后隐痛5～6年，加重1个月，1994年12月来诊。

患者10年前上体育课时，做引体向上练习，用力向上欲将上半身撑起在单杠上时，拉伤肩后部。当时肩后痛，未予处理，1

周后痊愈。几年后总觉右肩后不适，时轻时重，右肘上举一会儿即感患肩难受，但不影响肩关节及上肢活动。近1个月工作繁忙，上课写板书较多，右肩后酸胀难忍不能坚持工作，前来求治。查：右肩胛骨腋缘压痛，条索如绳，推之滚动，患者有酸胀感，患者讲压之酸胀得很舒服。诊为小圆肌慢性损伤，针刀松解，切开条索，2次而愈，1年后随访，无复发。

第七节 肋软骨炎

肋软骨病在临床上颇为常见，又称"泰齐综合征"。祖国医学称为"骨痹"、"胸痹"，也有学者称其为"肋软骨膜炎"。一般认为是肋软骨的非特异性、非化脓性病变。该病好发于青壮年，女性多于男性。其疼痛一般历时2～3个月后可自行消失，但肋软骨肿大可持续存在多年。有的病例，病情时轻时重，反复发作可迁延数年之久。

局部解剖

肋有12对，由肋骨与肋软骨组成，胸骨是一块扁骨，由胸骨柄、胸骨体、剑突组成。其两侧由上而下的骨切迹与锁骨和1～7对肋软骨相连。胸肋关节为微动关节。第一肋骨与胸骨连接为软骨直接连接，无关节腔存在。第7肋以下，肋软骨不连接于胸骨切迹而连于上一肋软骨，弹性较大不易损伤，称为假肋。第2～7肋软骨与胸骨连接，通常为滑膜关节，有关节腔，有些还有关节内韧带连接，称为真肋。胸肋关节前面被横行放射状胸肋韧带连接。肋骨与肋软骨连接处通常略增宽(图4-9)。

病因病理

本病的病因尚未明确，由于多数病人在发病前曾有呼吸道感染病史，曾被认为可能由病毒感染所致。也有人认为胸肋关

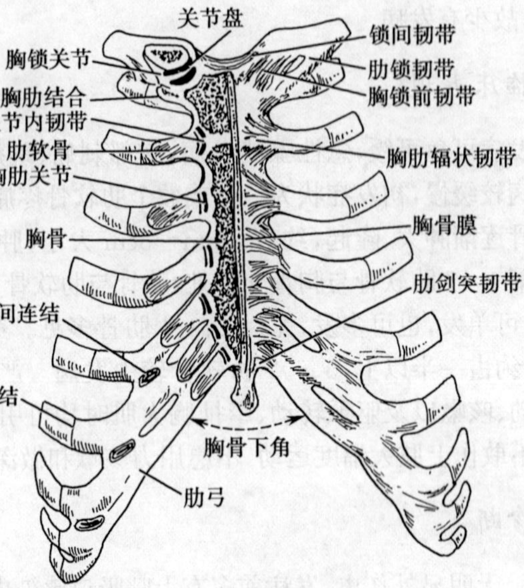

图 4-9　胸廓前面的连结

节韧带慢性损伤是形成肋软骨炎的主要原因。

现多数人认为：是先有上呼吸道感染而导致反复剧烈咳嗽，造成胸肋关节关节面、肋骨与肋软骨连接处的接触面和周围韧带损伤所致。

切除的标本见肋骨向前呈弓形屈曲，棱形肿胀肥厚，软骨膜增生，韧带短缩、肥厚，软骨内钙盐沉着、钙化环状扩张。肋肌增宽，局部软组织肿胀。镜下可见肋软骨骨膜肥厚，有炎性浸润，纤维组织增生。

真性肋的关节都是滑膜关节，随人体活动而无休止地运动。如体质虚弱（外感时打喷嚏，反复咳嗽或偶有外力撞击，使滑膜和周围韧带损伤）引起滑膜炎，使关节腔压力增高；引起骨膜炎，使骨膜增厚挤压周围神经、血管产生症状。因第一胸肋关节无关节腔，第 7 肋以下肋软骨不直接与胸骨接触，弹性较好，不易损伤，故少有发病。

临床表现

发病可急可缓，急性骤然发病，胸部刺痛、跳痛或酸痛。多数发病较缓慢，初发症状为一个或数个肋软骨疼痛，以后受累的肋软骨逐渐肿大、隆起，约有 5mm～3cm 大小，肿块硬，压痛明显。第1～7肋软骨与胸骨交界处，肋骨与肋软骨交界处受累较多见，可单发，也可多发，尤以2、3、4肋骨多见。第2肋软骨最常见，约占一半以上，5、6、7肋软骨较少发病。严重者，同侧上肢活动、咳嗽以及躯干转动、牵扯胸大肌时均可引起疼痛，以致病人不敢作上肢大幅度运动，不愿用力咳嗽和做深呼吸。

诊断

1. 无明显外伤史，发病前多有上呼吸道感染史。
2. 肋软骨疼痛、肿大、变粗、触之肿块表面光滑，边缘规则，压痛明显。患侧上肢用力外展，上举或用手挤压胸廓时，可诱发和加剧疼痛。
3. X线平片检查，无异常现象。唯于斜位或侧位照片上可显出局部肿块所致的局限性软组织肿大影。

鉴别诊断

1. 化脓性肋骨骨髓炎：有高热、压痛明显，血象高，肿块可破溃流出黄色黏稠脓液。瘘管经久不愈，在胸壁X线照片上可显示骨质破损。
2. 肋骨结核：多有结核病史、血沉高，结核病灶侵及胸壁软组织，形成寒性脓肿时，压之有波动感，胸壁X线照片可显示肋骨结核引致的骨质破坏。
3. 肋骨肿瘤：良性肿瘤生长缓慢，局部表现与肋软骨相似，但局部硬结不规则，局部疼痛及压痛不明显。恶性肿瘤生长速度较快，肿瘤表面不规则，疼痛剧烈，难以忍受，压痛明显，X线照片可示骨质破坏。

治疗

1. 如病发在胸肋关节，令患者仰卧位，于硬结或隆起部位定点。刀口线与胸肋韧带平行，针体与胸部平面垂直，刺入关节腔，纵行摆动针体。阻力较大者则切开剥离。提刀于皮下，再刺至肋软骨面上，散刺数刀。起针后，令患者深吸气后，屏气。术者以掌根抵住手术部位猝然下压，有时可闻及关节错动之弹响声。术后，可向关节腔周围注入适量曲安奈德。

2. 如病发在肋软骨上及肋软骨与肋骨交界处，令患者仰卧位，于硬结处定点，刀口线与肋骨平行，针体垂直于肋骨面，刺入皮肤达骨面，纵行疏通，横行铲剥，或于硬结处，视硬结大小、压痛范围，用针刀捣刺数下。

为使硬结尽快吸收，增强和巩固疗效，术后可配合中药煎汤口服，参考处方如下：

桃仁 10g　厚朴 10g　枳壳 10g　木香 6g　郁金 10g　三棱 12g　莪术 12g　乳香 10g　没药 10g　白芍 15g　红花 10g　当归 15g　柴胡 9g　生草 6g

注意事项

1. 对长期、剧烈咳嗽的患者，应当尽快治愈原发疾病。

2. 手术操作时，针刀在肋骨之上进行，不可刺入肋间，防止刺伤内脏造成气胸或刺破胸内血管造成血肿。

病案举例

李某某，男，20岁，勤杂工，半年前劳动时被暴雨浇身，受寒后感冒。虽有头痛、恶寒、咳嗽，但患者赖身体强壮未予治疗，继续参加劳动。渐渐病情加重，身热、剧烈咳嗽、咯吐黄痰。静点青霉素，口服感冒通片1周，上呼吸道感染渐愈。半月后劳动时，突觉左胸疼痛，用力搬物时疼痛较重，并牵扯至左侧上肢，打喷嚏时疼痛剧烈。就近到某医院求治，诊为胸痛。口服消炎痛10天，剧痛渐减。后无意中发现左胸部生出一坚硬之包块且有压痛，又封闭治疗两次未见明显好转，1994年10月来我处就诊。查：左胸第二肋胸关节处有一包块，坚硬、外形规则，压痛，令患者扩胸、咳嗽时，疼痛加重。血常规检查正常，血沉10mm/h。X线片无异常发现。根据病史、体征诊为左第二肋软骨炎。

针刀刺入关节腔松解后提刀在肋软骨上切刺数下，纵行疏通剥离，局部用泼尼松龙5mg注射。术后胸痛明显减轻。1周后复诊，包块明显缩小，原病变处轻压痛，上肢活动时胸部基本不痛。未再做针刀松解，仅给患者开一外敷中药处方：生南星40g　半夏40g　生草乌40g　狼毒40g　甘松20g　山柰15g，共研细末，用适量鸡蛋清调均后外敷，每日换药1次。

一年后随访，患者述按医嘱中药外敷了两次，自觉肿块、疼痛已消，用药麻烦，未坚持用完，但从此胸部不痛，参加体力劳动至今未复发。

第八节　剑突综合征

胸骨剑突部位骨质增生及其周围软组织炎症，并引起相应的临床表现者，称之为剑突综合征。临床中并不少见，但因其不被广泛认知，误诊误治现象较为普遍。

局部解剖

剑突是胸骨的一部分。胸骨是一个扁平的松质骨，上端较厚，向下逐渐变薄，血供较为丰富。一般分为柄、体、剑突三部分。剑突细而薄，末端分叉或尖锐。斜向后倾斜生长，与胸骨体下端的延长线呈一夹角。幼年时为软骨，30岁左右开始骨化，

40岁前后完全骨化与胸骨体融合。剑突位于胸骨的下端，后面与第9胸椎相平行。其上的纵隔内有心包、心脏、食管、胸腺等脏器，剑突后面有腹腔内脏器。

剑突部位有左右两侧 $T_{4\sim8}$ 的肋间神经和膈神经重叠交错分布，剑突两侧由腹直肌附着。腹直肌起于耻骨联合和耻骨结节，止于第5～7肋软骨前面及胸骨剑突，其外由腹直肌鞘包裹。由发自脊神经的胸神经前支的肋间神经支配。一侧收缩，协助脊柱侧屈。两侧同时收缩，使脊柱前屈，并可降肋帮助呼气。

病因病理

多数专家认为该病病因不明，笔者认为其病因主要是局部外伤和频繁弯腰活动、搬抬重物劳伤、胸4～8椎体错位及周围软组织损伤。使剑突部位骨膜、腹直肌及其鞘膜发生无菌性炎症，日久使骨膜增厚，肌腱与腱鞘粘连挛缩或增生肥厚，甚至导致牵拉性骨质增生。

临床表现

上腹部疼痛，以胀痛和隐痛为主，发作时可表现为刺痛。患者感觉疼痛较深在，饱食后或咳嗽等活动可以诱发。

诊断

1. 外伤史及劳伤史。

2. 上腹剑突周围隐痛不适，有时深吸气时疼痛加重。扭转身体、做扩胸运动受限。

3. 在剑突部位按压疼痛，并可触及软组织变硬。有时压痛可向胸腹部和肩背部放散。

4. 腹肌收缩搬抬重物时，剑突部位疼痛加重。

5. X线检查可正常，部分患者可见剑突部骨膜增厚或骨质增生。

治疗

患者仰卧位，胸腹部暴露，在剑突周围压痛处定点。刀口线与腹直肌的纤维方向保持一致，针体向腹部略倾斜，约与腹部皮肤呈 60°角。左手拇指抵于剑突骨缘作为引导，针刀紧贴左手拇指甲快速刺入皮肤，缓慢探至压痛之骨面。稍提针刀，轻切几下，多可闻及“刺啦”、“刺啦”的声音。之后，用针刀刃在骨面纵行疏通 2～3 下，横行摆动针体，针下有轻松感后出针。术后，用拇指压于剑突上轻柔几下，若仍有紧韧组织推揉不开者，再行针刀松解。

针刀治疗后，常规采用正骨手法调整胸 4～8 椎体。患者端坐方凳上，双手十指交叉抱于颈项，双肘后展。术者立于后，略下蹲，将双手从腋下至前。掌心向前，握于患者腕部。令患者放松后仰，靠于术者前胸。术者双臂向上用力形成向上牵引之势，同时术者胸部向前推顶患者后背，常可闻及椎体移动的“咯噔”声。

注意事项

1. 松解部位以剑突与肋弓交界处骨面为依据，切割浅层包膜至骨面，勿向深处滑移而刺入胸腔。

2. 疼痛及压痛明显者，可配合局部封闭治疗。

病案举例

张某，女，42 岁，教师，胸腹交界处酸胀疼痛伴恶心、嗳气，劳累后加剧两年余，不欲食。扩胸运动及用力吸气时疼痛加重。曾诊断为浅表性胃炎，口服中西药物助消化，解痉止痛，疏肝理气，时或有效，时或无效。2002 年 5 月来诊。查剑突部位张力增高，多处压痛，并可向胸腹扩散。胸椎 3～9 触诊，棘突和棘旁亦有轻压痛，叩击有酸胀感。X 线检查，胸椎关节紊乱，剑突部骨膜增厚。诊为剑突综合征。先行手法调整胸椎，后令患者仰卧位，暴露患处，剑突及周围选3个压痛点，针刀刺达骨面纵行疏通剥离，略提刀将变硬紧张的腹直肌和鞘膜切开剥离，出针。患者诉治疗部位酸胀难忍，出针后，患处轻松。一周后复诊，上腹部疼痛基本消失，再行胸椎手法调整。2008年5月随访，未复发。

第九节　肱三头肌长头肌腱损伤

此病多发生于长期从事投掷运动、做抡锤动作的运动员、工人、战士，亦可见于老年人，与肩周炎并发，主动后伸肩臂时疼痛。疼痛明显者，压痛点局封有效，但多反复发作。对病程长，症状局限的患者，针刀治疗有特效。

局部解剖

肱三头肌是上臂后群肌，长头起于肩胛骨盂下结节，在盂肱关节囊后部外侧头起于肱骨体后面，桡神经沟外上方，内侧头起于肱骨体后面桡神经沟内下方。三个头合成一个肌腹，以其扁腱止于尺骨鹰嘴(图4-10)。主要作用是伸直肘关节及后伸上臂，尤其当用力推动一物时，能维持已伸开的肘关节继续伸展。当伸展肘关节时，长头将肱骨头固定在肩胛盂上，为其他二头收缩建立了固定的支点。肱三头肌受桡神经支配。

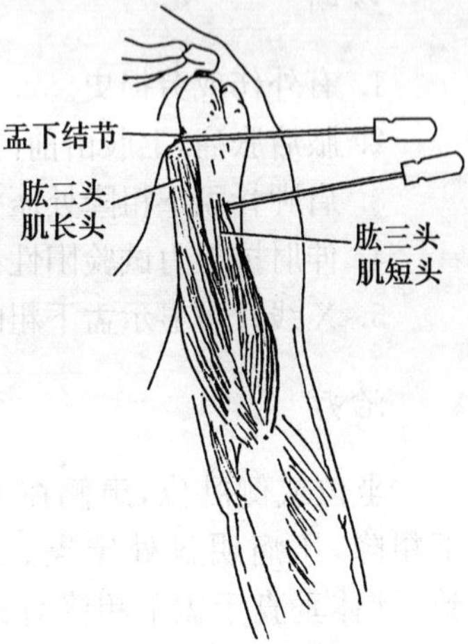

图4-10　肱三头肌损伤针刀治疗示意图

病因病理

肩肘关节大幅度运动，如投掷标枪和铅球，反复牵拉三头肌，突然伸肘运动，如拳击，三头肌反复高强力收缩与舒张而致急慢性劳损，因三头肌长头肌腱有将肱骨头固定在肩胛盂上的作用而成其他二头的支点，故肩、肘关节运动时受牵拉力最大，损伤机会亦多。

肩关节周围无菌性炎症亦可侵及肱三头肌长头肌腱，引起长头肌腱附着点处炎症，日久机化粘连而成瘢痕，甚则出现钙化或骨化。

临床症状

肩后部及三角肌区疼痛、酸胀或有不适感。疼痛部位模糊，上提或投掷重物以及上臂主动后伸时，引起疼痛或使症状加重，受寒冷刺激或上肢剧烈运动后，症状明显加剧。

诊断

1. 有外伤或劳损史。
2. 腋后胀痛，上肢由前向上举时困难，主动后伸时疼痛。
3. 肩胛骨盂下粗隆处压痛或有硬结。
4. 伸肘抗阻力试验阳性。
5. X线片可显示盂下粗隆增生或密度增高。

治疗

坐位或侧卧位，患侧在上，患侧上肢举过头，在肩后部盂下粗隆，压痛明显处定点。刀口线与肱三头肌纤维方向一致，针体垂直于盂下粗隆骨面，左手拇指下压至骨，针刀由凹陷处进针，刺入皮肤达骨面，纵行疏通剥离，横行摆动。针下阻力感较大，或有结节者，可稍提针刀纵切 2～3 刀，纵行疏通剥离，有松动感出针。若上述操作后，仍感针下软组织紧张、坚硬，可将刀口线转动 90°，垂直于肱三头肌长头肌腱纤维方向切 2～3 刀。

一手拇指按压针孔，一手扶患肢肘部被动活动肩关节，之后，令患者屈肘上举，并向对侧过度推拉肘关节几次。

注意事项

进针时左手宜固定进针部位，拇指下掐至盂下粗隆骨面，针刀刺入宜迅速刺破皮肤，逐层刺达骨面，勿刺入关节腔，造成关节囊及关节内损伤。

病案举例

侯某，男，36 岁，司机，肩后痛 3 年，劳累后加重。当地医生诊为肩痛，针灸肩后、天宗、后溪三穴，即时有效，但劳累后反复发作。开车时，转动方向盘，感右肩后酸痛，有牵扯感，出车跑长途后症状加重，局部贴风湿膏、做理疗，只在肩痛发作明显时有效，不适感一直未消。1994 年 7 月来我处就诊，诊为肱三头肌长头肌腱炎，针刀在局部压痛处松解 1 次而愈，1 年后随访未复发。

第十节　脊柱源性腹痛

腹痛是指胸部下界以下，耻骨联合以上，腹股沟韧带及髂嵴以前的部位发生以疼痛为主要症状的一种病症，临床上颇为常见。引起腹痛的原因很多，可大致分为两类：①由腹内脏器病变所致者；②由腹外脏器或全身性病变所致者。本节主要讨论因脊柱外伤或劳损导致脊柱的内外平衡，如胸腰椎小关节错位、椎旁软组织无菌性炎症变化等，造成相应的神经传导障碍，引起的急、慢性腹痛，即脊柱源性腹痛。

局部解剖

机体的每一个内脏器官除受交感神经和副交感神经支配外，还分布有内脏感觉神经、传导内脏痛觉的纤维，主要沿交感神经，经脊神经后根传入脊髓，其他一些与内脏反射有密切关系的感觉纤维，则沿副交感神经传至脑干或脊髓骶段。在中枢内，内脏感觉纤维一方面可经中间神经元与内脏运动神经元联系，形成内脏躯体反射，另一方面则可经过一不定期的传导途径，将兴奋传导到大脑皮质，形成内脏感觉。

下胸部（$T_{6\sim12}$）脊髓侧角发出的节前纤维，通过 $T_{6\sim12}$ 交感神经节后，组成内脏大、小神经，达腹腔神经节和肠系膜上神经节，在节中交换神经元，节后纤维随腹腔血管分布到腹腔器官——肝、脾、胃、小肠。胸交感神经节是整齐地沿两侧肋骨小头前方下行，但最下两个则稍偏向内侧，处于11、12胸椎体之侧面。

腰交感神经节两侧各有4或5个，均较胸交感神经节偏于内侧，沿腰椎侧的侧前方下行。由第1～4腰段脊髓灰质发出的节前纤维组成的腰内脏神经，穿过腰交感神经节后，至肠系膜下神经节更换神经元后，其节后纤维随肠系膜下动脉的分支，分布于结肠左曲以下的消化道及盆腔脏器。

支配升结肠和前1/3的横结肠的副交感神经来自迷走神经，后2/3横结肠、降结肠、乙状结肠和直肠则由第2～4骶段脊髓节的副交感神经支配。

病因病理

随着年龄的增长，胸、腰椎间盘退行性改变，相应的椎间隙变窄，使椎体周围软组织相对松弛，在一定诱因作用下，如轻微外力，尤其是在无精神准备的情况下，做某些突然的脊柱旋转动作；过度疲劳；睡眠姿势不良；工作及生活中的姿势不良；感受寒冷刺激，发生椎体滑脱或椎间关节错位。

脊柱是人体负重和运动的轴心，连接脊柱的软组织包括韧带、关节囊、筋膜、椎间盘及肌肉在长期反复运动中慢性劳损后造成局部组织松弛或硬变（纤维化、钙化），使椎间关节运动范围失控而在一定诱因作用下，发生胸腰椎间关节错位、关节滑膜嵌顿。

椎间韧带和后关节囊、硬脊膜等，均为极敏感组织，有脊神经后支的神经末梢分布，受到刺激和损伤后，可引起腰背痛。

内脏痛觉主要通过交感神经内的感觉纤维传导，当脊柱内外平衡被破坏后，关节错位，周围软组织痉挛、水肿或变性。在一定条件下，刺激到脊髓侧角的交感神经内的感觉纤维，而反射性地引起腹腔脏器的血管和平滑肌痉挛、缺血、导致急慢性腹痛。

临床表现

患者可有左上腹、右上腹、脐腹或小腹胀痛、隐痛、刺痛及痉挛性抽痛，可为持续性腹痛，多为时轻时重或时发时止。疼痛部位模糊，一般患者都有腰背部外伤史或劳损史，可先有腰背部酸胀痛，后有腹痛；也可先有腹痛，后有腰背痛及僵硬感，胸、腰椎活动受限等。晨起劳累或天气变化时加重，可伴有恶心、呕吐，无发热。用常规药物治疗无效而迁延不愈，严重者，因对本病认识不足而误诊，有的行剖腹探查，亦未查出结果。

诊断

1. 患者有胸腰椎部的外伤史或劳损受寒史。

2. 腹痛多为胀痛，持续性、阵发性加剧，患者不能准确指出腹痛的部位。患者有腰背疼痛症状。上腹痛可牵及背和胁肋痛。

3. 腹部触诊，腹软、无反跳痛，无明显压痛点和包块。腰背部触诊：骶棘肌痉挛，第2、3腰椎横突尖部，第12肋骨下缘压痛明显。腰1～3椎椎板和后关节的肌附着处有深压痛。T_5～L_4棘突可有1～3个偏歪，隆起凹陷，韧带钝厚或剥离压痛，上、下棘间隙不等宽。一般情况，上腹痛查胸椎，下腹痛查腰椎。

4. 腹部X线平片及胸腰椎正侧位片多无异常。

5. 一般单纯用药物治疗效果不佳，有疗效也不巩固。

鉴别诊断

应与肝炎、胆囊炎、胃炎、阑尾炎、泌尿系结石、肠炎、急性尿中毒等病相鉴别。

治疗

胸腰椎间关节错位使椎间软组织损害，损伤引起渗出，水肿甚或出血、机化。脊神经根一方面受到椎间孔变窄的骨性刺激或压迫，另一方面受到软组织的非特异性炎症刺激或因软组织肿胀、粘连、深筋膜的牵引或压迫而致痛，所以治疗的方法就应以正骨手法矫正错位的椎体，用水针或封闭理疗及口服药物的方法消除软组织与水肿、炎症，而对于慢性病患者，软组织损伤也是慢性的，其主要病理变化则是粘连、瘢痕、挛缩、筋膜肥厚应配合针刀疗法松解椎周的变性软组织。

1. 推拿疗法

(1)正骨推拿：在放松腰背部软组织的情况下采用胸椎掌推法，若病变部位在腰部，可采用侧扳复位法，或定点旋转复位法，以纠正错位的小关节，从而使患椎恢复原来的解剖位置，以利于被嵌顿之滑膜回位。

在治疗部位热敷或按摩15分钟，使患处软组织松弛后再使用手法正骨。

(2)胸椎掌推法:以第 8 胸椎棘突后移为例。患者俯卧位,胸前垫一枕,两上肢下垂置于身体两侧,自然放松。医者立于患者左侧,右手掌根部(大、小鱼际之间),置于第 8 胸椎棘突上,左手放于右手背上,嘱患者作深吸气,在呼气末时,医者手掌与脊柱呈 45°角向前上方推按,此时可听到“咯噔”声响,手掌下有移动感,术毕。

腰椎旋转复位法:以第 3 腰椎棘突偏右为例。患者坐于双连凳上,医者坐于后凳上,左手置于第 3 腰椎偏右的棘突旁,右手自患者右腋下伸向前,掌部压于对侧颈肩部(患者稍低头),左手拇指扣住偏向右侧之棘突,然后医者右手拉患者对侧肩颈部使身体前屈约 60°～90°,接着向右侧弯(尽量大于 45°)在最大侧弯位医者右上肢使其患者躯干向后内侧旋转,左手拇指同时顺向左上推顶第 3 腰椎棘突,立即可觉指下椎体轻微移动,并常伴有“喀啪”声响。之后,双手拇指从上至下将棘上韧带理顺,松动腰肌。最后,一手拇指从上至下顺次压一下棘突,检查偏歪棘突是否已拨正,上、下棘间隙是否已等宽。棘突向左偏歪时医者扶持患者肢体和牵引方向相反、方法相同。

2. 针刀治疗　病变椎体与棘突上下棘间隙及其旁开 1.5cm 左右各选一点,刀口线与脊柱纵轴平行针体垂直于皮肤刺入,达硬结之处切开松解,棘间隙刺入深度约 2cm 左右,左右两侧刺至胸椎横突与肋骨之关节处松解关节囊,或刺达腰椎关节突骨面,之后,提起针刀约 1cm,纵行疏通剥离,针下有硬韧之物时,针刀切开松解。另外,背部膀胱经穴位如脾俞、胃俞、肾俞等有压痛或阳性反应物,可用针刀刺入穴位达酸胀明显处纵行疏通剥离,及腰背深筋膜浅层切开剥离。若有腰三横突综合征,针刀刺达 L_3 横突尖部切开剥离性粘连与软组织。

3. 水针治疗　病椎下棘上韧带(中心线),椎旁 1～2cm 处(第一侧线)的多裂肌、夹肌、半棘肌等附着点椎旁 3～5cm 处(第二侧线)最长肌处有压痛或用拇指与肌纤维垂直触诊时有摩擦音、筋结滑动感。药物配方为：10％葡萄糖注射液 10ml，加入 30％胎盘注射液 2ml，椎旁每点注射 6ml 为宜，腰部每点注射 10～12ml 为宜。用长而细的 5 号针头（牙科局部麻醉用）或 5 号皮内注射用针头，10ml 或 20ml 注射器，快进针，慢推药，注入 0.2ml 药物后询问患者有无痛感，若有，稍调整下针尖深度或方向，再试注 0.2ml，若无痛感，即可将药液注入完毕，有胀感或酸胀感属正常针感。

第五章　上肢部疾病临床诊断与治疗

第一节　肘管综合征

肘管综合征是由于肘管挫伤、狭窄，使管内尺神经产生炎症或受压而引起的一系列神经综合征。该病多发病缓慢、隐蔽，临床中常被误诊为颈椎病，胸廓出口综合征等。即使诊断明确，常规保守治疗亦无明显疗效。

局部解剖

肱骨内上髁、尺骨鹰嘴与二者之间的弓状韧带（位于皮下的一层较坚韧的纤维膜），三者围成一骨性纤维鞘管，称为肘管。此管的大小随肘关节的屈伸而变化，该管长 1.5～2cm，上端开口于肱三头肌内侧头下极，下端开口于尺侧腕屈肌的肱头和尺头之间，外侧紧贴于肘关节囊、尺侧副韧带及鹰嘴内侧面。尺神经在此管中伴以尺侧上、下副动静脉和尺侧返动静脉通过肘部。尺神经离开肘管出口后，即行于尺侧腕屈肌及指深屈肌之间，在前臂的下半部行于尺侧腕屈肌的桡侧，位于前臂筋膜的深面，向下经腕横韧带浅面至手。尺神经在前臂支配尺侧腕屈肌及指深屈肌的尺侧半，在手部，支配尺侧一个半手指的皮肤感觉（图 5-1）。

病因病理

最主要的病因是尺侧腕屈肌的弓状结构下尺神经受压

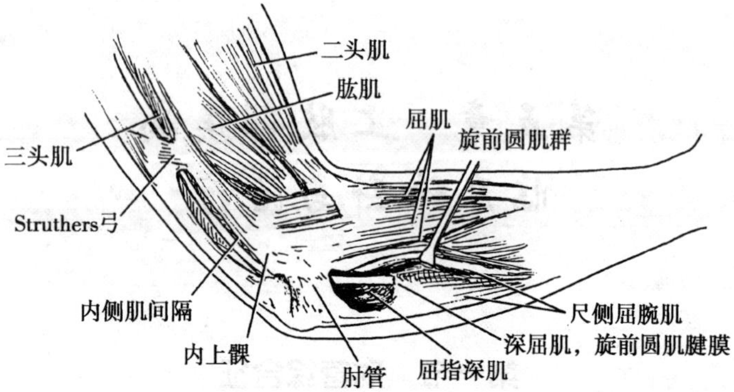

图 5-1　尺神经在肘管潜在的卡压点

所致。

急性外伤引起的骨折、关节外翻等，肘关节屈曲、弓状韧带拉紧、肘管相对狭窄，尺神经受压或磨损，导致尺神经水肿、充血及周围组织粘连，日久使肘管绝对狭窄。

肘关节手术后，屈肘位固定时间过长，引起周围软组织变性粘连，挤压尺神经。

需要长期连续屈肘运动的劳动者，如修理工、矿工、运动员等，尺神经在肘管内随着关节的屈伸而来回滑动，伸缩和侧向移动，长期反复活动，可造成尺神经损伤。过度的牵伸，尺神经内的滋养血管也将被牵伸，血管腔将变窄，可造成尺神经缺血、缺氧、水肿，轻则发生神经内纤维变性，重则引起神经坏死。在屈肘时，管出口处的底层可因关节囊和内侧副韧带的绷紧而抬高，使出口变窄而压迫尺神经。

临床表现

开始仅在写字、绘画、缝衣、手术等手指做精细动作时感到不灵活、有沉重感，手指容易疲劳等，继而出现第 4、5 指和小鱼际区麻木、刺痛和发冷。之后，出现环指、小指感觉迟钝及刺痛。

有时可牵及上臂内侧，腋窝甚至乳房部疼痛。握物无力及手指外展无力。后期出现肘以下前臂尺侧肌肉萎缩，手部肌肉萎缩，尺神经分布区感觉迟钝，除尺侧一个半手指出现感觉障碍外，手背尺侧也出现感觉障碍。

诊断

1. 慢性劳损史，肘关节外伤史、手术史。

2. 发病多在50岁左右，男性多于女性，症状呈渐进性加重。

3. 屈肘试验阳性：患者上肢自然下垂，检查侧上肢屈曲120°，保持3分钟出现或加剧尺侧一个半手指的麻木或异常感者为阳性。

4. 在尺神经沟内可触及增粗的尺神经，肘部Tinel征阳性。肘管周围有压痛并可触及瘢痕组织。临床中常以肱骨向上髁外侧骨面、尺骨鹰嘴内侧骨面为骨性标志和治疗点。

5. 肌电图检查和神经传导速度测定可有助于诊断。研究发现：肘管综合征患者中23%～93%存在神经传导异常。

鉴别诊断

1. 胸廓出口综合征：Adson试验阳性、症状以针刺样和烧灼样疼痛开始，疼痛范围广泛，可达腋下、前臂内侧及手掌。上肢伸展、外旋运动，均可使疼痛加重，手臂内收和屈肘时可使疼痛减轻。

2. 颈椎病(神经根型)：屈颈试验阳性，臂丛牵拉试验阳性、项强、颈椎棘突旁有压痛，伸屈肘关节不能使症状加重，肘管部Tinel征阴性。

治疗

初期可嘱患者适当休息，减少肘关节剧烈的屈伸活动，改变不良习惯性姿势，服用神经营养药物，如维生素B_1、B_{12}、ATP、胞二磷胆碱等药物，局部采取理疗、封闭治疗。

后期：用上述方法无效时，采用针刀松解术。

操作（如图 5-2）：患者俯卧位，患肢反背或侧卧位患肢在下，屈肘暴露肱骨内上髁、尺骨鹰嘴，刀口线与尺神经方向一致，针体垂直于肱骨内上髁的后内方骨面，于敏感压痛点处进针，达骨面，先纵行疏通，后横行铲剥。然后，提起针刀摸索进针达肘管壁切开尺侧腕屈肌的弓状结构，于此同时，将针刀沿肘管内侧缘向中间平推数下，目的是将肘管的切口加大，松解尺神经与周围组织的粘连，起针后，过度屈曲肘关节数下。尺神经弹拨：医者一手持患肢腕部，屈肘 90°左右，一手拇指尖在肱骨内上髁尺神经沟处弹拨 2～3 次，必要时，在管内注入局封药物。

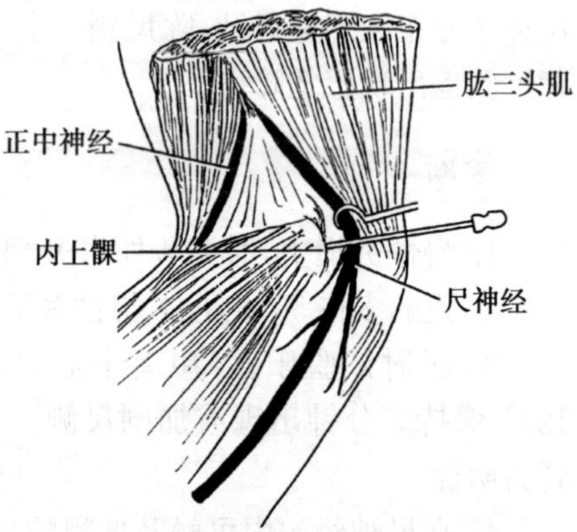

图 5-2　右肘反背位的尺神经的位置

病案举例

李某某，男，58 岁，盘锦市辽河油田干部，1993 年始自觉右手无力，环指、小指麻木、有时疼痛，小指较重。经针灸治疗 1 个月，疼痛消失，麻木感未减，口服中药汤剂半个月，亦无明显疗效。1995 年 9 月就诊。查：右前臂内侧、环指、小指感觉减退，臂丛牵拉试验（－）、屈颈试验（－）、屈肘时症状加重，右肘管部位压痛，诊为肘管综合征。针刀松解，配合泼尼松龙 5mg、1% 利多卡因 1.5ml、B_1 5mg、B_{12} 0.4mg，局封于肘管内。一周后症状消失，半年后信访，至今未复发，生活愉快。

第二节　肱骨外上髁炎

肱骨外上髁炎俗称网球肘，是肱骨外上髁部伸肌总腱处的慢性损伤性肌筋膜炎。多发于网球运动员，而且与其反手击球时前臂外旋状态下的伸腕、伸肘动作有关。总腱周围的病理改变多种多样，学说很多，至今尚有争论。近几年来，有人认为网球肘并非单纯的一种病变，而是包涵着几种不同的病症，涉及到韧带、关节囊、肌肉、骨膜等软组织损伤，所以也叫它为肘外侧疼痛综合征、肱桡关节外侧滑囊炎、肱骨外髁骨膜炎、肱骨外上髁综合征等。我们认为还是将各种软组织损伤分开命名为佳。该病是肘部的常见病，临床中呈慢性发病过程，多见于钳工、木工、电工、厨师、理发师等从事手工作业的人群，特别是在举臂状态下从事手工操作的人最易发此病。

局部解剖

在肘部肱骨下端向前弯曲，其两端变宽形成内、外上髁，肱骨下端的前后极薄，但内外髁则甚厚。肱骨下端的滑车及小头，分别与尺骨的滑车切迹及桡骨头形成关节（如图 5-3）。

屈肘成直角，可见肱骨外上髁突出于肘外侧面上。肱骨外上髁上有伸肌总腱、肱桡肌和肘关节桡侧副韧带附着。

桡侧腕长伸肌、腕短伸肌、指总伸肌、小指固有伸肌、尺侧腕伸肌的肌腱在环状韧带平面成为腱板样伸肌总腱止于肱骨外上髁骨面，此处有微细的血管、神经束从总腱深处穿过肌筋膜或腱膜及深筋膜进入皮下，该神经血管束来源于桡神经。所以，伸腕、伸指的动作，就对外髁产生了比较集中的牵拉应力。

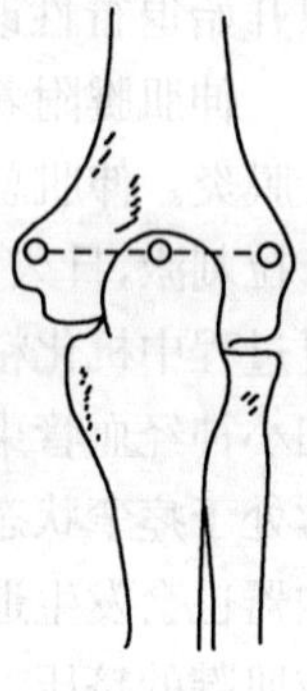

图 5-3　肘关节及肱桡关节

肱桡肌起于肱骨外上髁之上1/3，其前外面有支配肱桡肌的桡神经第1分支，其下1～2cm处分出支配肱骨外上髁、环状韧带的第2分支，其下为支配桡侧伸腕肌的第3分支。屈肘时，屈前臂的肱桡肌可对外髁产生牵拉力。

肘桡侧副韧带起于肱骨外上髁，其纤维向下，与桡骨环状韧带的纤维相融合，前臂旋转及肘内翻时，副韧带紧张。

正常在肱桡关节的外面及后面有一薄的滑膜皱褶附着，覆盖于桡骨头上，如一半环，显微镜下，此为关节囊结构，覆以滑膜，呈纤维性。

病因病理

本病发病可因急性扭伤或拉伤而引起，但多数患者发病缓慢，无明显外伤史，多见于需反复作前臂旋转，用力伸腕动作的成年人，如家庭妇女、羽毛球运动员。伸指或伸腕肌的主动收缩和被动牵拉，都可在伸肌总腱附着处发生一定应力，如应力超出适应能力，将损伤伸肌总腱及其筋膜。当年龄增长，纤维结缔组织开始退行性改变，弹性减退时，则损伤的机会大为增加。

伸肌腱附着点骨膜下出血，形成小血肿，血肿逐渐机化，导致骨膜炎。伸肌总腱、肱桡肌肱桡侧副韧带肱骨外上髁附着处反复牵拉刺激，日久导致肉芽组织水肿或发生轻度撕裂，轻微出血，修复过程中机化粘连、肥厚、结疤，刺激或压迫了从伸肌总腱穿过的细小神经血管束而产生症状。不断的疼痛与挤压刺激使血管经常处于痉挛状态，以致血管壁增厚，甚至使血管栓塞，血管壁的受纳器也会发生退行性改变，栓塞的血管完全承受了来自损伤腱膜或肌腱的挤压，起到了支撑保护神经支的作用，症状可缓解。

临床表现

多起病缓慢，也可由于用力不当突然诱发，逐渐加重。早期，在肘外侧有类似疲劳的酸困不适感，手指有时不灵活。常在工作时出现，休息后可消失。若避免诱发疼痛因素，可在 2～3 个月好转或痊愈。但在经常做诱发本病的工作或运动时，此病不仅不能自愈，而且还会进一步加重，使患者肘外侧呈持续性酸痛，严重者可向前臂外侧及肩部放散，尤其是上肢在做旋转背伸、提、拉、端、推等动作时疼痛更为剧烈，如拧毛巾、端茶倒水、扫地、扣纽扣等动作可使疼痛加重。患者握物无力，容易失手落物。

诊断

1. 肘部或有轻微外伤史，多有前臂伸肌群反复牵拉刺激的劳损史。

2. 肘外侧疼痛呈持续渐进性发展，晨起时肘关节有僵硬现象、前臂无力、握力减弱，肘关节活动不受限。

3. 肱骨外上髁的伸肌总腱汇聚点处压痛明显（如图 5-4），在压痛部位可触摸到增厚、变硬的片块状的病理组织。有时在外上髁外缘可扪及轻微隆起的骨嵴样物。

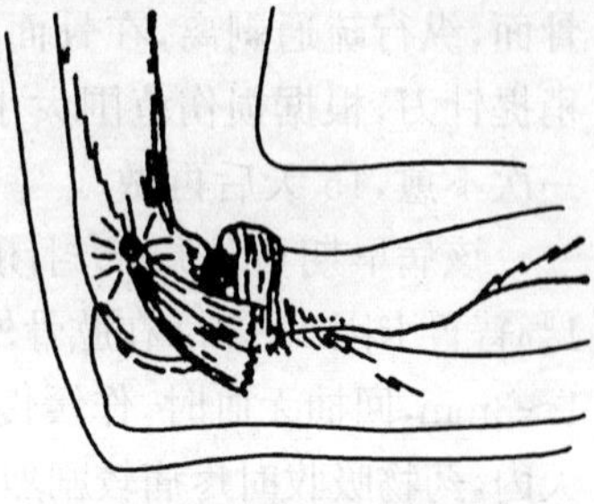
图 5-4　肱骨外上髁压痛点

4. 网球肘试验或称密耳氏（Mills）试验阳性：前臂稍弯曲，手半握拳，腕关节尽量屈曲，然后将前臂完全旋前，再将肘伸直。如在肘伸直时，肱桡关节外侧发生疼痛，即为阳性。

5. X 线检查：一般无异常。晚期时肘关节 X 线片，可偶见钙化阴影，骨膜反映或肱骨外上髁粗糙等。

鉴别诊断

1. 因颈椎病引起 C_5、C_6 神经根受到卡压时，可使支配肱骨外上髁的神经分支更易受累，引起肘外侧疼痛。病人自己常常不能确切地指出肘部最疼痛或按压最痛的部位，检查时也难找到最明显局限的压痛点，而颈外侧可有明显压痛。

2. 骨化性肌炎：疼痛部位广泛，伴有肘关节障碍，X线摄片可确诊。

3. 肱桡关节滑膜囊炎：本病除局部疼痛和压痛外，肘部旋前、旋后受限，前臂旋前引起剧烈疼痛，其疼痛点的位置比肱骨外上髁炎的略高，压痛比肱骨外上髁炎为轻。局部可有肿胀和触痛，穿刺针抽吸可见有积液。

治疗

患者坐位屈肘，上肢平放于治疗桌上，在肱骨外上髁最敏感的压痛处定点。

刀口线与腕背伸肌纤维方向一致，针体垂直于皮肤，刺入至骨面，纵行疏通剥离，在骨面上划痕。有变性软组织硬结者，可稍提针刀，根据损伤范围大小散切几刀，将腱膜和深筋膜切开。一次不愈，15天后再做。

该病早期可先局部封闭治疗，以泼尼松龙12.5～25mg加1%普鲁卡因1～3ml在肱骨外上髁压痛点刺入至骨，向上稍提针1～3mm，回抽无血时，作缓慢加压注射，3～5天1次。封闭后1天内，药物吸收时疼痛较剧烈，若用针刀将筋膜切开可避免。

注意事项

1. 选择压痛点一定要准确无误，最敏感压痛点封闭，疼痛可全部消失。若术前先局麻或局封，麻药注入1ml即可，不可过多，以免操作时迷失方向。

2. 术后应注意休息（1～3周），勿使肘关节活动过多，避免患肢的伸腕动作，防寒保暖。

3. 该病日久常延及周围组织损伤，如侧副韧带损伤、肱桡关节滑膜炎或滑膜皱襞过度增生、环状韧带损伤、肱桡关节半脱位等，治疗时，除在肱骨外上髁局部针刀松解外，同时应积极治疗上述合并症，方可取得更好的疗效。

4. 若是颈椎病、冈下肌损伤等引起的继发性损伤，除局部常规治疗外，应注意原发病灶的治疗。

病案举例

段某，女，45 岁，右肘外侧隐痛不适一年余，加重约半年，无外伤史。其工作是食品配方，长期搬抬重物，搅拌配料。曾采取理疗、封闭、中药外敷、针刺等治疗，能改善症状，但肘部活动后可使症状反复发作，疼痛难忍。现右肘关节及前臂疼痛，右手指酸困、无力，上肢活动后、天气变化时症状加重。查：肱骨外上髁处有局限性压痛点，压痛处钝厚如结节，网球肘试验阳性，诊为肱骨外上髁炎。局部压痛点封闭后，针刀松解，将钝厚的软组织切开数刀，刀刃在骨面剥离 2 下。3 天后，肘关节外侧无不适感。半年后随访无复发。

第三节　旋前圆肌综合征

旋前圆肌综合征是指正中神经在前臂经过时被损伤变性的旋前圆肌腱弓、指浅层肌腱弓所刺激或卡压而产生的一系列神经运动、感觉和自主神经营养功能障碍的临床症状。发病年龄多在 50 岁左右，男女之比约为 3∶1。

局部解剖

旋前圆肌浅头起自肱骨内上髁，深头起自尺骨冠突。肌纤维斜向外下，止于桡骨中 1/3 的外面及后面。两头之间有腱弓形成，受正中神经支配。旋前圆肌的作用是使前臂旋前并屈肘。指浅屈肌位于深面，其肱骨头起自肱骨内髁、尺骨冠突，桡骨头起自桡骨上半部掌侧，肌腹向下分成四条腱，止于第二至第五指中节基底部之两侧。两头之间有腱性纤维相连接，称指浅屈肌腱弓，又称“浅肌桥”，对正中神经、尺神经有良好的保护作用。指浅屈肌的主要作用是屈曲近侧指间关节（如图 5、6）。

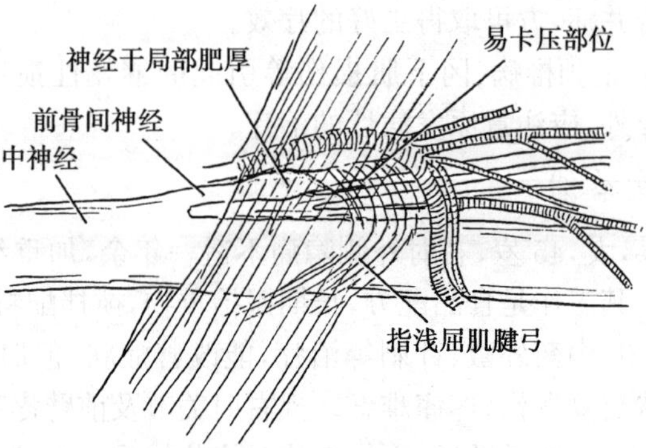

图 5-5　指浅屈肌腱弓示意图

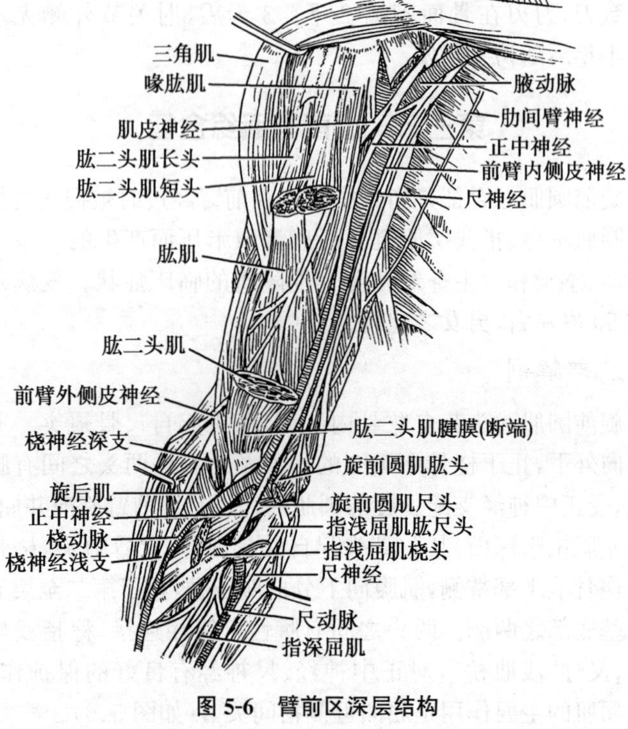

图 5-6　臂前区深层结构

正中神经在前臂近端，从旋前圆肌深头肌纤维上、浅头肌纤维下穿过，进入指浅屈肌两头之间的腱弓。在前臂上 2/3 段位于指浅屈肌和指深屈肌之间，经屈肌支持带（腕横韧带）深面进入手掌，支配手的内在肌，即拇短屈肌、指短展肌、拇对掌肌和第一、二蚓状肌，以及桡侧三个半手指及桡侧掌面的皮肤感觉。

正中神经在前臂沿途发出分支，支配旋前圆肌、桡侧腕屈肌、掌长肌和指浅屈肌。正中神经在穿过旋前圆肌二头之间时，发出骨间前神经，与发自骨间总动脉的骨间前动脉伴行。在前臂骨间膜前方、拇长屈肌和指深屈肌之间下降入旋前方肌深面，发出肌支支配拇长屈肌、指深屈肌桡侧半和旋前方肌，还发出小支至尺骨、桡骨的骨膜（如图 5-7）。

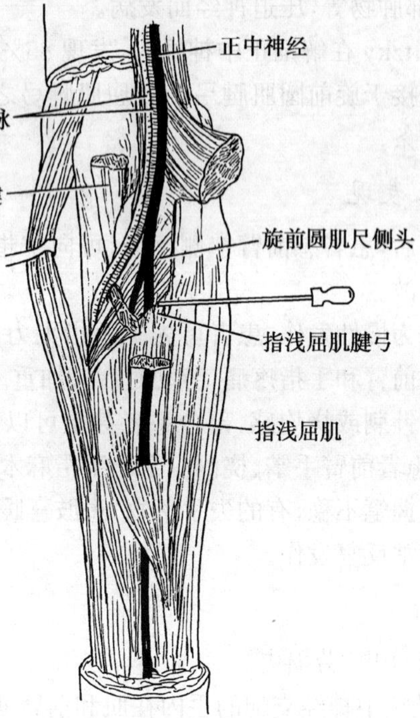

图 5-7　前臂的肌肉、血管和神经

病因病理

外力撞击前臂掌侧，或握拳突然内旋屈曲前臂，使旋前圆肌浅头拉伤，水肿、痉挛刺激正中神经。

手指与前臂反复屈曲内旋工作的人，如理发师、小提琴师、钢琴师、书画家、修理工、体操运动员等，反复屈指使指浅屈肌不断收缩而劳损，可致两头之间的腱弓增厚。反复内旋前臂，造成旋前圆肌慢性损伤，使其肌腹痉挛或肥厚，诱发周围组织，炎性水肿刺激正中神经。

旋前圆肌、指浅屈肌弓之间形成异常纤维束带，在旋前圆肌两头之间，指浅屈肌起点边缘处，常有腱性硬韧组织，局部瘢痕形成，局部肿物等，压迫神经而发病。

Solnitzky 在解剖正中神经时，发现 85％的病例有一根异常纤维带连接于旋前圆肌腱弓和浅屈肌腱弓之间，成为卡压正中神经的索条。

临床表现

外伤后，患者感前臂掌侧疼痛，可向掌指放射，伤处压痛并向手掌放散。

一般为慢性发作，患者可先觉手指无力，不能做精细动作，逐渐感到前臂和手指疼痛，劳动时疼痛加重。有时感觉手掌面，食中指有针刺或烧灼感，部分患者甚至可以出现腕指抽搐。继续发展，患者前臂手掌、桡侧三个半手指麻木无力，肌肉萎缩，写字无力或握笔不稳，有的失手落物，患肢喜暖怕凉，皮肤粗糙，少汗。该病常反复发作。

诊断

1. 外伤史、劳损史。

2. 凡正中神经支配的手内在肌和前臂肌肉均感无力，痛觉障碍。

3. 前臂掌侧上1/3处旋前圆肌及其周围压痛，变硬或明显肥大。该处 Tinel 征阳性(轻轻叩击或压迫神经损伤部位时，有向该神经支配区放射的麻痛感，有时也能出现向近端的放射)。

4. 抗前臂旋前和屈腕运动可使症状加重，当病变在指浅屈肌腱弓处时，抗中指指浅屈肌屈曲试验阳性(中指抗阻力屈曲诱发疼痛加剧或手部桡侧三个半手指麻木感加重)(如图5-8)。

5. X线片排除前臂骨折。

6. 电生理检查显示前臂运动神经从旋前圆肌处开始传导速度下降，局部肌电图正常。

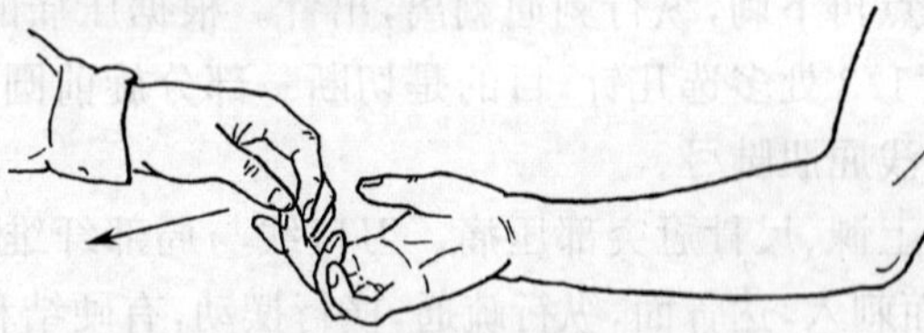

图 5-8 指浅屈肌激发试验图

鉴别诊断

1. 腕管综合征：腕部 Tinel 征阳性，屈腕试验阳性，其疼痛麻木只限于腕关节以远的肢端，在前臂无不适。

2. 颈椎病：上肢疼痛、麻木，是沿颈神经根的分布放射的。颈部活动多，可加重症状。在前臂常无压痛，前臂屈曲抗阻力试验为阴性。压痛点在颈椎棘突旁，臂丛牵拉试验阳性，颈椎X线片示有骨质增生及椎体错移。

治疗

急性外伤后发病者的治疗，多采取休息、患肢制动的方法进行：将患肢前臂屈曲100°，微旋前固定，可配合局部封闭，此种情况较少见。该病多为慢性损伤。

患者仰卧位，患肢掌面朝上，肘及前臂下垫枕，平放于体侧。

于前臂上1/3处及肱骨内上髁、尺骨冠突部寻找压痛点，条索物。

在治疗正中神经循引线上的压痛点时，左手放在患肢桡侧，拇指放于压痛点及软组织变性处向下掐压，刀口线与正中神经纤维方向一致，即与上肢纵轴平行，针体垂直于皮肤，针体贴左手拇指甲进针，迅速刺破表皮，然后缓慢入内，深入皮下约0.5cm左右时可有韧性阻挡感，稍用力探压，患者若无剧烈麻串、触电感，可纵行切割5～10刀，切割厚度保持在3mm以内。纵行疏通、左右推剥几下。也可探找正中神经，术者手下有韧性很强的阻力感，患者有触电样感觉放散时，将针提起1～2mm向外侧偏一点再下刺，纵行剥通剥离，出针。根据压痛的范围，可在前臂上1/3处多选几针，目的是切断一部分旋前圆肌浅头肌纤维及指浅屈肌腱弓。

肱骨内上髁、尺骨冠突部压痛。刀口线与局部纤维方向一致，垂直骨面刺入，达骨面，纵行疏通，横行摆动，有硬结和条索，可切割松解。

起针后，令患者握紧拳，内旋前臂，屈肘，术者对抗下压患者前臂几下。

注意事项

1. 旋前圆肌深支下面即是尺动脉，治疗时针刀勿刺过深，以免刺破动脉造成血肿。

2. 切割时要时时注意患者反应，询问患者感觉，防止刺伤正中神经。

3. 术后避免反复屈肘、内旋前臂，用力握拳，15天后症状未减可再做1次，不可1次切割太多。

病案举例

刘某某，男，52岁，大货车司机。1995年12月来诊。

无外伤史，患者右前臂及手掌无力半年，近1个月右手掌及桡侧 3 个半指麻木伴疼痛，开车时加重，扳手动刹车杆时更明显。近几天吃饭拿筷子也常不听使唤，并感前臂疼痛加重。曾在某院诊为颈椎病，牵引治疗 1 周余未见好转。查：内上髁周围压痛，前臂上 1/3 正中压痛明显，有硬块，Tinel 征阳性，屈肘抗阻力试验阳性，X 线片，肘关节骨质无异常，颈椎各椎体均有骨质增生，生理曲度变直。但下位椎体旁无压痛，叩顶试验、臂丛牵拉试验均为阴性，诊为旋前圆肌综合征。先于压痛明显部位，利多卡因、泼尼松龙局封治疗。5 天后复诊，诉前臂手掌疼痛明显减轻，但手仍无力、麻木。查：肱骨内上髁周围软组织压痛明显减轻，但前臂旋后时仍疼痛，前臂掌面压痛亦减轻，Tinel 征阳性。行针刀痛点松解。切割旋前圆肌肌腹硬结时，患者有酸麻感窜至手上，但无触电感。7 天后复诊，症状明显减轻。前臂旋前圆肌上下缘处有压痛，即于上次针刀松解部位上下各一点再次松解。嘱其勿过量运动前臂，1 年后领亲戚来院看病，知其病愈。

第四节　前臂伸肌腱周围炎

本病又称桡侧伸肌群肌腱周围炎，也叫捻发音肌腱周围炎，它是前臂部桡侧伸肌腱交叉运动，相互摩擦，损伤肌腱及其周围组织而引起的肌腱周围炎症。因在病变部位可出现捻发音，又叫捻发音肌腱周围炎。属中医“筋伤”范畴，好发于中年男性，并与职业有关，春秋季发病率较高。

局部解剖

桡侧腕长伸肌、桡侧腕短伸肌、拇长展肌、拇短伸肌、拇长伸肌是前臂主要的伸肌。其中桡侧腕长伸肌、桡侧腕短伸肌均起于肱骨外上髁，向下形成扁腱，经拇长展肌、拇短伸肌腱的深面，跨过腕关节背面，分别止于第二和第三掌骨底。有伸腕和协助手外展的功能（如图 5-9）。

拇长展肌起于桡尺骨背侧面及骨间隔，下行经桡侧腕长、短伸肌腱浅面(约在前臂桡背侧下1/3处)，在腕背形成鼻烟窝的外侧界，止于第一掌骨底，使拇指及全手外展。

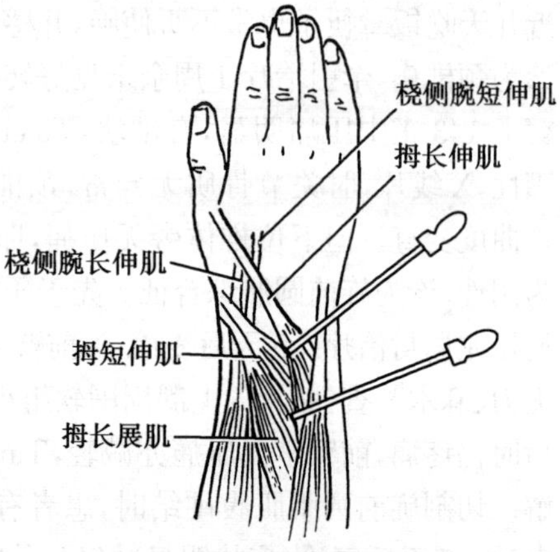

图 5-9 拇长展肌和拇短伸肌与桡侧腕伸肌交叉走行

拇短伸肌起自桡骨体背面拇长展肌下，止于拇指第一节指骨底的背面。主伸拇指并协助伸腕及手的外展。

拇长伸肌位于拇短伸肌尺侧，起于尺骨体背面中 1/3 外侧，向下形成鼻烟窝的内侧界，止于拇指第二节指骨底，主伸拇指，助伸腕及手的外展。

上述肌腱在前臂背侧下 1/3 处无腱鞘保护，并行或交叉重叠，仅有一层疏松的腱膜覆盖，彼此之间有腱旁组织。

病因病理

由于前臂背侧中、下 1/3 交界处，拇长展肌腱与拇短伸肌腱从桡侧腕长、短伸肌腱之间斜行跨过，交叉处的腱与腱之间无滑液鞘类的组织保护。当腕关节左右活动，手指伸屈时，各个肌腱伸缩方向和幅度大小不一，必造成相互之间的摩擦。如反复过量持久地运动前臂及手指、腕关节(木瓦工、修理员、手术大夫、织编工等)，必使肌腱周围组织不断充血、水肿，使浆液渗出。日久尚可导致纤维变性，肌腱之间发炎、粘连，患部周围筋膜和腱周组织增生肥厚，形成皱褶。肌腱活动时，变性的腱周组织摩擦可发出捻发音。

我们认为该病主要是劳损所致，外伤与寒湿刺激只是诱发因素。因为其病理过程不可能短时间内完成。

临床表现

前臂桡背侧远端疼痛、肿胀、腕关节活动受限。屈伸腕、指时均可引起或加重疼痛，或出现捻发音，休息后减轻。

诊断

1. 手腕频繁活动的劳损史，多发于右侧。
2. 前臂背侧酸胀、疼痛、腕关节活动不自如。
3. 前臂桡背侧中、下 1/3 交界处，可有条索状肿胀、压痛或有硬结。
4. 检查者手握住病变部位，令患者活动腕关节，手术者可触及捻发样摩擦感，可清晰听到捻发音（如图 5-10）。
5. 腕关节抗阻力背伸试验阳性。
6. X 线平片无明显异常。

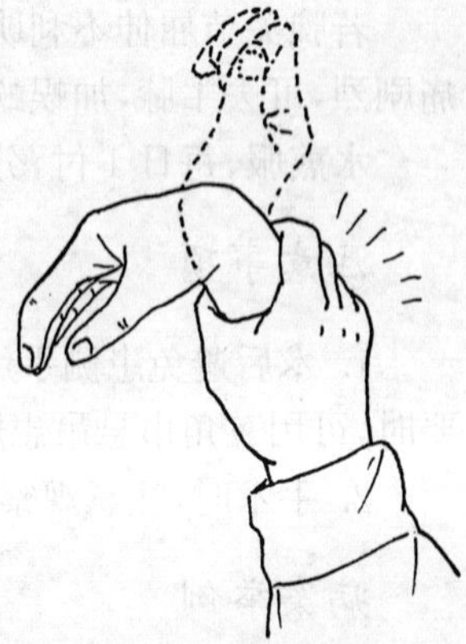

图 5-10　捻发样摩擦感的检查方法

鉴别诊断

桡骨茎突狭窄性腱鞘炎，疼痛及压痛部位均在桡骨茎突部，握拳试验阳性。

治疗

患者坐位，前臂放于桌面，臂下垫枕，掌心向下，于前臂中、下 1/3 疼痛处寻找压痛点做为治疗点。用左手拇指触摸，选择肌腱间隙处，下压至桡骨背面，刀口线和肌腱纤维方向一致。如加压分离较好，刀口线可与前臂纵轴方向一致，针体垂直体表刺入，缓慢进针至骨面，纵行推动 1～2cm 左右，再横行推剥，然后提针约 0.5cm,达深、浅两肌腱之间,将针体左右倾斜平刺 0.5cm,扇形摆动。

再稍上提针刀,将刀口线与前臂纵轴线呈 30°～45°,纵行疏通剥离,有阻挡之韧性筋膜,轻切几刀,将钝厚之筋膜切开。如有硬结,可用右手拇、示两指固定,针刀纵行切几刀,纵行疏通剥离。

术后手法:术者一手握住患手,使其腕微屈,另一手拇指沿桡侧伸腕肌腱方向推捋数下,并横向左右推拨几次。令患者握拳,过度屈曲腕关节几下。

如局部肿胀明显,可配合局部封闭治疗,或配服中药:秦艽 9g 川芎 9g 红花 6g 桃仁 6g 甘草 3g 羌活 9g 没药 9g 五灵脂 9g 香附 9g 牛膝 9g 当归 15g

若腕关节屈伸不利明显者,可加伸筋草 15g,桑枝 10g;若疼痛剧烈,可去牛膝,加蜈蚣 3 条。

水煎服,每日 1 付,分两次口服。

注意事项

1. 术后避免患侧手用力握物,减少拇指、腕关节的活动,必要时,可用三角巾悬吊患肢于胸前。

2. 手术时,注意观察患者反应,勿损伤骨间后动脉和神经。

病案举例

翟某某,男,40 岁,北京人,秘书,3 年来,右手臂、腕关节总感酸胀难受。工作繁忙,特别是写字过多、过快时,可使症状加重。活动腕关节,轻揉前臂肌肉,或休息后可缓解。近两周为赶写报告、论文,连续工作致右臂疼痛加重,休息后亦不缓解。在某医院诊为颈椎病、牵引、按摩治疗,无明显疗效。1996 年 5 月来我处就诊。查:颈椎活动度正常,臂丛牵拉试验阴性,椎间孔挤压试验阴性,颈椎 5、6、7 棘突旁无明显压痛,而前臂部则压痛明显,腕关节活动时,压痛处可触及捻发感，闻及捻发音，排除颈椎病所致疼痛，诊为：前臂伸肌腱周围炎，局部针刀松解治疗一次，一周后复诊，疼痛明显减轻，要求再治疗1次。查：局部除原针孔有轻微压痛外，余无明显压痛，仍有轻微捻发音，触之仍有捻发感，即在捻发感明显处，进针，切开肌腱周围筋膜，纵行疏通剥离。1月后遇见，知其已正常工作，无有不适。

第五节　桡管综合征

桡管综合征是指桡神经深支在肘关节外远侧的桡管内被旋后肌浅层的腱弓或桡侧腕短伸肌的肌起腱弓所卡压、牵扯、摩擦、刺激而产生的综合征。又称前臂背侧神经卡压综合征，骨间背侧神经炎、桡弓综合征。是临床中的常见病，多发病，好发于男性。但因其损伤部位在肘外，多误诊为网球肘，久治不愈，牵延日久，甚至可致前臂背伸肌瘫痪。一般保守治疗早期有效，晚期治疗则需手术切除桡侧腕短伸肌弓、旋后肌弓等腱性结构方可取得较好疗效。以针刀为主治疗该综合征有其他疗法不可替代的作用和优越性。

局部解剖

旋后肌是短而位置较深的肌肉，为肱桡肌、腕伸肌、肘后肌等所覆盖。起于肱骨外上髁，桡侧副韧带及环状韧带和尺骨的旋后肌嵴，其纤维被桡神经深支穿过而分成浅、深二层，紧贴桡骨的后面、外面和前面，向前下止于桡骨上1/3的前面。在浅层近侧缘形成旋后肌弓，呈半环形，多为半腱性半肌性的混合结构，弓的横径和纵径都在0.1～1.2cm左右。旋后肌受桡神经支配，其作用是使前臂旋后。

桡侧腕短伸肌位于桡侧腕长伸肌深面，借伸肌总腱起于肱骨外上髁、外侧肌间隔，桡侧副韧带向下移行于扁腱，止于第三掌骨底。桡侧腕伸肌起始部有坚实锐利的腱性内侧缘，两者之间有一连续的弓，桡神经深支即由此弓穿出。

桡神经在肱骨中段紧贴肱骨，在肘关节处分成浅支和深支。浅支主要为感觉纤维，分布在前臂远端桡侧及背桡侧，供应桡侧3个半手指；其肌支支配桡侧伸腕短肌的功能，其体表投影为肱骨外上髁至桡骨茎突的连线。

桡神经深支，即骨间背侧神经，全为肌支，无感觉纤维。降至桡骨头水平时，即被桡侧腕短伸肌所覆盖，穿过其腱弓进入旋后肌浅、深二头之间，主要支配前臂肌群的运动。由该神经支配的肌肉有旋后肌、指总伸肌、小指固有伸肌、尺侧腕伸肌、拇长展肌、拇短伸肌、拇长伸肌及示指固有伸肌等。

桡神经深支体表投影为肱骨外上髁至前臂背侧中线的中、下1/3交界点的连线（图5-11）。

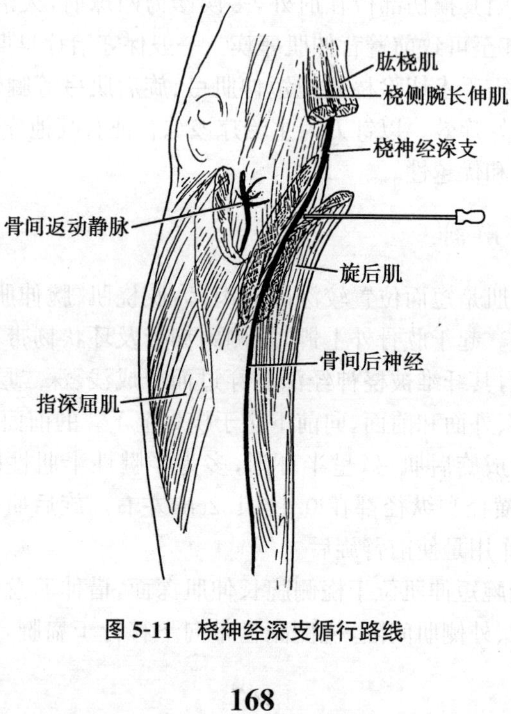

图5-11　桡神经深支循行路线

病因病理

桡神经深支在肘关节外侧穿过桡侧腕短伸肌腱弓、旋后肌腱弓。在此处只有较小的活动余地，且腱弓基底部是很薄的旋后肌深层，深层紧贴桡骨头，可谓四周均是坚韧组织，如果局部有病变，如旋后肌、桡侧腕短伸肌损伤，腱部结疤、粘连，很容易使神经受压而致麻痹(图 5-12)。

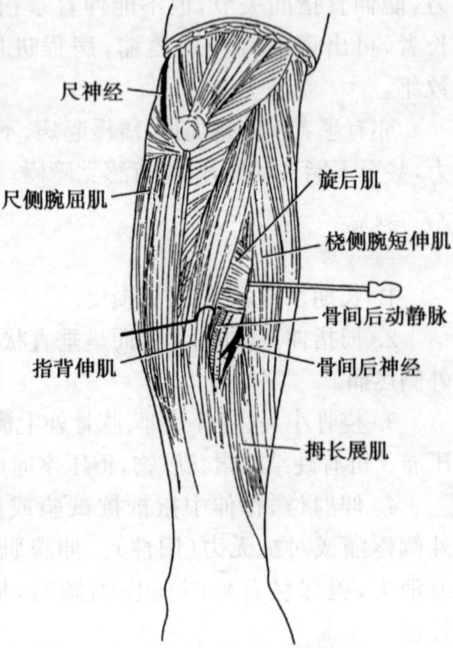

图 5-12 肘部桡管解剖图

如前臂需要长期用力做旋前、旋后，屈指伸指动作如乒乓球运动、网球运动、修理工、理发师、木工、洗衣工、司机等，可使局部软组织慢性损伤，腱弓处发生炎性水肿、结疤、粘连，或使腱弓肥厚、变性。周围软组织损伤牵拉腱弓或直接与骨间背侧神经粘连而引起症状。如桡神经深支与肱桡关节关节囊发生粘连。

另外，局部占位性病变，如旋后肌腱弓处的脂肪瘤、肿瘤、纤维瘤及腱鞘囊肿、骨质增生、骨折等亦可导致骨间背神经受压。此种因素导致的神经卡压症非本节讨论范围。

临床表现

患者早期以肘部及肘前臂外侧近端疼痛为主，劳累后可加重。腕部屈曲位时，前臂旋前、旋后也可使疼痛加重。前臂能主动旋前而不能主动旋后。通过对症治疗或休息，患者疼痛即可缓解，但之后，却会逐渐出现伸指、伸拇及展拇指无力，能伸直指间关节，但不能伸直掌指关节、腕无力。病程较长者，可出现前臂伸肌萎缩，病程进展缓慢者可长达数月、数年。

亦有患者没有疼痛期，缓慢起病，不自觉地出现伸指伸腕无力，甚至不能主动伸开，没有感觉障碍。

诊断

1. 长期寒冷刺激史、劳损史。

2. 拇指伸直、外展无力而呈垂直状，不能主动伸腕，可伴肘外侧疼痛。

3. 桡骨小头、桡骨颈部、肱骨外上髁内侧，尺骨旋后肌嵴部压痛。可有硬结或索状肿物，重压疼痛可向远端放散。

4. 伸肘位，作伸中指抵抗试验或前臂旋后抵抗试验，肘外侧疼痛或对抗无力（阳性）。伸腕肌力桡侧正常，尺侧减轻或消失，腕部呈背伸时向桡侧倾斜，握拳检查时，拳也偏向桡侧。

5. 桡管压迫试验阳性：一些患者在距肱骨外上髁约 5cm 处，可触及一能够滑动的小束，轻触有压痛即为阳性，检查时应双侧对比进行（如图 5-13）。

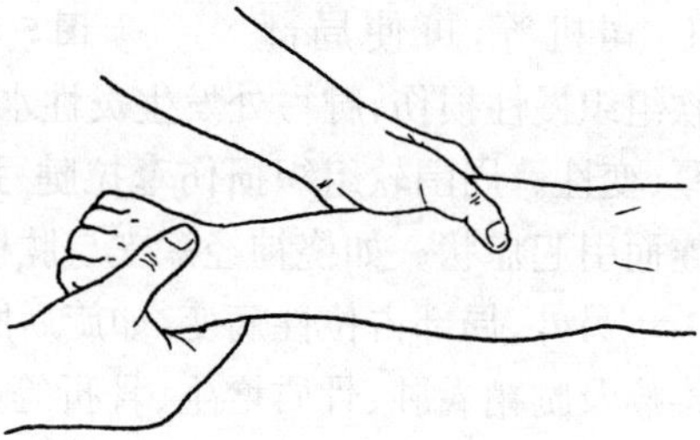
图 5-13　桡管压迫试验

6. 肌电图检查，可见拇伸肌和指伸肌传导速度减慢，伸拇伸指肌出现纤维震颤，X 线片可排除骨性病变。

鉴别诊断

网球肘：肱骨外上髁部疼痛、压痛，天气变化、劳累后加重，但多无背伸肌无力、伸腕困难等运动障碍的临床表现。压痛点均在肱骨外上髁，且网球肘试验阳性。

治疗

患者取坐姿、屈肘前臂旋前位，放于治疗床或桌面上，此种体位可通过旋前圆肌的作用，将深支带离肱桡关节。骨间背侧神经的循行方向也更明确。

1. 在旋后肌起点，桡侧腕短屈肌起点有压痛者，多为肌肉损伤，刀口线与肌纤维方向一致，垂直局部骨面刺入达骨面，纵行疏通剥离，横行摆动。

2. 在桡骨小头，桡骨颈部压痛或酸胀感明显，有条索者，多为腱弓处有炎症渗出、粘连或腱弓本身肥厚。松解目的是切开环状韧带及压痛腱弓。刀口线与骨间背侧神经循行方向一致（即肱骨外上髁与前臂背侧中线的中下1/3交界点的连线），针体与皮肤垂直，按四步进针规程操作，刺达骨面，纵行推剥，横行推剥几下，如桡骨头部有韧带肥厚感，纵切3～5刀，之后略提针刀（约1～3mm）纵行切割条索状物，纵行疏通。起针后，在局部用分筋理筋法推剥数下，屈腕状态下将前臂被动旋前和旋后几下。

15天后未愈，可在压痛处再按上法操作治疗。

注意事项

1. 勿损伤骨间背侧神经。

2. 治疗后，患者一定要相对休息，尽量避免负重情况下将前臂旋前或旋后。如有全身性骨膜炎、类风湿关节炎，应积极治疗原发病。

3. 本病早期神经外膜水肿和纤维变性损害为可逆的，治疗效果大多较好。病变后期受压神经的局部轴索可能会变性，所以，病程较长。以神经麻痹为主症者，针刀松解后，应配合前臂背伸肌群按摩，局部用活血化瘀的中药外洗，一般15～30天后，症状仍无缓解再行第2次治疗。疗效虽不如早期的好，但多会有功能改善。

病案举例

严某，男，56岁，机械工人，主诉前臂无力，肘外侧疼痛，曾在当地医院诊断为颈椎病，行手法、牵引治疗无效，来我处求治。颈椎X线片示，各椎体均有不同程度骨质增生，但颈项部无不适症状，下位椎体部亦无明显压痛，叩顶试验(－)，臂丛牵拉试验(－)、椎间孔挤压试验(－)，排除颈椎病所致。查：桡骨头、桡骨颈部位压痛明显，并可向远端放散至腕。前臂旋后抗阻力试验阳性，伸指的对抗力弱、肱骨外上髁部无压痛，肘关节X线片示无骨折影及骨质增生现象，诊为桡管综合征。针刀常规治疗1次，疼痛明显减轻，伸指力亦有所改善，嘱其加强前臂背伸肌锻炼，1个月后痊愈。

第六节　腕部尺神经卡压综合征

腕部尺神经卡压综合征是指尺神经在经过腕部尺、掌侧之尺管及豆一钩裂隙时，被周围肥厚、紧张、挛缩的软组织以及肿物刺激、压迫而引起的一系列症状。多发于中年男性。

局部解剖

尺管又称Guyon管，位于腕管的浅面尺侧，以腕横韧带为底，内侧壁为豌豆骨，外侧壁为钩骨，顶为腕掌侧韧带。其内有尺神经、尺动脉通过。

豆-钩裂隙：豆骨与钩骨之间的豆钩韧带为底，顶为小指短屈肌、小指对掌肌，附着在钩骨及腕横韧带间的腱弓。因有尺神经深支（运动支）先在豆钩韧带远侧弯向背侧，之后围绕钩骨钩，经小指短屈肌、小指对掌肌钩骨附着处下面通过，而显得尤为重要（如图5-14）。

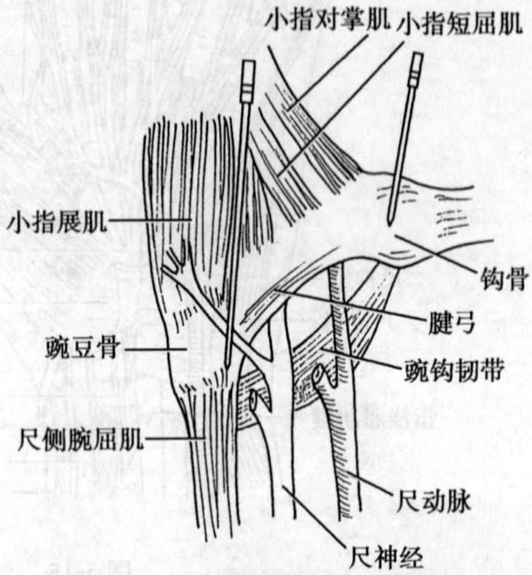

图5-14　尺神经腕部行程

尺神经在腕部浅层，于指浅屈肌腱和腕屈肌腱之间下行。在腕横韧带的浅面入掌，位于豌豆骨与钩骨之间的肌膜性管内，并分出浅、深两末支。浅支在尺动脉尺侧下行，分布于尺侧一个半指掌侧的皮肤；深支由豌豆骨远侧平面分出，经钩骨钩尺侧弯向下外，伴行于掌深弓的近侧或远侧缘。分布于小鱼际诸肌、第3、4蚓状肌、拇收肌及7块骨间肌（如图5-15、图5-16）。

病因病理

1. 尺管及豆-钩裂隙是由骨和缺乏弹性的腱性韧带组成，又位于活动频繁的腕关节部，反复活动腕关节、伸屈小指及环指、掌根持续按压硬物等，都可使豌豆骨与钩骨周围的软组织损伤，使它们发炎、肥厚、结疤，可刺激、压迫经过此处的尺神经。

2. 掌长肌腱变异止于豌豆骨的腱性条带，类风湿滑膜炎水肿、附近的腱鞘囊肿、脂肪瘤等都可压迫尺管而致病。

3. 尺管入口处，因表带过紧而长期卡压、摩擦；睡时枕手位

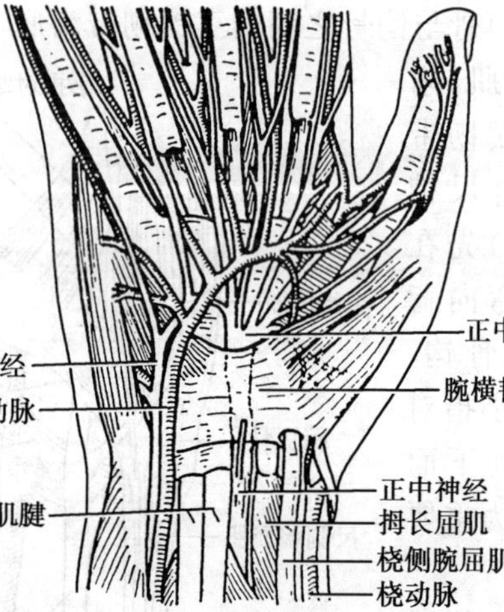

图 5-15

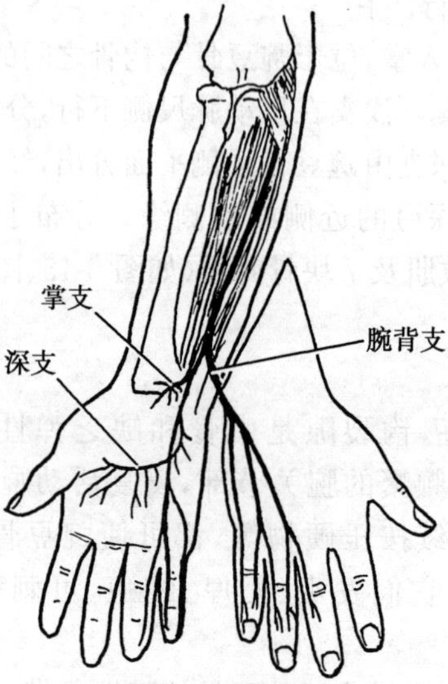

图 5-16　尺神经及其分支

压迫豌豆骨、钩骨时间过长，使豌豆骨桡侧缘和钩骨尺侧缘软组织损伤，缺血性挛缩、结疤组织刺激和压迫尺神经。

4. 尺神经与尺动脉伴行，动脉周围炎症、尺动脉栓塞等可刺激尺神经而发病。

临床表现

1. 豌豆骨处软组织损伤：可压迫、刺激尺神经，同时出现尺神经浅支和尺神经深支的异常引起症状的，所以临床表现较为复杂。

主要表现在腕关节胀痛、刺痛、灼热、跳动感向小指、环指、小鱼际放散，或者放射至肘部尺侧，甚至腋窝。腕、手麻木无力。可在夜间被痛醒，部分病人有骨间肌瘫痪，出现爪型指畸形。手的麻木、发凉感在环指和小指的掌面，而其背面的感觉则是正常的。

2. 钩骨周围软组织损伤，主要可挤压尺神经深支，导致肌肉萎缩。此型多发病缓慢，因为没有明显的疼痛症状出现，常不易被察觉。逐渐出现患手无力、麻木、环指、小指皮肤感觉迟钝，手的内在肌肉萎缩，拇指不能内收。部分患者可有小鱼际及钩骨周围组织疼痛，多是因局部炎症刺激所致。

诊断

1. 外伤史、劳损史、长期寒湿刺激史。

2. 腕关节及手指无力或疼痛，尺神经浅支在手部的分布区感觉异常，小鱼际萎缩等。

3. 豌豆骨与钩骨之间软组织压痛，软组织变性发硬。

4. 特殊检查。

①夹纸试验阳性，2～5 手指因内在肌萎缩或肌力减退，无力夹紧纸张，而使纸从用力对夹的指间坠落。

②强力屈腕或伸腕关节可引起腕部疼痛及小指疼痛、麻木加重。

③叩击试验或 Tinel 氏征阳性，叩击患侧豌豆骨和钩骨之间，可引起尺神经分布区窜麻者为阳性。

④抗阻试验阳性：手指内收或外展抗阻力运动减弱或消失。

⑤爪形指畸形：第 4、5 掌指关节过伸、近节指关节屈曲，手的掌屈力减弱但不会消失（因正中神经支配的桡侧腕屈肌等功能尚正常存在）。

5. 肌电图检查阳性率不高，可见 M 波波形改变。X 线平片可排除骨折、骨结核等骨性病变。

鉴别诊断

1. 腕管综合征：为正中神经受压，手部麻木、疼痛范围广泛，影响手指做精细动作。叩击腕关节掌侧正中腕横韧带，疼痛、麻木可向手掌、桡侧 3 个半手指放射。

2. 神经根型颈椎病：其疼痛、麻木范围较广，上至颈部、肩部、上臂，下至前臂和手指。患病棘突旁多有压痛，活动颈部可引起症状加重，椎间孔挤压试验阳性。C_8 神经根受压时，虽主要表现环指和小指的麻木，不同的是，掌侧和背侧都有感觉障碍或异常。

3. 肘管综合征：压痛及 Tinel 征阳性均在肱骨内上髁桡侧沟内。因在此处卡压尺神经，其背侧支也会受到影响，所以小指、环指的麻木感、发凉感，掌侧和背侧都有。

治疗

患者坐位或仰卧位，手掌向上，腕关节背部垫枕，在豌豆骨、钩骨突的掌面投影处定点（尺侧腕屈肌腱远端附着点即为豌豆骨、第五掌骨面近端接触之骨突即为钩骨），两骨约相距 1～2cm。远端腕横纹与尺侧腕屈肌腱内缘交点为豌豆骨治疗点，该点向掌面沿纵轴方向 2～2.5cm 骨突处为钩骨治疗点。

1. 刀口线与前臂纵轴平行，针体与骨面垂直刺入，直达骨面。刀刃移至豌豆骨桡侧缘，纵行切割数刀，主要切开腕掌侧韧带。纵行疏通剥离后，向桡侧横行推剥。在钩骨治疗点治疗，进针方法与上同，达骨面后将刀刃移至钩骨尺侧、近侧缘，刀口线约与前臂纵轴成 45°角。切割腕掌侧韧带和腕横韧带数刀，后将针刀向尺侧平推。

2. 如以压迫尺神经深支为主，局部无明显压痛者，则多在钩骨处治疗：刀口线与前臂纵轴平行，垂直皮肤刺入，达钩骨骨面，移刀刃于钩骨尺侧、远端边缘，刀口线与前臂纵轴线约呈 45°角。沿钩骨边缘切割数刀，主要切割小指短屈肌和小指对掌肌，针下有松动感时出针。

3. 豌豆骨与钩骨之间疼痛，压痛明显时，也可直接在压痛处进针，刀口线与前臂纵轴平行，针体垂直皮肤，刺入皮肤后缓慢进针，患者诉局部酸胀明显，而无向小指和环指的麻窜，无剧痛时，纵行疏通剥离，横行推剥，出针。

起针后，过度背伸腕关节数下，横推豌豆骨与钩骨以及其间的软组织数下。

如局部疼痛明显者，也可配合局部封闭；如果手部肌肉已萎缩，可配合局部按摩，尺管处定期注射维生素 B 族注射液，自主握拳锻炼，并尽量多做五指并拢和伸指练习。

注意事项

1. 手术操作时，针刀宜贴骨面进行，注意观察患者反应，询问患者感觉，勿损伤尺神经及伴行之血管。

2. 若是因肿瘤、脂肪瘤、骨折等原因引起尺神经受压症状者，应先治疗原发病。

3. 痊愈后，应注意劳动防护，防止职业性损伤。

病案举例

阎某某，女，43 岁，顺义县人，农民，右手环指、小指麻木 3 个月。劳累后可引起疼痛，握锄头柄无力，夜间麻痛更明显。查：豌豆骨桡侧压痛，该处 Tienl 征阳性，过伸过屈腕关节，可使症状加重。诊为腕部尺神经卡压综合征，针刀于压痛处选 2 点，钩骨突边缘选一点松解治疗，起针后，配合腕尺管封闭 1 次。疼痛消失，手指麻木感减轻大半，夜晚已可安睡。10 天后复诊，豌豆骨上缘压之酸胀，局部针刀松解，嘱患者 3 天后每天握拳 100 次，注意劳动保护，痊愈。

第七节　腕管综合征

腕管综合征，又名腕管狭窄症、正中神经挤压症或腕管狭窄性腱鞘炎，是一种由于正中神经在腕管中受压而引起的以手指麻痛为主的综合征，是最常见的一种周围神经卡压症。临床中较为多见，但只考虑正中神经受损，而不探究其病源，使该病常被误诊或漏诊。在未被认识之前，往往当做风湿病、末梢神经炎、正中神经炎，甚至还被当做癔症来治疗。

外科手术治疗腕管综合征有可靠的疗效，但创伤较大。近年来在腕管两端各切一口，通过内窥镜手术治疗也取得了成功，但其操作复杂、设备昂贵。根据对该病病因病理的分析和对手术治疗原理的研究，以局部解剖结构特点为依据，通过巧妙的设计，采用针刀闭合性手术治疗，亦取得了较满意的效果。该治疗方法操作简单，痛苦小，患者易于接受，可尽早诊治，适宜于基层医院开展。

局部解剖

腕管是由腕管沟和腕横韧带共同组成的骨性纤维隧道，管断面呈椭圆形,可容纳一个手指(如图 5-17)。

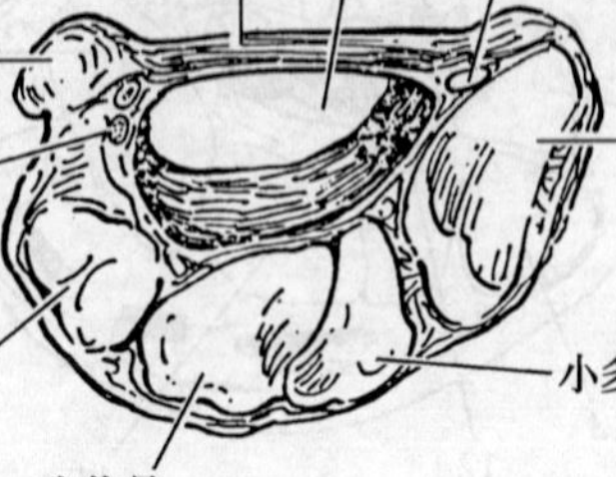

图 5-17　腕管横断面

腕骨一共有 8 块,由于腕骨掌面窄,背面宽而形成的掌侧凹陷,称为腕骨沟。腕横韧带为臂深筋膜特殊增厚的强韧纤维束,起自舟状骨结节和大多角骨桡侧隆起,止于腕豆骨和钩骨钩尺侧,宽约 1.5～2cm,长约 2.5～3.0cm,中央部厚约 2mm,两侧及近端和远端厚约 1mm。其浅面由近端前臂筋膜、掌长肌和掌部远端筋膜组成。腕管的内容物包括屈指浅肌(4 根肌腱)、屈指深肌(4 根肌腱)、拇长屈肌(1 根肌腱),共 9 条肌腱及其滑膜与正中神经(如图 5-18)。

正中神经在前臂远端行于屈指深浅肌肌腹之间,而后至掌长肌与桡侧屈腕肌之间于腕横纹上 5cm,自桡侧发出掌皮支,支配大鱼际肌及掌根部的感觉。正中神经主干下行自腕横韧带下方进入腕管,居于浅层,穿行于肌腱与腕横韧带之间,沿中指的长轴方向延伸出腕管。出腕管后,正中神经分为内、外侧束。外侧束发出鱼际返支、拇指固有神经(拇指桡侧感觉)、拇指掌侧总神经(至远侧掌横纹分为拇指尺侧、示指桡侧指固有神经,支配相应部位的感觉);内侧束分出示指、中指掌侧总神经,在掌横纹处分别发出两支固有神经,支配示指尺侧、中指桡侧以及中指尺侧、环指桡侧。

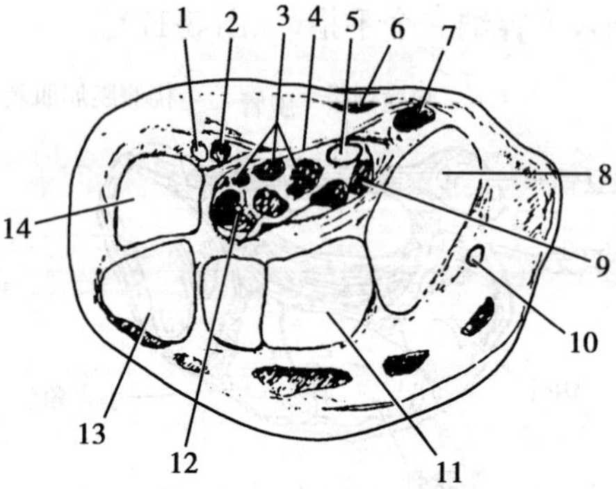

图 5-18　腕管内容物

1. 腕掌侧筋膜　2. 尺神经　3. 指浅屈肌腱　4. 腕横韧带　5. 正中神经　6. 掌长肌　7. 桡侧腕屈肌　8. 舟骨　9. 拇长屈肌腱　10. 桡神经　11. 月骨　12. 指深屈肌腱　13. 三角骨　14. 豌豆骨

尺神经和尺动脉在腕横韧带的浅面通过，位于钩骨钩的尺侧。尺神经和正中神经的感觉神经之间存在交通支。

病因病理

腕管综合征的病理生理机制比较复杂，已知腕管部神经受压与多种因素有关。常见的有腕部外伤和劳损引起的腕管绝对狭窄和相对狭窄，如外伤引起的腕部骨折、脱位、扭挫伤等，引起管内各肌腱周围组织水肿、增厚。屈腕尺偏固定时间过长，如夜间手腕不自主屈曲位固定；反复的屈、伸腕关节及手指的活动，上肢反复振动，如打字员、乐器演奏员、电钻工等使腕横韧带增厚，或者腕管内有脂肪瘤、腱鞘囊肿等软组织肿块，引起腕内容物增多，使腕管压力增加，正中神经受压而产生一系列症状。

Gelberman 测量腕管压力发现：正常人群手腕在中立位时，腕管内压力为 2.5mmHg；屈伸 90°时，腕管内压力可达

30mmHg。腕管综合征的患者中立位时，腕管内压力为32mmHg，屈腕时可达94mmHg，伸腕时可达110mmHg。

各种病因 → 腕管内压升高 { 神经束腹水肿→内膜水肿→血流下降；正向、逆向轴浆运输减慢 } 神经纤维化

→传导减慢/阻滞

慢性腕管综合征一般根据轻重不同分早、中、晚三期。早期无正中神经病理形状的改变；中期正中神经出现外膜和束膜水肿，此期神经病变是可逆的，减压后可以恢复正常；晚期正中神经的病理变化为，内膜水肿、神经内纤维化，部分脱髓鞘变和轴突退行性变，此期的病理变化部分是不可逆损害。

临床表现

起病缓慢隐匿，最早出现的症状是手腕部不舒服，在劳动之后和夜晚手放被窝内，由于局部温度增高，腕管内的组织充血或肿胀，使管内压力增高，从而使症状变得明显或加重，所以此时的患者睡觉时常将患手放在被窝外。寒冷季节患指可有怕冷、发凉，出现发绀等现象。患手腕关节疼痛，桡侧4个手指疼痛、麻木感觉异常是常见的症状。早期病程在一年以内，患者的上述症状较轻，不持续，仅在夜间或做特殊动作时出现症状。早期，麻木和感觉障碍持续存在，无大鱼际肌肉萎缩或仅见轻度萎缩。患者可有夜晚麻醒史，醒后行甩手或搓手等活动后症状可好转，腕部的不适、疼痛可向前臂、肘部，甚至向肩部放射。有时举手拿电话、梳头或拿报纸等活动即可引起手部麻木加重。拇指不灵活，患手握力减弱，握物端物时，偶有突然失手的情况，到了晚期，症状进一步加重，大鱼际萎缩，手指运动和感觉障碍。出现精细动作受限，如拿硬币、系纽扣困难。病程长者，可有皮肤干燥、脱屑、指甲脆变等现象。

急性损伤时疼痛剧烈。

诊断

1. 有外伤史或长期手工劳动史，多发于中年女性，40～60岁好发。

2. 拇、示、中指及环指桡侧疼痛和麻木，夜间加重。

3. 腕管掌侧有明显压痛，或有条索状硬块。早期可发现桡侧三指感觉过敏，其余两指正常，病程长者，两手对比侧面观，患手大鱼际萎缩，检查发现患侧拇指无力。

4. 叩诊试验阳性：轻叩腕管近端正中部位（桡侧腕屈肌腱与掌长肌腱之间），患者正中神经分布的手指有放射性触电样刺痛感。

屈腕试验阳性：病人两肘搁在桌上，前臂与桌面垂直，两腕掌屈，此时正中神经被压在腕横韧带的近侧缘上，40秒后症状加剧即为阳性。

止血带试验：用血压表气囊带置于腕部，充气使气压达150mmHg，持续30秒，掌心、手指出现麻木者为阳性。

振感检查：用256频率的音叉击打坚硬物后，用音叉的尖端置于检查指指尖，双手同指对照，观察感觉变化。

5. 肌电图检查：肌电图检查对腕管综合征的辅助诊断具有重要意义。在近侧腕横纹正中神经部位，置一双极电极，测定拇对掌肌或拇短展肌处的运动纤维传导时间。正常短于5毫秒，本症患者测定可长达20毫秒。

6. X线检查：腕关节可无异常发现，某些病例有骨质增生、陈旧性骨折影等，个别患者可有腕横韧带的钙化影。

鉴别诊断

1. 颈肋：有手部疼痛、麻木的症状，但不会局限于正中神经的分布区，且多数患者患手尺侧的症状更明显。患者常伴有血管症状，如手指发冷、发绀、桡侧动脉搏动比另一侧减弱，X线检查可见颈肋。腕管部叩诊试验阴性。

2. 颈椎病：神经根型颈椎病 C_6 神经根受压，临床表现容易与腕管综合征相混淆。但臂丛牵拉试验、压顶、叩顶试验阳性，屈腕试验则为阴性。

3. 多发性神经炎：常为双侧发病，不局限于正中神经，尺、桡神经也同时受累，呈手套状之感觉麻木区。

4. 脊髓肿瘤：压迫第 6、7 颈神经根时，其症状为进行性加重，并且腕以上、颈、肩等处也有变异。

治疗

1. 早、中期患者可局部封闭结合夹板固定治疗，每周治疗一次，4～6 次为一疗程，药物选地塞米松等甾体类药物加 1%利多卡因。局封时，在远侧腕横纹与环指轴线相交处或掌长肌腱的尺侧定点，针尖斜向桡侧 45°角刺入腕横韧带。如患者突感麻木或过电感，应考虑针尖刺到了正中神经，使针尖向尺侧略偏。虽然直接针刺正中神经或向神经内注药所引起的损伤是暂时的、可逆的，但还是应避免直接戳刺或向正中神经内注射药物，治疗后 24～28 小时，症状可加重，之后即减轻。局封后辅以夹板固定治疗 1～2 周。若考虑是腕管内肌腱鞘炎引起者，应将针头刺入腕管，并不断移动位置，以使注射面积扩大。

2. 中、后期患者可应用针刀治疗：患者坐位或仰卧位，手掌伸开平放，掌面向上，摸清尺侧的豌豆骨和钩骨钩骨面，桡侧的舟骨及大多角骨，在其体表投影处定点。刀口线与正中神经的循行方向一致，针体垂直于皮肤，以左手拇指为引导，拇指由定点处下掐至骨面，左右推剥，针刀刃贴左手拇指甲刺入皮肤，摸索进针，探至骨面，在豌豆骨、钩骨钩骨面的桡侧缘浅层纵切2～4 刀；在舟骨、大多角骨面的尺侧缘浅层纵切 2～4 刀，切断部分肥厚的腕横韧带，有切断坚韧组织的手感。

如怀疑有腱鞘囊肿，可用左手拇示指固定肿块，刀口线与正中神经方向一致，针体垂直于皮肤，刺入囊肿内，将囊肿切开。起针后，拇指用力下压，使囊肿内的胶状物挤出。

治疗期间，患者可配服维生素 B_6，每日 100mg，分 3 次口服，有助于神经的修复。

注意事项

1. 豌豆骨桡侧有尺神经、血管通过，治疗时，将神经、血管向桡侧推开，针刀应贴尺侧腕屈肌腱桡侧边缘刺入，紧贴骨面切割。钩骨钩的边缘有尺神经、血管经过，亦应注意。

2. 针刀治疗只需切断部分张力大的横韧带即可解除卡压，减轻腕管内压力，故无需过多切割，以减少损伤机会。

3. 对因糖尿病、类风湿关节炎、痛风等内源性因素引起者，应积极配合原发病的治疗。

病案举例

钱某，女，50 岁，编织工。右手腕及桡侧四指麻痛二年余，环指麻痛较轻，右手桡侧三指感觉迟钝，运动不灵活，劳累后加重。查：右手大鱼际肌肉轻度萎缩，皮肤粗糙，叩击试验阳性，屈腕试验阳性，X 线检查，腕关节无异常。诊为右腕管综合征。在舟骨、大多角骨、豌豆骨、钩骨钩局麻后，针刀常规松解。术后患者即感轻松，嘱患者一个月内勿编篓等，尽量减少腕关节活动。一个月后复诊，手指、掌心麻痛基本消失，手指灵活，但捏拿东西时仍无左手有力。嘱患者口服维生素 B_6，继续治疗，半年后复诊已愈。

第八节　腕背腱鞘囊肿

腱鞘囊肿是发生于关节或腱鞘内的囊性肿物，是滑液从关节囊或腱鞘由内向外渗出而形成的疝状物，内含有无色透明或微呈白色、淡黄色的浓稠黏液，类似果冻样的胶样物质。囊肿可分单房和多房，以单房性为多见。中医称为“腕筋结”、“腕筋瘤”、“筋聚”、“筋结”等，可发生于各个年龄阶段，女性发病率较高。见于腕关节、踝关节、脚背部、腘窝部，以腕背部多见。

局部解剖

囊肿壁的外壁为纤维组织构成，内壁与关节滑膜相似，囊内充满无色透明胶样黏液，它与滑囊完全不同。囊腔可与关节腔或腱鞘相通，也可与关节腔及腱鞘不相通。

病因病理

目前，多数学者认为它是关节囊或腱鞘中多余的结缔组织发生黏液样变性所致。多与局部外伤和劳损有关。经常操作电脑的人员及会计、厨师、缝纫工等手腕活动频繁的劳动者，长时间劳作是发病的主要原因。

临床表现

囊肿的生长比较缓慢，也有突然产生者，患者多无自觉症状，部分患者自觉局部酸痛或疼痛。发生于腕部背侧皮下，呈圆形或椭圆形，大小不一，突起于皮面（如图 5-19），早期囊肿质地柔软而有张力，能触及波动感；后期囊肿坚硬如核，推之不移动。自觉腕关节无力。囊肿与皮肤无粘连，周围界限清晰，根基固定，几乎没有活动度。

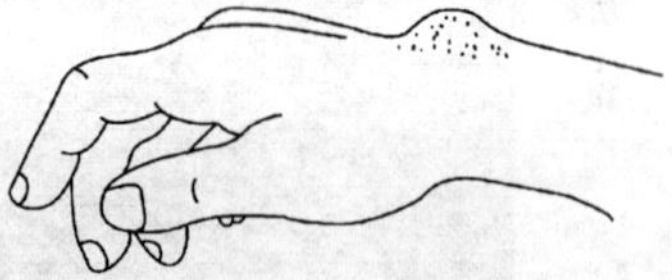

图 5-19　腕背腱鞘囊肿

诊断

1. 以青壮年和中年多见，女多于男。囊肿常发生于腕背部，有外伤史或劳伤史。

2. 呈圆形或椭圆形，大小不一，突起于皮面，一般直径为1～3cm。表面光滑皮色无变化，局部温度正常，与皮肤不相连。

3. 肿块基底固定橡皮样硬块或有囊性感，压痛轻微或无压痛，严重者压之硬如软骨。自觉腕关节活动无力。

治疗

患者坐位，手掌向下平放于治疗台上，或握拳屈腕，腕前垫枕，充分暴露腕背部，常规皮肤消毒，铺无菌洞巾。术者戴无菌手套，选4号针刀。左手拇示指固定囊肿，在囊肿最高点作为进针点(如图5-20)。右手持针刀，刀口线与腕背部肌腱循行方向一致，针体垂直皮肤刺入，探至腱鞘浅层，针下有阻挡感，切割几刀。提针至囊内，令针体倾斜，分别向四周切割，将囊壁切开。

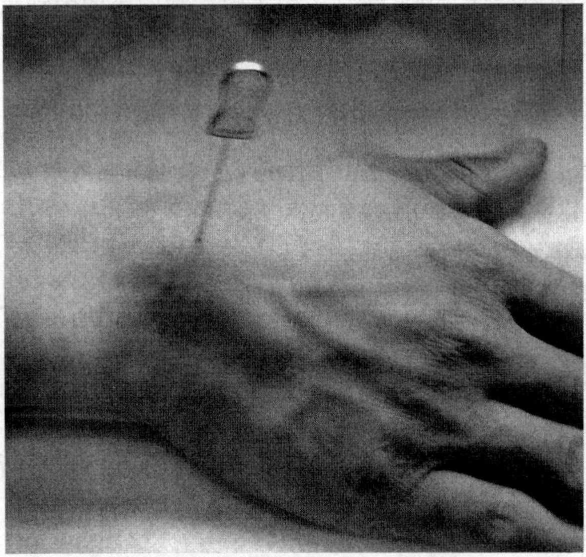

图5-20　腕背腱鞘囊肿针刀治疗

起针后，右手拇指揉按肿物，使囊液外溢至囊肿平复为止。

创可贴保护针孔。

对顽固性、反复发作者，针刀治疗后，可在囊肿部位内注入少许碘伏溶液，或埋藏羊肠线。

注意事项

1. 针刀治疗后，应嘱患者手术部位勿沾水，经常轻揉囊肿部位。

2. 对多房性囊肿的治疗，可多选几点进针切割，务必使囊壁切开，腱鞘与囊壁交界处切破。

病案举例

申某某，男，12岁，学生，2001年3月就诊。

一年前，左腕背部无明显诱因出现一黄豆大小硬结，无红肿，无压痛，一月内快速增大如花生米大小。到当地医院检查，诊为腱鞘囊肿，并手术切除治疗，手术顺利将囊肿完整取出。3个月后，又从瘢痕处隆起一包。到原医院复查，医生建议再行手术治疗。听说我处不用手术可以治好该病，慕名前来就诊。

查：患者左腕背部有一条1.5cm长的瘢痕，旁边有花生米大的隆起，压之坚硬无疼痛，与皮肤无粘连，腕关节活动正常。诊为腱鞘囊肿术后复发。针刀常规治疗，将囊肿压平。3个月后，在瘢痕旁边再次生出囊肿，针刀治疗后，在原针孔注入0.2ml碘伏溶液，嘱患者经常在囊肿部位轻揉。2008年3月随访，无复发。

第九节　屈指肌腱狭窄性腱鞘炎

屈指肌腱狭窄性腱鞘炎又称“弹拨指”、“弹响指”和“扳机指”，好发于拇指、中指和环指，多发于掌骨头相对应的屈指肌腱鞘的起始处。该病是由于手指伸屈频繁使屈指浅、深肌腱与腱鞘反复摩擦,致肌腱与腱鞘受损,出现炎症改变(非指化脓性感染所致)。由于膨大的肌腱被狭窄的腱鞘嵌顿,手指屈伸活动时,肌腱上的硬结挤过狭窄处时发出“嘎嘣”的声音,故命名。该病是骨伤科的常见病和多发病。严重者,需外科手术治疗,根据闭合性手术的理论,按照外科手术的治病机制,用针刀治疗疗效好而操作简单。

局部解剖

手指屈肌腱鞘是指前深筋膜的增厚部分,包裹在屈指肌腱(包括指浅、深肌腱)的前面与两侧,附着于指骨两侧。手指滑液鞘分脏、壁两层,两者相续,并由腱系膜相连(如图 5-21)。远侧止于第 3 节指骨底,近侧止于掌指关节近侧 2cm 处,手指的血管、神经自手掌远端走行于指屈肌腱的两侧,指骨两侧并无血管和神经。

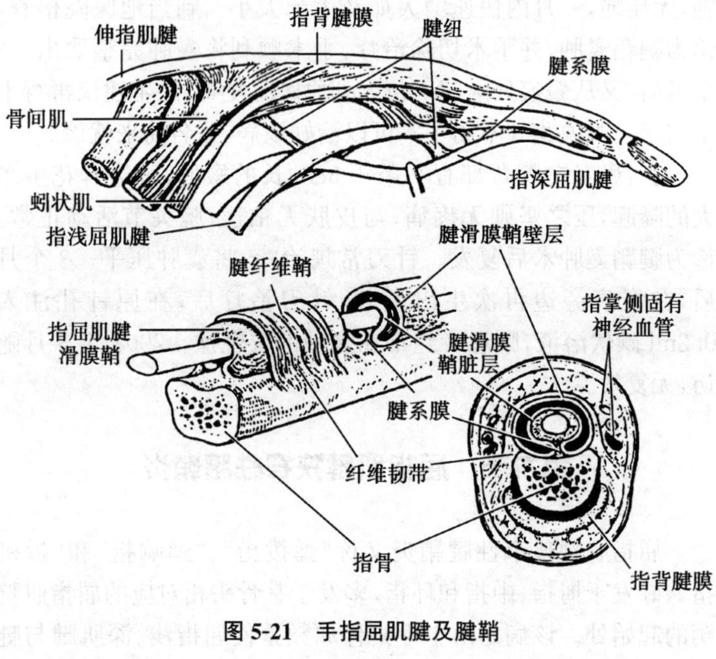

图 5-21 手指屈肌腱及腱鞘

手指滑液鞘为纤维性鞘所支持,并与其融合。屈肌腱鞘的纤维在不同部位,其厚薄和韧度有所不同,其明显增厚部分、纤维方向变为横行,称为环行部(鞘韧带),两侧止于指骨边缘。这个环行部构成滑车系统,起支持带作用。当腱鞘内屈肌腱活动时,可以使其紧贴指骨。拇长屈肌腱只能活动两个指骨,经过两个环状鞘韧带,一个在掌指关节近侧,一个在第 1 节指骨中部。而其他指深屈肌腱可活动 3 个指骨,经过 3 个环状鞘韧带,一个在掌指关节近侧,一个在第 1 节指骨中部,一个在第 2 节指骨中部(如图 5-22)。

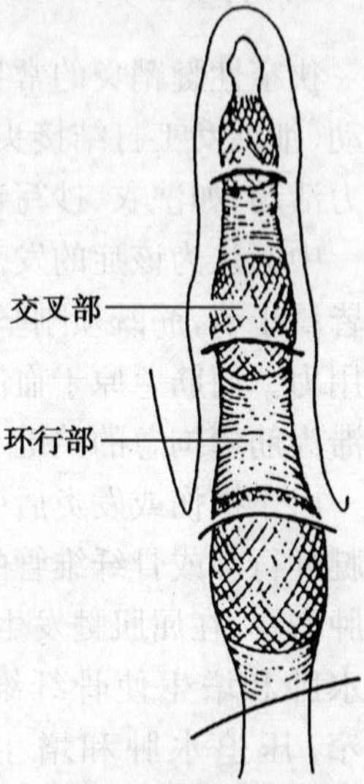

图 5-22　屈指肌腱鞘环状鞘韧带

手指屈肌腱鞘与指骨共同形成骨纤维性管,既有约束肌腱在原位的作用,因其内面衬以滑液鞘,又有润滑和便利活动的作用(手指充分屈曲时,指深屈肌腱的移动可达 3.3cm)。骨纤维管自第 3 节指骨底至掌骨小头,指屈肌腱为滑膜所包围,指鞘韧带位于掌骨小头处,宽 4～6mm,厚约 1mm,边缘清楚,与掌骨构成骨纤维性隧道。手指的屈肌腱滑液鞘与骨纤维鞘是不可分割的整体。鞘管的伸缩性较小,仅能容纳深、浅肌腱。在拇指,只有拇长屈肌腱通过此隧道,在其他手指则有指屈深、浅肌腱通过。

拇指的情况更为特殊,在掌指关节处有一对籽骨,拇长屈肌腱在两籽骨间通过。桡侧籽骨有拇短展肌和拇短屈肌腱止于其上。拇收肌腱止于尺侧籽骨上。此处骨纤维管道骨性成分更多,更狭窄,三面均是坚硬的骨质,两籽骨之间除了坚韧的鞘环状韧带、拇长屈肌腱覆在表面外,还有大鱼际的腱附于表面,其覆盖面较宽,治疗时定位较复杂。

病因病理

狭窄性腱鞘炎的常见原因为慢性损伤,如手指的长期快速活动(细纱女工打结接头、管弦乐手的练习与演奏)、手指的长期用力活动,如洗衣、抄写钢板蜡纸等。

中医认为该症的发病原因与风、寒、湿、瘀等关系密切。诸筋皆属于节,筋既须刚坚,又要柔韧,刚柔相济才能活动灵便,协调用力。而筋急原于血脉不荣于筋,营卫不和、气血不畅,经脉阻滞为筋挛拘急的关键。

由于损伤或发炎后引起腱鞘狭窄(特别是在手指近端的屈肌腱环行部或骨纤维管的起始处有一局限性增厚),或肌腱本身水肿增厚,在屈肌腱发生小的纤维性结节或囊肿。肌腱鞘韧带的水肿和增生使骨纤维隧道狭窄,压迫水肿和增生的肌腱,使之形成葫芦形肿大,阻碍肌腱的滑动(如图5-23)。

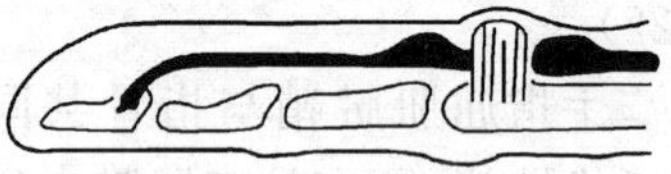

图 5-23 肌腱呈亚葫芦状

临床表现

发病缓慢,起始于早晨醒来时患指发僵、酸楚不适,手指活动欠灵活,经刷牙、洗脸等活动后,症状消失。继后晨起醒来,手指伸屈不畅,并时或出现嵌顿弹响声,患手指疼痛因炎症程度不同而轻重不等。活动或温水浸泡后,弹响声消除,有些患者需活动1～2小时后症状逐渐消失。再继续发展,晨起后,患指疼痛闭锁,常诉疼痛在指间关节,而不在掌指关节。有些患者或只诉手背面疼痛不适,活动后手指疼痛减轻,逐渐解锁,但手指终日屈伸活动均有弹响声;有些患者手指屈伸后不能自行伸直,需另一手协助方能完成动作。严重者,手指疼痛剧烈,手指屈曲动作明显受限,甚至被“固定”在伸直位。被动屈伸患指疼痛如锥,弹响显著。由于平时手指活动少，手指淋巴回流障碍而显得肿胀。

诊断

1. 多见于手工劳动者，如瓦木工、钳工、机械装配工等工种。成人发病率，女性多于男性，约为4：1，以拇指、中指、环指较常见，右侧多于左侧。年龄在40～60岁之间最多见。

2. 患者手指疼痛、伸屈受限、不能做精细动作，持物时偶有失手现象。

3. 在掌指关节掌侧，可摸到一豌豆大小的硬结，压痛明显，嘱患者主动伸屈手指时可摸到此硬结下方有一圆形结节在腱鞘内滑动，并可感到弹响由此发生。该压痛结节，推之可移动。

4. 被动过伸患指，引起或加重患处疼痛，是谓手指过伸试验阳性。

5. 一般可不拍X光片检查即可明确诊断，若有疑问时应做X线检查排除骨折、结核等病变。

治疗

症状较轻、肌腱硬结较小的患者，可在压痛处封闭治疗，注意将药液注入腱鞘内，也可取得较好的疗效。

疗效不佳或短期内复发者及疼痛较重、功能受限明显者，宜采用针刀松解治疗。

1. 平刃针刀或凹刃针刀刺切法：患者手掌心向上，平放于治疗台上（腕下可垫一小脉枕），手指自然伸开，明显压痛处即为进针部位。甲紫药水定点，刀口线与肌腱走行方向一致，针体垂直于掌面皮肤刺入，避开肌腱刺达骨面，纵行疏通剥离。硬结较大者，术者左手拇指固定住硬结，针刀稍提起，刀口线不变，在硬结上切1～3刀，不可过量切割，也不宜将刀口线与肌腱方向垂直切割。之后，将针刀上提至皮下、鞘状韧带的表面，轻轻下切，有韧带被切断的突破感，针刀刃勿深刺。再提针刀重复上述动作，纵行连续或不连续切割部分增厚的鞘状韧带，直至手指伸屈自如，没有弹响声为止。出针后常规压迫止血。

2. 凹刃针刀推切法：在压痛及硬结处下方（近端）定点，先局麻，刀口线与肌腱方向一致，针体与皮肤呈45°角缓慢刺入，凹刃针刀下方头刺入腱鞘，使腱鞘及环行部卡在凹刃处，沿肌腱方向向远端推切，有明显阻力感如切割较厚牛皮纸的感觉，并有“嘎吱”声，可重复操作，直到纤维韧性阻力消失，针刀从原针孔退出。

3. 钩针刀拉割法：在压痛处远端0.5cm处定点，用1%利多卡因2ml加地塞米松1ml(5mg)在标记处打一皮丘，剩余药物推入腱鞘内。钩针刀尖垂直刺入皮下，将针体右旋90°，使钩针刀之钩平放，用钩针刀背沿肌腱方向慢慢向近心端推移，钝性推开腱鞘上的皮下组织。当推过压痛（增厚腱鞘处）后，再将针刀柄左旋90°角，使针刀钩在皮下立起，下压针柄将针刀钩（尖）垂直刺入鞘内，向上提拉针体使针体与皮肤约呈45°角，针刀刃钩住鞘韧带慢慢向回拉（向指远端移动），此时，可听到拉割增厚腱鞘的“喳”、“喳”声。针刀钩从原刺入孔退出，创可贴保护针孔。

注意事项

1. 手指的神经、血管在腱鞘的两侧走行，针刀治疗时一定要准确定位，操作时勿偏离中线，以免损伤周围神经血管。

2. 针刀治疗时一定注意松解部位的解剖层次，不可盲目乱切，在切割鞘韧带时，针刀刺入太深，会造成肌腱的损伤，甚至将肌腱切断，或造成腱鞘内遗留瘢痕和粘连，酿成事故。

3. 手部治疗要严格无菌操作，手术部位术后两天不沾水，以防感染。两天后也不可以冷水洗手。

4. 小儿也可得狭窄性腱鞘炎，患者指间关节固定于屈曲位，手指伸屈动作很小，强行使患指伸直可发生弹响，松手后，患指即缩回屈曲位。查体时，掌指关节掌侧可触及一增厚、压痛的结节，伸屈活动时有弹跳感及弹响声，应及时治疗。

病案举例

1. 李某，女，64 岁，左手拇指疼痛，活动欠利一年余，加重半年。退休前，手指有长期劳损史。一年前无明显诱因，自觉左手拇指隐痛不适，晨起、天气变化、劳累后加重。逐渐出现手指僵直，因疼痛不能活动，强行活动伴有清脆的弹响声，时轻时重。1998 年 10 月求治，左手拇指肿胀，屈伸明显受限，手指不能捏物，掌指关节掌侧可摸到硬结，压痛明显。嘱患者尽力伸屈拇指，硬结可随之移动，过伸患侧拇指，疼痛剧烈。诊为屈指肌腱鞘炎。压痛点局封后，针刀切开鞘状韧带，在痛性结节上纵切三刀，纵行疏通剥离，出针后被动过伸患指两下。患者左拇指当即伸屈自如。一年后随访痊愈无复发。

2. 尹某，男，45 岁，医生，右手环指伸屈受限半余年。起初右手环指晨起时活动不便，活动后症状即行改善，患者也没当回事儿。慢慢地伸屈环指时伴有弹响声及疼痛感，当地医院诊为屈指肌腱鞘炎，封闭治疗，疼痛消失。但环指不能自主完成屈伸动作，屈伸至一半时常被卡住，需左手协助才能完成动作，同时有弹响声，再封闭治疗已无效。1997 年 5 月求治，查右手第 4 掌指关节无压痛。令患者伸屈手指时，可触及移动的硬结，弹响声即发生在鞘韧带环行部位。诊为右手环指狭窄性腱鞘炎。局麻后，刀口线与肌腱方向一致，针体垂直皮肤刺入皮下，针下有阻力，稍用力下刺，可有“嘎吱”声，手下有突破感，即在此平面纵切十余刀。患者手指屈伸自如，无弹响后出针。

第六章 腰骶臀部疾病临床诊断与治疗

第一节 腰椎间盘突出症

腰间盘突出症是指因腰椎间盘突出而引起的脊柱不稳、周围组织损伤影响腰部脊髓、神经根的功能而出现的腰腿痛等一系列症状。常发于20～50岁的成年人。由于腰椎间盘突出是纤维环破裂所致,故又有人称为“腰椎间盘破裂症”。一些人把腰椎间盘突出与腰椎间突出症画等号,是不科学的。国外有人做过数千例尸检发现,有腰椎间盘突出而一生没有腰腿痛等病史者,占近50%。也就是说,腰椎间盘突出并不是都引起不良症状。该病是临床上最常见的疾病之一,也是骨伤科的疑难病症,在认识上还存在不少的争议。

局部解剖

1. 腰椎

腰椎骨共有5个,大而厚,每个椎骨都由椎体、椎弓及椎弓上的上、下关节突,横突和棘突组成。椎体后缘与椎弓围成椎孔,椎骨连接起来,椎孔形成椎管,脊髓由椎管通过。

椎弓根的上切迹较浅,下切迹较深,分别围成椎间孔的上、下壁。椎间孔的前壁是椎体和椎间盘的后外侧,后壁是后关节的关节囊、黄韧带外侧缘,椎间孔呈上宽下窄的耳状,上、下径比前后径大。是节段性脊神经穿出椎管、以及供应椎管内血运的动、静脉管、窦椎神经出入的门户。

腰椎的横突基底部背面都有一个小突起，称为副突，棘突较宽呈垂直向后状，有50%以上偏歪(如图6-1)。

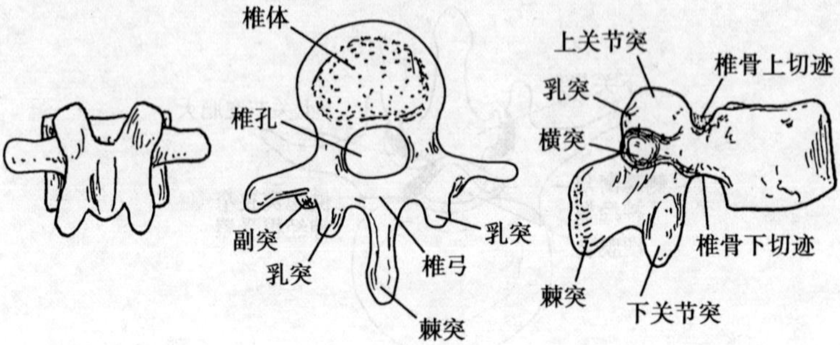

图6-1 腰椎上、后侧面解剖图

关节突位于椎管的后外方、上关节突宽而厚斜向后外，软骨面向后内，与上位腰椎的下关节突相对组成关节，关节间隙接近矢状位，而且下关节突都被上关节所抱拢，以限制腰椎的旋转运动。上关节突后缘膨隆向外凸出的部分，为关节突乳突。副突与乳突之间有骨沟，由脊神经后内侧支通过(如图6-2)。

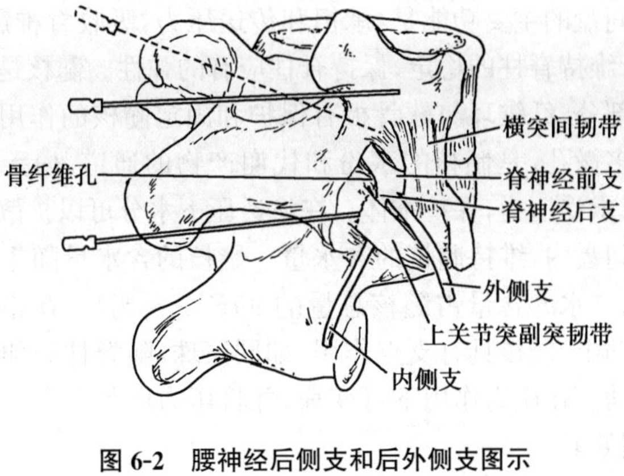

图6-2 腰神经后侧支和后外侧支图示

腰椎椎孔形状一般为卵圆形、三角形或三叶形，$L_{3\sim5}$多为三叶形。椎孔两侧向外陷入部分称为侧隐窝，与椎间孔也连接（如图 6-3）。

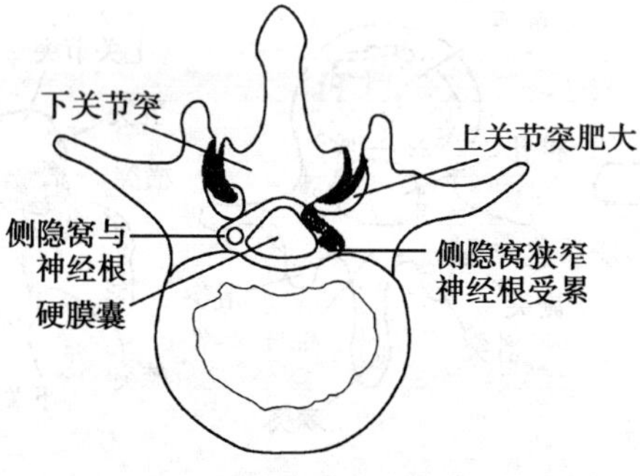

图 6-3　骨性侧隐窝与侧隐窝狭窄

腰椎骨之间由椎间盘连接。椎间盘由软骨板、纤维环、髓核组成。软骨板上、下各一，位于椎体骺环之内。纤维环分为外、中、内三层，各层由粘合样物质连接牢固。相邻纤维层交叉排列，其前、侧都较厚，后侧部较薄，外层纤维环内有游离神经末梢。髓核位于纤维环中间，在椎间盘的偏后侧。

椎间盘的主要功能是：承担和传送压力，吸收脊椎震荡，缓冲外力，维持脊柱的稳定，保持脊柱应有的弹性。髓核是椎间盘的主要部分，纤维环与软骨板有保护和固定髓核的作用。软骨板有许多微孔，是髓核的水份和代谢产物的通道，内无神经组织，可以承受压力，保护椎体。在渗透压下水分可以扩散至无血管的椎间盘内，维持髓核的含水量。髓核的含水量随年龄增长而减少。（水的含量占髓核总量的 90％～70％）。在相邻椎体间的运动中，髓核具有支点作用，如同滚珠，随脊柱屈伸向后或向前移动。在压力作用下可变扁，并将压力向各个方向均匀传布（如图 6-4）。

腰椎体与椎间盘前面是后腹壁的中央部分，前纵韧带由上而下渐次增宽，附于椎体与椎间盘的前方，大动静脉位于椎体前侧，腰椎间盘侧方与腰大肌相邻，后方与后纵韧带相连。

后纵韧带自第一腰椎平面以下，开始逐渐变窄，至 $L_5 \sim S_1$ 之间，宽度只相当于原来的一半，腰椎间盘位于脊柱下段，承受压力大。下腰段又是脊柱活动量最大的部分，腰椎间盘受牵拉、挤压的机会比较多，所以比颈胸部椎间盘突出多见。

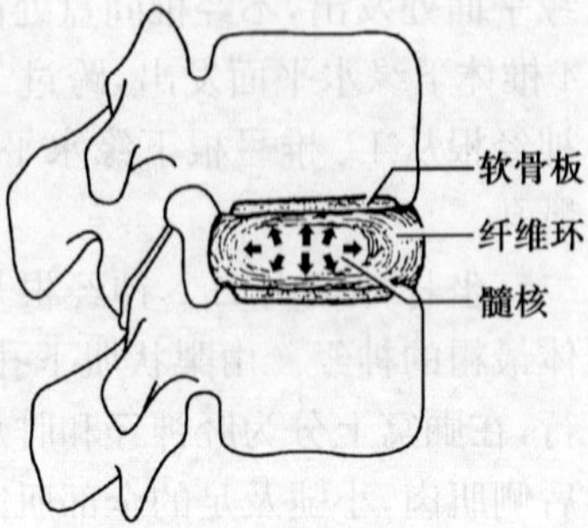

图 6-4　正常椎间盘髓核内压力平均分布

2. 腰部的神经

在腰椎的蛛网膜下腔、神经根背侧支和腹侧支构成了马尾神经。与椎间孔接近水平位时，相对应的神经根背侧支和腹侧支组成脊神经。背根神经节也在此处，它发出的椎窦神经，通过椎间孔后，重返椎管，与脊神经背支的内侧分支分布在骨膜、椎间关节、韧带，并支配椎管内硬膜和硬膜外血管相应结构。

腰脊神经为混合神经，经椎间孔出椎管，分为背(后)侧支和腹(前)侧支。背侧支又分为背内侧支和背外侧支，支配脊椎后侧的韧带、肌肉和椎间关节，不仅调节脊柱正常的生理性活动，还能控制非生理性活动。后内侧支出骨纤维管后向内下方斜行，至椎板的后面转向下方(如图 6-2)跨越 1～3 个椎骨，分布于关节连线内侧的关节囊韧带及肌肉。腰神经后支内侧支骨纤维管位于腰椎上关节突根部的背面，在腰椎乳突与副突间的骨沟内，由外上向内下。后内侧支骨纤维管有四个壁，上壁为乳突，下壁为副突，前壁为乳突副突沟或有腱膜附着，后壁为上关节突副突韧带。$L_{1\sim3}$ 脊神经背外侧支(又称皮神经)构成臀上皮神经，$L_{4\sim5}$ 脊神经背外侧支缺失。腹侧支与骶神经腹侧支构成腰骶神经丛，主要包括股神经、闭孔神经、坐骨神经。

神经根从硬膜的前壁两侧穿出。腰 4 神经根从腰 4 椎体上缘平面处发出，不经椎间盘处而出腰 4 椎间孔；腰 5 神经根从腰 4 椎体下缘水平面发出，跨过 $L_{4\sim5}$ 椎间盘处而出 L_5 椎间孔；S_1 神经根从 L_5 椎弓根下缘水平发出，跨 $L_5\sim S_1$ 椎间盘而出骶 1 骶孔。

坐骨神经由 $L_{4\sim5}$ 神经根与骶 1～3 神经根前支组成，是人体最粗的神经。由梨状肌下孔穿出骨盆入臀部，从大腿后侧下行，在腘窝上分为胫神经和腓总神经。支配臀部深层肌肉，大腿后侧肌肉，小腿及足的全部肌肉，以及除隐神经支配区以外的小腿及足的皮肤感觉。

脊神经根的动脉分布在根鞘的外层，在神经的深部，有动脉呈螺旋状分布，静脉不伴动脉同行数量亦少。神经根还有大量动、静脉吻合支。这些交错连接可使神经根的压力上升及下降时，进行血液压力的调整以维持相对平衡。

3. 活动腰椎的主要肌肉、韧带

腰部的肌肉是腰椎活动的动力结构，为保证肌肉充分发挥作用，腰背部尚有强大的筋膜，作为肌肉的起点和保护装置，是协助肌肉产生动力的结构（如图 6-5）。

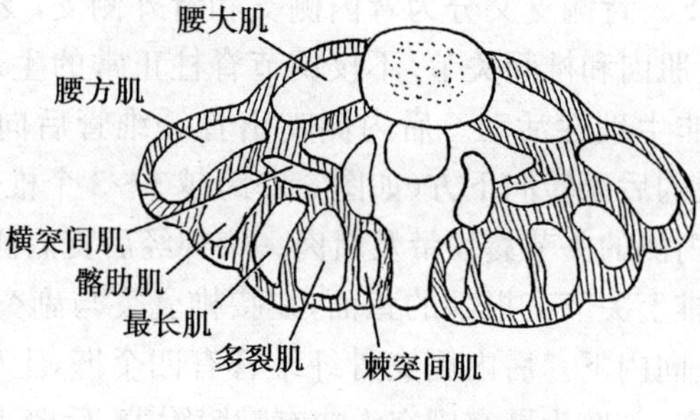

图 6-5　腰背筋膜与背肌横断面

腰背筋膜浅层较厚，起于腰椎、骶椎棘突、棘上韧带和髂嵴，与背阔肌、下后锯肌之起始腱膜相融合。腰背筋膜深层起于腰椎横突，把骶棘肌与腰方肌隔开。

腰背部的浅层肌有背阔肌、下后锯肌；中层有骶棘肌、横突棘肌、横突间肌、棘突间肌；深层有腰方肌、腰大肌（图 6-6）。

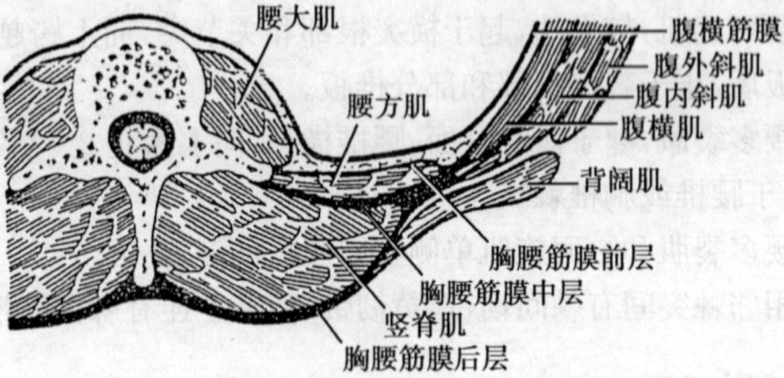

图 6-6 胸腰筋膜（水平切面）

腰椎在人站立位时，以骨关节承受重力，由椎体韧带维持姿势，腰椎活动，主要依靠肌肉的功能来实现。前屈动作由腹肌先收缩，背伸肌控制其活动。过屈时，后背肌则松弛。腰背伸主要由腰背中层肌的收缩实现，过伸时，由腹肌收缩协助维持位置及防止过伸，侧屈时腹壁肌、腰方肌、臀中肌收缩。腰椎转动，主要由腹内斜肌和腹外斜肌的收缩完成。臀肌与腘绳肌在腰椎运动时，也起着一定的作用。

棘突间肌位于棘间韧带两侧，相邻两个椎体棘突之间，可后伸腰椎。

骶棘肌：起于骶骨背面，腰椎棘突、髂嵴后部和胸腰筋膜，沿脊柱两侧上行，分三个部分，最内侧的是棘肌，中间部分是最长肌，最外侧一列是髂肋肌。骶棘肌在腰部比较发达，主要作用是伸脊柱，腰部受损伤，该肌痉挛起保护作用。

横突间肌，位于相邻两横突间，分内、外两束。内侧肌束起于上位横突副突，向下止于下位上关节突乳突；外侧肌束起止于相邻两横突外侧，内外束之间有脊神经后支穿出。一侧收缩使腰椎侧屈。

腰方肌：呈长方形，起于髂腰韧带，髂嵴后部内缘，斜向上内止于第12肋内侧半之下缘，脊柱两侧对称分布，一侧收缩使脊柱侧屈。

腰回旋肌：较发达，起于横突根部和关节突，向上跨越1～2个椎板后，止于棘突根部和部分椎板。

腰多裂肌：起于骶骨背面、腰椎横突，向上跨越2～4个椎骨后，止于腰椎或胸椎棘突。

腰多裂肌和腰回旋肌单侧收缩使腰椎旋转。

相邻棘突间有棘间韧带、黄韧带、棘突上连有棘上韧带。

病因病理

发生本病的原因不外乎内因和外因两个方面。内因是椎间盘的退行性改变，外因是外伤、劳损与寒湿侵袭等。

1. 椎间盘退化：一般认为椎间盘退化从30岁开始，但20岁以后，髓核即失去光泽，胶冻样结构消失，成为软化破裂的团块，30岁后其含水量减少，弹性减弱。纤维环开始变性，弹性减少，在压应力和剪应力的作用下，各纤维层之间胶原纤维发生断裂，由浅层向深层发展，直到髓核。随年龄增长，纤维环磨损部分产生网状变性和玻璃样变，失去韧性。软骨板也随年龄增长而变薄、钙化和不完整，并产生软骨囊性变和软骨细胞坏死。椎间盘几乎没有血液循环，依靠软骨板的渗透性进行新陈代谢，软骨板的退化使椎间盘的营养供应发生变化，椎间盘自身的修复能力较弱。腰椎负重较大，活动频繁，受到的应力广泛，加快了椎间盘的退变。

2. 外伤和劳损：在弯腰状态和受压力时，腰椎间盘变形，其吸水能力减低，营养补充不上，只有压力解除后，椎间盘才恢复原形和恢复其吸水能力。所以，长期保持一种姿势或持续长时间受力，可使髓核不能正常充盈，纤维环也得不到充足的营养，容易因外力而损伤。

腰部活动主要依靠腰椎周围的肌肉，长期弯腰姿势工作，反复扭转腰椎等，使腰部肌肉急、慢性损伤。出现腰部疼痛、发板、发硬，肌肉对腰椎的保护作用明显下降，此时，若骤然扭腰、弯腰、椎间盘受力过大即被挤出。

3. 寒湿侵袭：长期在寒冷、潮湿环境中工作、学习、生活。寒性收引，湿性重着，侵袭人体经脉，可阻遏经气运行。腰背部肌肉痉挛、小血管收缩，使椎间盘营养缺乏。腰椎局部力平衡失调，椎间盘持续受力而不断撕裂损伤，髓核突出。若腰椎间盘本已退变或有一定生理缺陷，复受寒湿刺激、肌肉、筋膜紧张、收缩或痉挛很容易导致腰椎间盘突出。

腰椎间盘突出后，椎间隙变窄，黄韧带肥厚，后关节半脱位或假性腰椎滑脱，使腰椎处于不稳定状态。

髓核的胶原纤维，软骨板和破裂的纤维环可能刺激或压迫腰神经根和马尾神经，亦可能激发机体的自身免疫反应，导致神经充血、水肿、炎症，产生腰腿疼痛等症状。因为腰椎下两个椎间盘所受应力大，劳损重，退变快，突出的比率较大，而且腰5、骶1神经又分别跨过椎间盘从椎间孔穿出，出现症状的情况就较多。

腰椎间盘突出最多是突向椎体内形成Schmorl结节，其次是突向后外侧和后方。大部分对脊髓和神经根并不造成威胁。而且纤维环及髓核组织含水70%～80%，突出后，可因失去营养，水分流失而皱缩。皱缩后的体积只相当于原体积的1/4，所以，即使突出的初期压迫了神经根，随着水分的脱失，体积的缩小也可使压迫减轻或解除。

我们认为：腰椎间盘突出本身可能不引起症状，即使引起症状也多是压迫神经根，但压迫神经根应产生麻木而非疼痛。所以，临床上所见的主要症状应多是因腰椎间盘突出后继发的腰椎不稳——椎间隙变窄，后关节半脱位等使腰椎周围肌肉、韧带损伤，如多裂肌、横突间肌、横突间韧带损伤等诱发。这些不协调力的变化影响了神经根的血供，出现神经根水肿，因神经根内血流减慢，可使神经根组织内废物集聚，产生神经根的功能改变。腰臀部肌肉的急、慢性损伤，也使腰臀部肌肉痉挛，影响局部血运、代谢产物不能及时排出，废物或致痛物质沉积而诱发疼痛等。这也是手法治疗能迅速改善或消除症状的内在因素。

有腰腿痛症状的腰椎间盘突出症，100%有梨状肌和其他臀肌的损伤，症状明显者，梨状肌刺激症也必严重。随着病程的延长，还可波及阔筋膜张肌、阔筋膜、髂胫束、股二头肌、小腿三头肌、腓骨长肌等，出现局部的压痛。腰臀腿部的肌肉损伤在腰椎间盘突出症发病后的1～3个月后，其病理变化即主要是肌肉、韧带的挛缩、结疤及粘连，腰臀腿部肌肉的动态平衡失调，如横突间肌水肿、痉挛、挛缩等变化，刺激或压迫腰脊神经后支；上关节突副突韧带损伤增厚或骨化卡压后内侧支神经均可致顽固性腰腿痛等。这也就是慢性腰突症难以治愈的主要原因。同时，髓核突出后破裂，与神经根袖粘连于椎间孔，也出现神经根的长期牵扯刺激症状。

临床证实，除了巨大突出物进入椎管，压迫马尾神经，出现鞍区麻痹，大、小便失禁等症状者，需手术治疗外，其余"腰突症"均可用针刀配合手法和药物治疗。

临床表现

1. 腰背疼痛：绝大多数腰椎间盘突出症患者有腰背疼痛，既有先腰痛后腿痛者，也有先腿痛而后腰痛者。患者疼痛范围较大，主要在下腰部和腰骶部。疼痛较深在，定位不准确，间歇性反复发作。多因转身或弯腰等动作而诱发，休息后好转。严重者，卧床不起，咳嗽、打喷嚏、用力大便时，使疼痛加重，腰部活动受限，多表现为不能后伸。

2. 下肢放射痛：一侧下肢沿坐骨神经分布区域出现放射性

疼痛，为本病的主要症状。大部分发生在腰背痛后，也可与腰背痛症状同时出现，少数患者先出现腿痛。多表现为钝痛，逐渐出现，慢慢发展。疼痛呈放射性，由臀部开始，逐渐放射至大腿后外侧，小腿外侧，至足跟、足背、足趾，影响站立和行走。患者行走时喜身体前倾，卧床时喜侧卧，呈弯腰屈髋屈膝状。既有持续性疼痛，又有突发性加重（如某种体姿、咳嗽、蹲位大便时）。腿痛重于腰痛是此病的特点。有些患者双侧下肢疼痛，有些患者双下肢交替疼痛，走路多时疼痛可加重。

3. 麻木和发凉：病程久者，常有小腿后外侧、足背、足跟、足掌的麻木和发凉。少数患者有鞍区麻痹。

4. 下肢肌肉无力或瘫痪，腰 4～5 椎间盘突出使腰 5 神经麻痹可出现胫前肌、腓骨长肌、腓骨短肌、伸踇长肌麻痹或无力而使足下垂，腰 5 骶 1 椎间盘突出引起的骶 1 神经根麻痹多出现小腿三头肌无力等症状。

巨大椎间盘突出至椎管，压迫马尾神经可出现双下肢放射痛，会阴区麻木、大小便无力，女性有假性尿失禁，男性可出现阳痿。

诊断

1. 有扭伤或受凉史，多发生在青壮年。

2. 腿痛重于腰痛，腿痛是典型的坐骨神经放射痛。不同的神经根受压出现不同的皮肤感觉麻木区，肌肉运动无力，肌肉萎缩，反射减弱或消失。

腰 3、4 椎间盘突出时（约占 5%），腰 4 神经根受累。疼痛由腰背部向骶髂、臀部、大腿前外侧、小腿前侧传导，伸膝无力，主要出现小腿前内侧皮肤麻木。膝腱反射减弱或消失。

腰 4、5 椎间盘突出时（约占 45%），腰 5 神经根受累，疼痛由下腰部向腰骶、髂部、臀部、大腿和小腿后外侧放射，踇趾背伸无力，麻木部位多出现在小腿外侧部、足背皮肤和踇趾。

腰 5 骶 1 椎间盘突出时（约占 50%），骶 1 神经根受累，疼痛由腰部、髋部沿大腿、小腿外侧放射至足跟外侧，足跖屈蹲趾屈曲无力，多出现小腿和足外侧三个足趾感觉麻木。跟腱反射减弱或消失。

3. 患者行走时姿态拘谨，腰椎凸向一侧，一侧骶棘肌痉挛。病变部位棘突旁压痛，并向下肢麻窜。上述情况在腰4、5椎间盘突出症患者身上表现明显。腰5骶1椎间盘突出症患者，脊柱多不侧弯，棘突旁压痛也不典型，甚至根本没有压痛。病变棘突棘上韧带钝厚，上下棘突间隙不等宽，棘突歪向一侧。

4. 特殊检查

(1)直腿抬高试验阳性：患者仰卧，患肢膝关节伸直，抬高时(正常主动直腿抬高可达80°～90°)不能达到正常角度，有阻力，感到疼痛沿坐骨神经放射者，为阳性。1965年Goddard和Reid在椎板切除术中，观察直腿抬高时，发现腰4神经根可移动1.5mm，腰5神经根可移动3mm，骶1神经根可移动4mm。

(2)直腿抬高加强试验阳性：患者仰卧，患肢膝关节伸直时，渐渐抬高，出现坐骨神经放射痛时，再将患肢降低至放射痛消失。此时，将患肢脚掌突然背屈，再次引发坐骨神经放射痛者为阳性。

(3)屈颈试验阳性：患者取坐位或半坐位，双下肢伸直，使坐骨神经处在一定的拉紧状态。令患者向前屈颈时，引起患侧下肢放射痛者为阳性。这是因为屈颈时，从上方牵拉了硬脊膜和脊髓，刺激受累神经根所致。

(4)仰卧挺腹试验阳性：病人仰卧位，抬臀挺腹使臀部离开床面时，患者病侧下肢出现放射性疼痛者为阳性。若挺腹时，无坐骨神经放射痛，可令患者咳嗽，或医生用手压迫病人的腹部，若出现腿部放射痛，也为阳性。

(5)神经压迫试验阳性：患者仰卧位，患侧下肢髋关节和膝关节呈90°屈曲，令患者慢慢伸直膝关节，可引起坐骨神经放射痛。然后让患者再稍屈膝关节，待坐骨神经痛消失为止，医生用手指压迫股二头肌腱内侧之腘神经，如果出现由腰向下肢的放射痛则为阳性。

5. 其他检查

(1)X线检查:腰椎X线平片检查,是诊断腰椎间盘突出症的重要手段。首先可以排除骨质破坏性疾病,如结核、腰椎化脓性炎症、原发肿瘤和转移癌、强直性脊柱炎等。腰椎间盘突出时,腰椎正位片可呈侧弯,左右间隙,上下椎间隙不等宽,棘突偏歪等,也可显示正常。腰椎侧位片,可显示腰椎生理曲度变直或呈反张,除腰5骶1外,下一椎间隙比上一椎间隙窄,即腰4、5椎间隙比腰3、4椎间隙窄,显示腰4、5椎间盘突出(正常情况,除腰5骶1外,都是下一椎间隙比上一椎间隙宽)。还可见到椎间隙前后宽窄不一,椎间关节半脱位。严重者或晚期病患者,可见椎体前后缘骨质增生。必要时,可做椎管造影检查、MRI检查。

(2)CT检查:正常情况下,椎间盘后缘与椎体骨边缘平行,椎间盘突出时,椎间盘弧形的后缘局部突出,使硬膜外脂肪受压、移位,硬脊膜囊变形,侧隐窝前后径缩短等。

(3)感觉检查:用棉花绒轻擦或用针头点刺双下肢皮肤进行对比检查,可查出不同区域的皮肤感觉障碍。若足背、小腿前外侧皮肤感觉减退,可能是腰4、5椎间盘突出引起;若足底外侧、足跟皮肤感觉减退,可能是腰5骶1椎间盘突出所致。

治疗

1. 急性腰椎间盘突出症发作较重时,以绝对卧床休息一周为宜。

2. 除病变棘突旁的深压痛(多在后关节突周围)外,常在下述部位找到压痛点:腰4～骶1的棘间和棘突上、臀大肌骶骨附着点、臀中肌髂骨附着点、臀小肌髂骨附着点、髂嵴上缘和后缘、坐骨结节上外缘腘绳肌附着点、股骨中段、下段髂胫束覆盖区、梨状肌体表投影区、腓骨头前下方、腓骨长肌、小腿三头肌等处(如图6-7)多有硬结和条索及肌肉变硬。

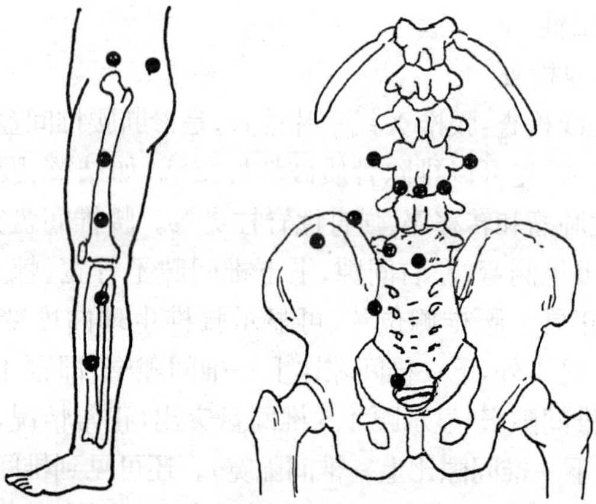

图 6-7 腰椎间盘突出症常见压痛及治疗点

上述压痛点用针刀松解剥离，有硬结和条索者，可纵行或横行切几刀。肌肉变硬者，以切割、松解筋膜为主。1 周松解 1 次，术后用腰椎斜扳法矫正偏歪棘突。

腰椎侧扳法：患者侧卧位，靠床的下肢伸直，上位下肢屈曲。术者在床边与患者面对站立，一肘压于患者肩前部，一肘压于臀部，两肘相对用力使患者腰扭转。当力点集中于患椎棘突部时，压于臀部的肘骤然用力，使错动关节复位，可闻关节弹响声。

同时，腰部深层小肌肉的损伤、结疤、粘连、钙化，治疗时也不可忽视，如横突间肌、多裂肌等。治疗点多在这些肌肉的起止点，即乳突、横突副突上。对横突间肌、乳突副突韧带紧张变硬压迫腰脊神经后支和后内侧支者，应行切开剥离法。针刀刺至病变部位松解时，局部有酸胀感并可向下肢传导。

3. 患者下肢以麻木为主，直腿抬高受限，多应考虑神经根袖与突出的髓核粘连。针刀松解椎间孔，在病变间隙（棘突间）水平旁开 3～4cm 处定点，刀口线与人体纵轴平行，针体垂直皮肤刺入，探至骨面，即为下位椎体的横突。将针刀提至皮下，将针体向外向后各约 45°倾斜，即将针刀刀刃斜向内上方刺至上位椎体横突根部，针刀达骨面后，贴横突下缘、椎弓根下缘探至椎间孔骨边沿，小幅度提插松解，将神经根与椎间孔间的软组织粘连疏剥开，针下有松动感出针（如图 6-8）。然后，使患肢被动直腿抬高至 90°，向上推压两下以牵拉神经根，使未松开的粘连拉开。也可配合采用连续提腿按压手法治疗。

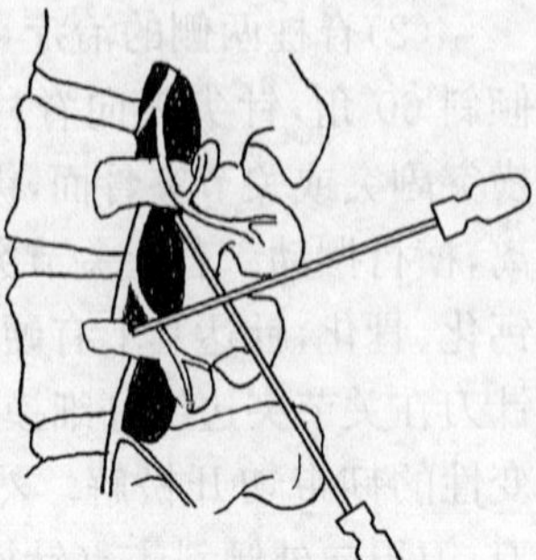

图 6-8　松解腰神经根示意图

4. 严重病例，中央型椎间盘突出症等，宜住院治疗。

患者俯卧治疗床上，用牵引带行腰椎持续牵引，15 分钟牵引力约在 40～120kg 之间。在牵引状态下做针刀松解术。在罹患椎间隙水平线左右旁开 1.5cm 处及上、下棘突间，选 3 个治疗点。必要时，再与相邻上、下棘突间隙各选 3 个治疗点（如图 6-9）。

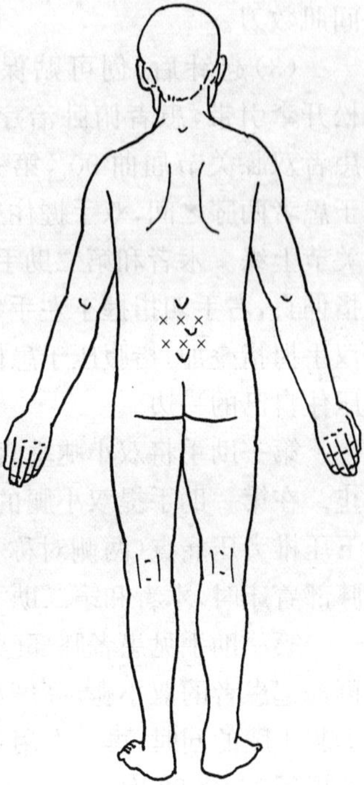

图 6-9　腰 4～5 椎间盘突出针刀治疗部位

(1)棘突之间的治疗点，针刀刀口线与脊柱纵轴平行，针体与皮肤垂直，刺入（约 0.5cm）达棘突间隙，将刀口线旋转 90°，垂直于棘间韧带纤维方向，切开松解。若有黄韧带肥厚，可将黄韧带切开。切开黄韧带时，若有阻力突然消失的感觉，切勿再深刺（如图 6-10）。

(2)脊柱两侧的治疗点:针刀刀口线与脊柱纵轴平行,针体倾斜 60°角,针尖斜向脊柱侧刺入达横突副突或关节突骨面,纵行疏通剥离,横行摆动。若上关节突副突韧带钙化、骨化,针达其上有硬韧感,可用针刀在关节突边缘仔细摸索切割,把变性的韧带切开松解。然后提起针刀,刀刃向外倾斜 45°(针柄向脊柱方向倾斜)、针尖达横突下缘、刀口线旋转 90°,切开剥离横突间韧带和横突间肌数刀。

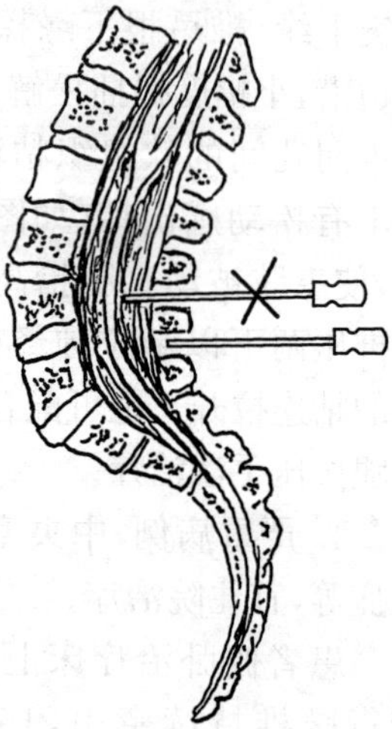

图 6-10 针刀刺入棘突间隙勿过深,防止损伤脊髓

(3)起针后,创可贴保护针孔。松开牵引带,患者俯卧治疗床上,令患者双膝关节屈曲 90°,第一助手立于患者两膝之间,双手握住患者双踝关节上缘。术者和第二助手立于治疗床两侧,左手四指握拳,拇指伸直,右手四指握于左手拳外,拇指腹压于左手拇指指甲上,双手拇指叠加,指腹压于患椎棘突旁压痛处。两人面对面,各自压住自己的一边。

第一助手将双小腿垂直提起,使患者髂前上棘离开床面为止。在第一助手提双小腿的同时,术者和第二助手双拇指一齐下压椎旁压痛点(两侧对称下压)。当第一助手放下小腿,患者膝部着床时,术者和第二助手也同时松开下压的拇指。

第一助手见患者膝部已着床面,术者和第二助手已松开后,再提起患者的双小腿,高度如前。术者和第二助手在第一助手提起小腿的同时,再一次用双拇指按压患椎两侧压痛点,如此连续提压 15 至 20 次。

将患者小腿放下、伸直,检查患椎两侧压痛点,无放射痛或放射痛明显减轻,即可停止整复,如放射痛无改变,可再做一遍,但一般不超过3遍。

连续提腿复位手法的治疗机理和力学分析如下：

提腿复位手法是以人体一部分脊柱和大腿为杠杆，术者和第二助手的双拇指为支点，形成一个倒置的杠杆。这个杠杆的一端是膝部，另一端是患椎以上三个椎体的位置，一般在腰1和腰2的位置。这样杠杆的上段是3～4个椎体的长度，下段是患椎以下骶部和大腿的长度。按一般的人体长度计算，下段长度相当于上段长度的五倍左右。按杠杆原理，在下段末端膝部加1kg的力，在$L_{1\sim2}$椎体位置就可产生5kg的力（如图6-11）。我们测量过一般年轻医生向上提腿的力约在20kg左右，这样上端就产生100kg的力。按杠杆原理，支点的受力应是两端力的总和，即120kg（术者和第二助手向下用力，借助医生自身体重，也便于用力，一般是可以抵抗住这一杠杆力的。连续4～5次提腿就要休息1～2分钟）。

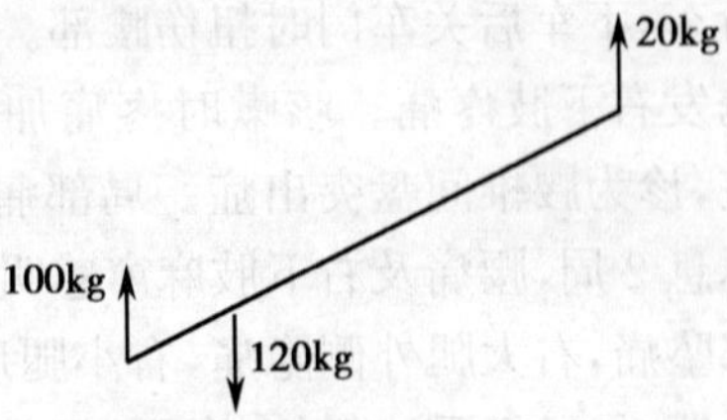

图6-11　倒置杠杆示意图

由于这样强大的支点力和椎间盘上、下的椎体对椎间盘产生的一种连续活动着的剪力，作用于椎间盘可使其还纳或改变位置。同时，这种复位法使腰椎做连续的过伸运动，可使患椎周围的软组织得到松解，错移的椎体复位。

(4)手法结束后，按脊柱外伤病人的搬运方法，送回病房。在搬送时，保持患者躯体平直。患者恢复期，应仰卧于病床，下肢可做屈伸活动，但躯干不得任意活动，更不得坐起。在床上可做翻身动作，但必须保持躯体平直，不得扭转腰部。大小便时，要保持腰部前凸位。

(5)药物治疗处方：紫丹参10g　当归尾10g　桂枝15g　川芎10g　乳香6g　没药6g　炮穿山甲（碎）10g　金银花

20g　红花 10g　大贝母 10g　杜仲 10g　熟地黄 24g　伸筋草 15g　菟丝子 12g　生甘草 6g　水煎服，每天 1 付，共服 15 付。

(6)康复治疗：手法治疗一个星期后，嘱患者在床上做飞燕式锻炼，每天 50～100 次。并做下肢抬举锻炼，双下肢每天各做 50～100 次。

病案举例

1. 杨某某，男，33 岁，北京市某银行司机，1996 年冬天长途行车，下车后关车门时扭伤腰部。随即出现腰痛，后仰受限并可诱发右下肢疼痛。咳嗽时疼痛加剧，走路困难，被人搀扶至医院，诊为腰椎间盘突出症。局部痛点封闭，口服中药汤剂，卧床休息 2 周，腰痛及右下肢麻窜感明显减轻。但腰骶部隐痛，右臀部坠痛，右大腿外侧隐痛，右小腿后外侧、足跟、足小趾酸胀、麻木感，虽又经手法复位、牵引、局部贴膏药，口服中西药物、理疗等手段治疗，一直未除，每至劳累、天气变化时加重，有时夜间右小腿酸胀难忍不能入眠，局部揉搓按摩可减轻症状。1997 年入冬以来，症状有所加重，且出现右下肢无力、发凉。慕名前来求治。查腰 5 棘突压痛，向右偏歪，腰 4、5 棘突间隙较宽，腰 5 棘突按压腰 5 棘突右侧疼痛可传至右下肢。右臀部广泛压痛，梨状肌隆起压痛，股骨中段肌肉变硬，压痛小腿外侧皮肤感觉减退，压之酸胀，跟腱反射减弱，右下肢直腿抬高试验阳性。右下肢比左下肢明显变细。CT 检查：腰 4、5 椎间盘膨出，腰 5 骶 1 椎间盘突出，腰椎正侧位 X 光片示，腰椎生理屈度变直，腰 5 骶 1 椎间隙明显变窄，左宽右窄，棘突偏歪。诊为腰椎间盘突出症。

第 1 次治疗：以旋转复位法矫正偏歪压痛之腰 5 棘突。在腰椎旁压痛点，腰 5 棘突压痛点、骶椎上缘中央压痛点、骶椎背面压痛点、梨状肌压痛点，针刀松解剥离。嘱其术后注意保护腰部，勿负重及做大范围活动。

第 2 次治疗：1 周后复诊，腰骶部疼痛不适明显减轻，右下肢麻窜感消失。但右臀部仍有坠胀感，右小腿、足趾麻木感依旧。于阔筋膜张肌压痛点、臀中肌压痛点、臀大肌压痛点、坐骨结节压痛点、股骨中段压痛点针刀松解。腰椎侧板复位。

第 3 次治疗：10 天后复诊，诉腰骶臀部不适感基本消失，右下肢轻松，行走自如，唯觉右侧小腿外侧及足外侧麻木感无明显变化。于腘窝外侧压痛点，腓骨头前下方压痛点，腓骨长肌中段压之酸胀变硬处选三点，外踝后压痛点针刀松解剥离，腓骨长肌中段以松解筋膜为主，松解时，患者诉酸胀、舒适感。嘱其 1 周内少走路。

第 4 次治疗：15 天后复诊，诉小腿外侧酸胀感明显好转，足外侧不适感消失，伸小腿后外侧仍酸胀。触压酸胀感，局部肌肉变硬，有条索感，针刀在此区选 4 点纵向切割肌肉外层筋膜后纵行疏通。起针后，掌根按压该部横行推剥数下。

1 周后，电话告之，腰腿疼痛、不适感完全消失，右下肢肌力也已明显改善。右下肢发凉、怕寒也消失了。随访 10 年，未见复发。

2. 大某某某，男，47 岁，日本人，左小腿外侧下 2/3 部分皮肤及左足背外侧麻木半月余，1996 年 6 月 11 日来诊。

患者半月前，晨起发现左小腿外侧及左足背外侧麻木感。其中，足背外侧麻木感较重。否认腰外伤史，没有下肢放射痛史。

查：腰部活动自如，腰椎棘突部无压痛及叩击痛。直腿抬高试验及其加强试验阴性。生理反射存在，病理反射未引出。腰椎 X 线片示，$L_{4\sim5}$ 椎间隙左窄右宽，两侧影像模糊，侧位片显示腰 4、5 椎体轻度向前滑移。CT 检查提示：$L_{4\sim5}$ 椎间盘向前突出。

诊断:腰椎间盘突出症。

治疗:于左下肢部腓浅神经体表投影线上选三个治疗点,针刀切开浅筋膜及变性软组织。然后,令患者俯卧治疗床上,用牵引带固定,牵引腰椎15分钟后,在牵引状态下,于$L_{4、5}$、L_5～S_1棘突间各选一点,左右旁开约2cm各选择2点。分别用针刀松解$L_{4、5}$、L_5～S_1棘间韧带,横突间肌和横突间韧带。令患者仰卧位,双手交叠压于小腹部位,鼓小腹,令患者屈髋屈膝,臀部稍稍抬离床面,使L_4椎体为支撑点。术者屈左肘,以前臂按压于患者双下肢胫骨结节下缘,右手挽扶患者双足跟部,使双膝关节齐平,嘱患者深呼吸后屏气,术者以左前臂用力向前胸方向按压,反复数次。车送回病房。绝对卧床15天,配合床上腰肌锻炼,口服活络Ⅰ号中药,痊愈。1月后,寄来感谢信。

3. 潘某某,男,55岁,浙江湖州市农民,腰痛伴右下肢放射痛五年。1997年9月就诊。病历号1801。

患者1988年被拖拉机撞伤胸部,致3根肋骨骨折,住院治疗25天。1991年初无明显诱因,开始出现明显腰痛,并向右下肢放射,时有酸胀、麻木感。1991年2月,求诊于湖州市某医院骨科,诊为腰4、5,腰5骶1椎间盘突出症,行手术摘除术。术后症状缓解。1997年6月复发,湖州市某医院再次手术治疗。术后,症状未减,慕名来我院求治。

查:腰椎右侧可见两条纵行陈旧性手术瘢痕,分别长约7cm和8cm。$L_{4、5}$、L_5～S_1棘间深压痛,$L_{3、4、5}$右侧棘突旁压痛。腰活动度: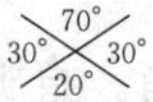

左右旋转20°。双下肢直腿抬高试验阳性,左60°,右45°,右下肢直腿抬高加强试验阳性,右膝跟腱反射减弱。X光片示:L_5右侧椎板缺如,腰椎生理曲度变直,椎体上下缘有不同程度的骨质增生。CT片示L_5～S_1截面椎体右侧缘有致密阴影。

诊为腰椎间盘突出症，患者俯卧位腰椎牵引下，于 $L_5 \sim S_1$ 棘间、横突间针刀松解 6 针，右臀压痛点、右小腿压痛点，针刀各松解 2 针。起针后，行连续提腿复位法。抬回病床，小重量维持腰椎牵引，卧床两周，痊愈出院。

第二节　腰神经后内侧支卡压症

腰神经后内侧支在通过纤维孔或骨纤维管时受刺激或卡压，引起的以腰痛为主的疾病，即为腰神经后内侧支卡压症。在慢性腰痛患者中并不少见，因临床资料少有报道而不被人们熟悉。有的将该病诊为“腰后关节功能紊乱症”、“腰关节滑膜嵌顿”等，在临床治疗上，多采用局部封闭或手法治疗，对急性发病的患者疗效较好，对卡压严重的患者，疗效不佳而成顽症。在针刀临床摸索中解决了一些此类难症，结合局部解剖生理病理变化的研究，对此病有了新的认识，大大提高了临床治疗效果。该症是导致腰腿痛的常见原因之一。

局部解剖

脊神经后支自椎间孔处由脊神经分出后，绕关节突外侧穿过骨纤维孔行向后方（如图 6-12），至横突间肌内侧缘分为内侧支和外侧支。内侧支在下位椎骨上关节突根部的外侧斜向后下，经骨纤维管至椎弓板后面转向下行，分布至背深肌和脊柱。第 5 腰神经后内侧支经腰椎下关节突的下方，向内下行（如图 6-13）。

骨纤维孔：又称脊神经后支骨纤维孔。该孔位于椎间孔的后外方，开口向后，与椎间孔的方向垂直。上界为横突间韧带的镰状缘，下界为下位椎骨横突的上缘，内侧界为下位椎骨上关节突的外侧缘，外侧界为横突间韧带的内侧缘。腰 4～5 的骨纤维孔有时被 1～3 条横行纤维束分隔为几个不同间隙，而将其中通

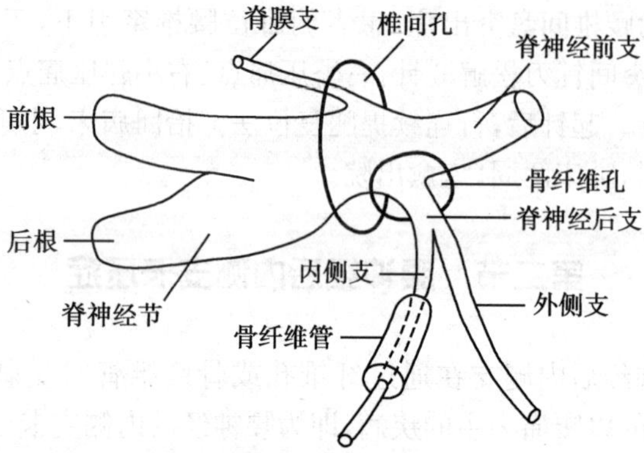

图 6-12　脊神经后支及骨纤维管、孔、椎间孔

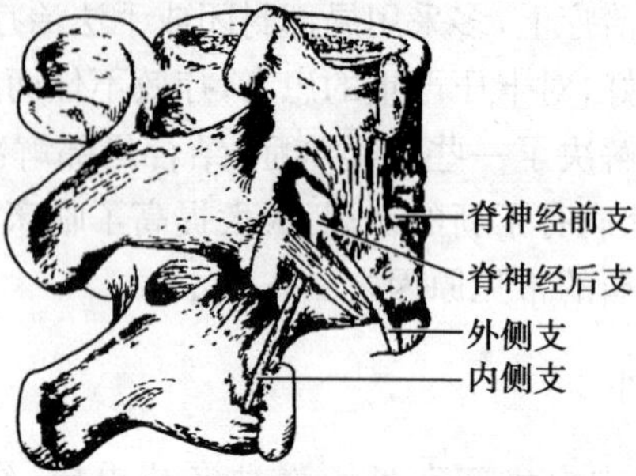

图 6-13　脊神经后支及其分支

行的神经及伴行血管隔开。骨纤维孔的体表投影相当于同序数腰椎棘突外侧的下述两点连线上——上位点在第 1 腰椎平面后正中线外侧 2.3cm 处，下位点在第 5 腰椎平面后正中线外侧 3.2cm 处。骨纤维孔有神经后支通过。

骨纤维管：又称腰神经后内侧支骨纤维管。该管位于腰椎乳突与副突之间的骨沟处，自外上斜向内下，由前、后、上、下四壁构成。前壁为乳突副突间沟，后壁为上关节突副突韧带，上壁为乳突，下壁为副突，管的前、上、下壁为骨质，后壁为韧带。骨纤维管的体表投影在同序数腰椎棘突下外方的两点连线上——上位点在第1腰椎平面后正中线外侧约2.1cm处，下位点在第5腰椎平面后正中线外侧2.5cm处。管内有腰神经后内侧支通过。

后内侧支出骨纤维管后向内下方斜行，至椎板的后面转向下方，跨越1～3个椎骨，重叠分布于关节连线内侧的关节囊韧带及肌肉(腰5后内侧支经腰骶关节的下方，发出分支至该关节囊及多裂肌)。棘上韧带受上一平面的后内侧支支配。

后外侧支的分支主要分布于椎间关节连线以外的结构，如横突间韧带、髂腰韧带、横突间肌、骶棘肌和腰背筋膜等。

脊神经后内侧支和后外侧支支配脊柱后侧的韧带、肌肉和椎间关节，不仅调节脊柱正常的生理性活动，还能控制非生理性活动。腰神经后支尚能调节骶棘肌紧张度，以与腹直肌保持平衡。

病因病理

腰部频繁活动，突然扭转，脊柱运动失调，腰部深层肌肉过度收缩，可引起乳突副突韧带、横突间韧带的损伤，局部炎症水肿刺激或压迫脊神经后支或后内侧支而产生症状。

持续的弯腰工作，长期坐位、站位工作，腰部肌肉长期收缩，保持紧张状态，易使腰肌疲劳损伤，乳突副突韧带与邻近的软组织摩擦，逐渐增厚，甚至骨化，使通过内侧支的骨纤维管形成一个完整的骨管，腰神经后内侧支及其伴随的血管失去缓冲的余地，易遭受挤压和刺激，使组织缺血、缺氧而出现腰痛。

腰神经后内侧支在行走过程中紧邻椎间关节，易受椎间关节的影响，当椎间关节因椎间盘突出等因素出现病变时(如错位、增生、关节失稳)，可导致神经血管的挤压和扭曲。

腰5神经后内侧支行经骶骨上关节突外侧和骶骨翼内侧之间的骨沟内，当腰骶关节错位或炎症时，可使神经受累而引起下腰痛。病变日久，可使神经周围软组织粘连，特别是骨纤维管韧带变性卡压内侧支及伴行血管。

临床表现

患者腰脊柱僵硬、酸胀、疼痛，喜捶打，劳累后加重，多数患者腰部活动不受限，部分患者腰骶部疼痛，呈板状腰，腰部后伸受限，或后伸可引起腰背痛。有些患者臀部及下肢有沉胀感，患者多反复发作。

诊断

1. 有腰部扭伤史、劳损史，多发于中老年人，病程较长，女性多于男性。

2. 腰脊柱周围疼痛、麻木、怕冷、乏力。

3. 棘突旁或棘间隙旁开 2～3cm 处有压痛或酸胀感，有些患者有疼痛向臀、大腿放散感。

4. 直腿抬高试验阴性，胫神经弹拨试验阴性，常规治疗方法无效者。

5. X线检查：腰椎生理曲度变直、畸形，腰椎骨质增生，后关节紊乱。

治疗

患者俯卧位，小腹下垫一薄枕。

1. 压痛在棘突侧 2～3cm 处，腰痛牵及同侧臀者，多为骨纤维孔处病变。

刀口线与脊柱纵轴平行，针体垂直于皮肤，快速刺破皮肤，缓慢进针至横突骨面，探至根部下缘，将刀口线旋转 90°，纵切几刀，有松动感后出针。

2. 压痛在棘间隙旁 2～3cm 处，只有腰部症状者，多为骨纤维管病变。

刀口线与脊柱纵轴平行，针体垂直于皮肤刺入，针刃探至骨面向外移动是骨边缘，向后移动亦是骨边缘，此即为关节突骨面。将针刃移至乳突外后缘，刀刃贴骨缘纵切数刀。若韧带骨化，可有明显阻力感，如切"脆骨"，并有"咯吱"、"咯吱"的切割声，患者有舒适的酸胀感。

3. 腰骶关节有深压痛、轻叩痛，腰后伸受限者，应考虑腰5神经后支卡压。

选斜刃针刀，刀口线与脊柱纵轴一致，针体垂直于皮肤刺入，摸索进针至骨面，探至腰骶关节外缘骨沟，将骨纤维管划开。十分顽固的，可用斜刃针刀在外侧沟切断腰5神经内侧支。

对于病程较短、疼痛剧烈者，可行骨纤维孔或骨纤维管处神经阻滞。进针深度均为3～5cm。

注意事项

1. 针刀治疗时，切割横突间韧带和乳突副突韧带时，针刀刃要紧贴骨面，针下有变性组织者多说明诊断正确，应如上述方法治疗。若针下探不到变性组织，则可能判断失误，勿机械地进行切割。

2. 应注意与棘上韧带损伤、棘间韧带损伤相鉴别，它们都在棘上或棘间有明显压痛，相对较浅在，压痛部位固定。

病案举例

刘某，女，43岁，工人，腰痛、僵硬13年，休息后减轻，劳累后加重。曾诊为腰肌劳损，针灸、按摩治疗，可缓解症状，却反复发作。现腰脊周围酸困感、疼痛，患者诉$L_{3\sim5}$周围发紧、发板，腰部活动不受限，喜捶打患处。查：腰椎生理曲度变直，$L_{3、4}$椎体有唇样增生，椎间隙变窄。$L_{3、4}$间隙左右旁开各2cm左右，有深压痛。诊为腰神经后内侧支卡压症。针刀刺至乳突骨后外缘，将刀口线旋转45°，纵切，刀下有硬韧的软组织被切开，"咯吱”、“咯吱”响(韧带钙化)。术后患者腰部轻松,1个月后才逐渐恢复正常。1年后随访,痊愈。

第三节 腰背筋膜劳损

腰背筋膜劳损是引起慢性腰背痛的常见疾患之一,又称腰背筋膜炎、腰背纤维组织炎等,其病变在筋膜上,多有压痛,但病理切片上多数没有炎症变化。患者多追忆不到明显的外伤史,外表又看不出显著的器质性改变,只表现为疼痛不舒,而疼痛也不很剧烈,大部分患者生活可以自理,能继续工作,却又影响劳动能力的发挥。过去只采取对症处理的方法治疗,效果不理想,是临床治疗中较为棘手的病症。对顽固病患者,手术剥离粘连,扩大裂口,切除脂肪疝和静脉丛以解除对神经的压迫,可取得较好的疗效。针刀以手术的治疗原理剥离粘连,切开挛缩的筋膜,亦能取得同样的治疗效果。

局部解剖

腰背筋膜分为前、中、后三层,纤维组织十分丰富,并且富有弹性,对保护腰部肌肉及支撑腰椎负重有十分重要的意义。后、中两层分别包裹骶棘肌的后面(浅面)和前面(深面)。后层最厚,向上与深筋膜相续,在骶棘肌后面形成一坚韧的被膜,附于棘突和棘上韧带。其后有背阔肌和下后锯肌,也是两块肌肉部分肌纤维的起点。中层附于腰椎横突尖,向上附于第12肋,向下附于髂骨嵴。前层即腰方肌筋膜,最薄,覆盖于腰方肌的前面,起自腰椎横突的前面及椎体的基底。在骶棘肌外缘,前、中、后层相连形成腹横肌腱膜,作成腹横肌的起始部。

腰神经后外侧支沿横突背面向外下方斜行。$L_{1\sim3}$的后外侧支本干在骶棘肌表面向下走行一段较长距离后,再穿过腰背筋膜至皮下,构成臀上皮神经,分布在臀部皮下。

背腰部由胸神经后支分布，上6对胸神经内侧支所发出的皮支沿中线两侧穿过斜方肌至皮下，分布于背部皮肤；下6对胸神经的内侧支一般不发出皮支，而由胸神经的外侧支发出，穿背阔肌至皮下，分布于背下部及腰部。

神经后支与小血管并行穿出腰背筋膜时，都形成一个固有裂孔。筋膜损伤容易受到卡压而产生疼痛等症状。

病因病理

1. 引起腰背筋膜劳损的原因很多，常见的原因有：

(1)长期从事腰用力或弯腰活动工作，长期的腰部姿势不良，以及双下肢不等长的长途行走、脊柱侧弯等不协调因素，引起筋膜慢性撕裂伤。

(2)腰部急性扭挫伤之后，没有获得及时而有效的治疗，或治疗不彻底，或反复轻微损伤，使损伤的肌肉筋膜发生粘连。

(3)平素体虚、肾气虚弱，又外感风、寒、湿邪，如夜卧当风、卧于潮冷地面休息等，外邪留滞肌肉筋膜，使肌肉筋膜拘挛、经络闭阻、气血运行障碍所致。

(4)精神因素：各种外界压力或轻微的疼痛刺激，使患者神经紧张，肌张力增高，筋膜持续绷紧，甚至肌筋膜痉挛而损伤。

(5)皮肤、肌肉感染，治愈后结疤粘连。

2. 病理改变主要有以下几种情况：

(1)筋膜被撕裂：有纵裂，也有横裂，常有脂肪从裂隙中突出而形成内疝，或有神经支从此处通过而被挤压。

(2)纤维素沉着：正常筋膜本身很光滑，且层次分明，但由于渗出的纤维素沉着，就使得筋膜与筋膜、筋膜与周围组织之间发生了丝棉样的粘连，其中常有血管神经通行，由于粘连而造成各种组织间的相互挤压和牵拉。

(3)神经支的压迫——筋膜裂隙愈合形成瘢痕，压迫其中的神经支而产生症状。

(4)神经支的行径畸形或位置变异、血管怒张、肌肉痉挛、筋膜破坏、脂肪堆积等变化亦是常见的病理现象。

临床表现

以腰背痛为主,疼痛多为隐痛。开始为腰背酸胀不舒,软弱无力,时轻时重,经常反复发作,休息后减轻,劳累后加重,适当活动后减轻。弯腰工作困难,若勉强弯腰则腰痛加剧,常需(喜)用双手捶腰以减轻疼痛。不能久坐,不能下蹲。少数患者有臀部及大腿后上部胀痛,兼有风寒湿邪者,腰背痛与天气变化有关,局部酸痛发沉、发凉,阴雨天加剧,重者乏力,喜暖怕凉,受凉或劳累后可加重发作,腰痛如折,活动欠利。

诊断

1. 少数患者有急性受伤史,大多数患者有慢性劳伤史。

2. 多发于中老年人,青少年少见。腰背酸痛、发僵,形似板,步行时上身少动,清晨 3~4 点疼痛加剧,活动后减轻。

3. 触诊检查可有局限性压痛点,或检出痛性筋结或条状筋束,压之疼痛并可向周围或远端扩散。有些患者的病变部位可有皮肤增厚、提捻皮肤有橘皮样感,皮下偶尔有水肿或粘连,但局部压痛不明显。有些患者由于局部血液循环较差,触摸腰背部皮肤时感觉发凉。

4. 背肌牵拉试验阳性:嘱患者俯卧,双手紧抓床头,医生双手握患者踝部,一侧一侧地牵拉下肢,腰背部出现疼痛者为阳性。

5. X 线检查:有时可见脊柱生理屈度的改变,如腰椎侧弯、生理屈度变直,或有骨质增生现象。

治疗

腰背肌筋膜劳损疼痛范围较广,仔细检查可在疼痛区内发现一至数个敏感压痛点,而这些压痛点多为脊神经后支由筋膜穿出的部位，神经血管束受到卡压或刺激而产生症状。只要将紧张、挛缩、增厚的筋膜松开，解除对神经血管的卡压，症状即可缓解或消失。

1. 患者俯卧位，选准压痛点，用0.5%普鲁卡因在压痛点注射一个皮丘，选凹刃针刀或平刃针刀，刀口线与人体纵轴平行，针体垂直于皮肤刺入，缓慢进针至浅层筋膜上，探寻被卡压的腰背皮神经，刺中时疼痛剧烈，即是病变部位。在此处切割松解筋膜，即使切断了被卡压的腰背皮神经，也没有什么不良影响，同样达到治疗效果。有筋结、筋束者一并切开。

2. 病程较长，压痛不明显，但皮肤有增厚、粗糙、皱褶等变化者：可在此处用钩针刀划割增厚、挛缩、粘连的浅层筋膜。在反应部位下缘定点，将钩针刀刃立起，尖部垂直于皮肤，刺入，令钩针刀之钩刺入皮下，向右旋转针体90°，使钩针刀刃平放，针柄与皮肤约呈15°角，向前平推1cm左右，该处若有粘连或瘢痕组织可被钩针刀背钝性推开。再向左旋转针体90°，使针刀钩刃立起来，垂直于筋膜，下压针柄，将钩刀刺入浅筋膜，可闻“嘎嘣”的突破筋膜声，手下有突破感。然后上提针柄，使针体与皮肤约呈45°～60°角，针刀钩钩住腰背浅层筋膜，回拉针刀，可听到“吱”的筋膜割裂声，针刀从原孔起出。

3. 横突尖部压痛，腰背中层筋劳损，与“腰三横突综合征”的治疗方法相同。

疼痛较重者，可配服芬必得一周，酒醋热敷或用1%～2%的硫酸镁热敷。

经常服用壮腰健肾丸以补肾气，祛寒湿。

注意事项

1. 治疗阶段注意保暖，勿受风寒，不可继续做使腰背筋膜劳损的运动。

2. 卧床休息时，应经常翻身变换体位，以保持腰背筋膜良好的血液循环。

3. 治愈后应加强腰背肌功能锻炼，防止复发。

病案举例

李某，男，36岁，工人。腰背疼痛十余年，有持续弯腰工作的劳损史和受寒冷刺激史，疼痛时重时轻，间歇性发作，渐进性发展。腰背僵硬，呈板状腰，早晨五六点钟时常被痛醒。起床时，需双手撑床，腰部板直样立起，否则腰痛剧烈。天气变化、劳累及站、立、坐后改变腰部姿势时，疼痛加重。曾针灸、按摩、理疗，吃各种偏方、验方治疗，几无疗效。现腰背部发板、发紧，活动不受限，胸闷，喘不过气来，背上一巴掌大小的部位有展不开的感觉。查：腰部外表无异常，压痛不明显，腰背皮肤发凉，腰椎X线检查正常，胸4、5椎旁压之酸胀，诊为腰背筋膜劳损。于腰部皮肤发黯、粗糙变厚处钩针刀刺入，划割筋膜治疗，配服壮腰健肾丸。2周后腰部症状逐渐减轻。在胸椎4、5椎旁左右各1.5cm处定点，用平刃针刀刺达筋膜层切2刀，继续深入至胸椎横突骨面，纵行疏通剥离，转刀柄90°，刀口线垂直于横突间韧带，切2～3刀，出针。胸部发紧、伸不开、喘不过气的感觉马上消失。1个月后，腰背痛消失。嘱其加强腰背肌功能锻炼。2年后随访无复发。

第四节　臀大肌挛缩症

臀大肌挛缩症是指因肌肉注射等原因使臀大肌纤维变性、挛缩、硬化所导致的髋关节活动障碍，又称注射性臀大肌挛缩症、先天性臀大肌挛缩症或臀大肌挛缩综合征。多见于小儿，男多于女，以3～14岁患儿较多，常被误诊为“佝偻病”、“髋外翻”等。该症在临床上是一种较顽固的疾病，初起时常不注意，多数患者到了中、晚期才开始求治。手法、针灸对早期患儿的治疗有较好的疗效，但疗程较长。中晚期需采用外科手术将臀大肌前下部的挛缩组织彻底松解，可有良效。但切口较大，出血较多，恢复较慢，可留下较大的瘢痕，使功能受一定影响。针刀治疗简化了手术操作，可以取得更好的效果，皮肤无瘢痕，三天后即可下地行走。

局部解剖

臀大肌呈菱形，是人体最大的一块扁肌。肌的表面覆有很薄的臀肌筋膜，与臀肌紧密相连，位于臀部皮下，该肌起于髂骨臀后线以后的髂骨臀面，并以短腱起自髂后上棘、髂骨背面（臀后线以后的部分）、骶骨下部、尾骨背面以及两骨之间的韧带、腰背筋膜和骶结节韧带，粗大的纤维斜向外下，大部分跨过股骨大转子后移行于髂胫束的深面，小部分止于股骨的臀肌粗隆（如图6-14）。

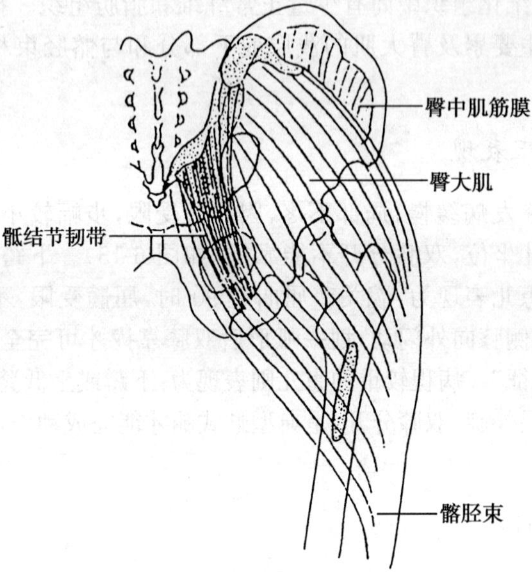

图 6-14　臀大肌解剖示意图

臀大肌受臀下神经支配，主要作用是后伸、外旋髋关节，若髋关节处于屈曲位，可辅助外展，若处于后伸位，可辅助内收。

病因病理

该病的病因说法很多，包括遗传等先天因素和疾病等后天因素。现在多数人支持该病是由于反复多次在臀大肌内注射抗生素等药物所致，临床中患儿多数有反复多次臀部肌肉注射史，但为什么更多的有反复多次肌肉注射史的儿童没有发生此病呢？我们认为可能与先天性臂臀发育不全、个体对药物的敏感性不同有关，肌肉注射是发病的主要诱因。

本症的主要病理变化是肌肉组织的纤维增生、瘢痕挛缩。肉眼观察病变组织呈纤维条索状，质地坚硬，因缺血而色泽苍白。镜下观察可见有大量的纤维组织，其排列紊乱，成纤维细胞增多，纤维化组织中尚有少量正常纤维和脂肪组织。臀大肌纤维变性主要累及臀大肌的浅层前下部分和与髂胫束相连接的部分。

临床表现

本症发病缓慢，局部不疼，因屈髋受限，步幅较小，不能快跑。患儿坐位，双膝分开不能靠拢(如图 6-15)。下蹲时，病变较轻的患儿表现为：髋关节屈曲近 90°时，屈髋受限，不能继续下蹲，患侧膝向外闪动，划一弧形后双膝靠拢才可完全蹲下，称为“划圈征”。病程较重的患儿则表现为：下蹲或坐低凳时，大腿必然外展外旋、双膝分开，呈典型蛙式腿才能完成动作，又称“蛙腿征”。

诊断

1. 发病前 2～3 年，患儿有多次臀部肌肉注射史。

2. 患侧下肢外展、外旋、站立或行走时呈“外八字”步态，跑

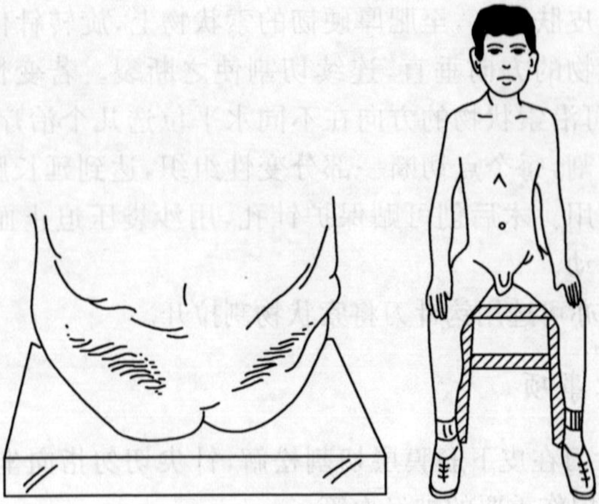

图 6-15　臀大肌挛缩症皮下深沟及患者坐姿

步时更为明显。髋关节前屈内收、内旋受限，中立位髋关节前屈小于 30°，只有在大腿外展、外旋时，才能蹲、坐，行走时不能跨大步。

3. 正常丰满的臀部外形消失，相对显出臀部尖削的外形，称此为“尖臀征”。臀部可见沿臀大肌纤维方向的局限性凹陷深沟，在凹陷处可触及硬韧的索状物或包块，在下蹲或髋关节内旋、内收时更为明显。

严重者皮肤萎缩与索状物相粘连

4. X线检查：骨盆平片除有轻度股骨颈干角增大外（大于 130°），无骨关节异常。

5. 应与小儿麻痹后遗症、局部感染继发引起的臀大肌挛缩相区别。

治疗

患者侧卧位，患侧在上，大腿内收，使臀肌腱和髂胫束紧张，摸清索状物。局麻后，用凹刃针刀，顺臀大肌纤维方向，针体垂直于皮肤刺入，至肥厚硬韧的索状物上，旋转针体 90°，刀刃与索状物的方向垂直，连续切割使之断裂。若变性组织面积较大，可沿索状物的方向在不同水平位选几个治疗点，分别如上法切割，每个点切断一部分变性组织，达到延长腱膜和肌纤维的作用。术后创可贴保护针孔，用沙袋压迫止血，3 天后可下地活动。

该症亦可选用钩针刀将索状物割拉开。

注意事项

1. 针刀在皮下筋膜层切割松解，针尖切勿指向坐骨神经，一般不会损伤重要的神经血管。

2. 早发现，早治疗，恢复更快，效果更好。

病案举例

王某，男，10 岁，双足“外八字”行走，下蹲障碍半年，两年前因病在双臀部间断肌注 2 个月，半年前家长发现患儿动作异常，不能快跑，仔细观察，患儿下蹲时，双大腿外展外旋才能蹲下，站立时双腿不能并拢，曾按摩治疗无效。查：双侧臀肌萎缩，双侧臀部皮肤出现深沟，可触及与臀大肌纤维方向一致的硬韧的挛缩束状带。骨盆平片无异常。诊为臀大肌挛缩症。凹刃针刀切割松解。3 天后下地，下肢活动基本恢复正常。

第五节　臀大肌损伤

臀部是人体肌肉、脂肪最丰厚的部位，是躯干、下肢的交汇部。其运动形式复杂，极易造成损伤。又因臀部肌肉层次多数量大，损伤后引起的症状又很近似，若不认真检查、仔细分辨，常造成混淆，故临床中误诊的情况很多，而臀大肌损伤是临床中最容易忽视的一个。

局部解剖

臀大肌是臀部最大、最表浅的一块肌肉，肌的外表面覆有臀筋膜，筋膜与肌肉紧密相连，位于臀部皮下。臀大肌起于髂骨外面和骶骨的后面，肌束斜向下外止于股骨的臀肌粗隆及髂胫束。止于臀肌粗隆的部分是长约6cm、宽约3cm、厚约0.5cm的腱性组织(如图6-16)。受臀下神经及坐骨神经分支(L_4～S_2)的支配。臀大肌是髋关节的有力伸肌，此外尚可使股骨旋外。

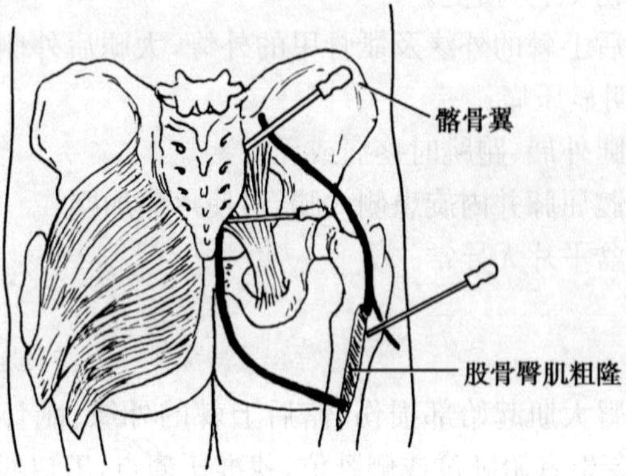

图6-16　臀大肌解剖图

病因病理

外力撞击臀大肌，如从高处摔下臀部着地，木棒打击臀部等。频繁使用暴发力做屈髋运动，内旋后蹬使臀大肌骤然、强力收缩，如跳栏运动员、跳高运动员、舞蹈演员等，致使臀大肌两端附着点拉伤、挨伤。

频繁运动或因肌肉无力而又长期负重劳动，臀大肌、臀中肌、阔筋膜张肌交汇处因相互交错运动而使筋膜及臀大肌劳伤。

损伤部位出血渗出，日久机化、粘连、结疤而影响局部血液循环、挤压周围神经而发病。

临床表现

腰臀部及大腿外侧疼痛或不适感，大腿外展时疼痛加重。站立、行走过久则患侧腰臀部酸痛无力，跑跳时无力，上楼、爬坡困难。急性发作时，疼痛可下窜至股后部。

诊断

1. 外伤史、劳损史。

2. 髂后上棘的外缘及骶骨甲的外缘，大腿后外侧臀大肌肌腱止点处明显压痛。

3. 大腿外展、跑跳时疼痛或无力。

4. 屈髋屈膝并内旋患侧大腿，可使疼痛加剧。

5. 骨盆平片无异常。

治疗

1. 如臀大肌起始部损伤，髂后上棘的外缘、骶骨背的外缘压痛者。令患者俯卧位或侧卧位，找准压痛点，刀口线与臀大肌纤维方向平行，针体垂直于髂骨上嵴后缘，进针达骨面。纵行疏通剥离，横行摆动针体，有结节者行切开剥离法（如图 6-17）。压痛部位饱满，张力增高者，可提刀刃至浅层，切开筋膜数针。

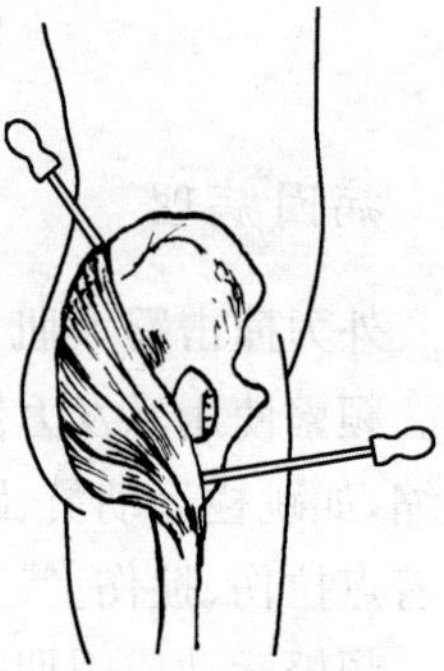

图 6-17 臀大肌起止点损伤针刀治疗

如压痛点在骶尾骨的外缘，针体需与皮肤呈 45°角，刀刃向内倾斜垂直于骨面达骶骨外缘，患者述酸胀明显，行纵行疏通剥离法，必要时调转刀口 90°，刀口线与肌纤维方向垂直切割2～

3下以松解紧张、痉挛的肌纤维。

2. 臀大肌止腱损伤，大腿后外侧股骨臀肌粗隆处压痛。令患者侧卧位，患侧下肢屈膝屈髋位，压痛处定点。刀口线与肌腱方向平行，针体垂直于皮肤，刺入达臀肌粗隆，先纵行疏通剥离1～2下，再横行摆动1～2下，有结节，切开数刀或捣刺几下，出针。

手法

患者仰卧，术者握患肢膝踝部，最大限度地被动屈膝屈髋，并向对侧季肋方向下压1～2下。

病案举例

瞿某，女，60岁，干部，北京市人，双大腿外侧痛伴腰痛20余年，不能久坐、久立，上楼困难，下楼正常，急性发作时，弯腰困难，疼痛向小腿部放散，行走跛行。X线片示：股骨骨质未见异常，腰椎多处唇样增生，腰4、5椎间隙变窄，曾诊为腰间盘突出症、腰肌劳损、腰椎骨质增生、髂胫束损伤等，先后封闭、按摩、针灸、拔火罐治疗半年、疗效欠佳，1995年3月来诊，查：大腿后外侧臀大肌腱止点明显压痛、骶骨甲上缘、髂骨嵴上缘压痛，大腿外展、屈膝屈髋时疼痛加剧。直腿抬高试验弱阳性，诊断为臀大肌肌腱损伤、骶棘肌下段损伤。针刀松解各压痛点，疼痛及不适感明显减轻。一周后复查，下蹲起来及提物上楼时，左臀部仍有疼痛和不适感，针刀松解压痛敏感点，疼痛消失。一年后随访。自针刀治疗后，腰臀部疼痛未再复发。

第六节　臀中肌损伤

臀中肌损伤在临床中常见，多表现为慢性损伤。但因其症状隐蔽性较强，误诊、漏诊的现象在临床中也较常发生。

局部解剖

臀中肌起于髂骨翼外面、髂嵴外唇和阔筋膜，成一扁平扇形肌束，斜向外下止于股骨大转子尖端的上面和外侧面(如图6-18)，此处有1～2个臀中肌的转子囊。其前上部分位于皮下，后下部分被臀大肌覆盖，前部被阔筋膜张肌覆盖，其下缘与梨状肌紧密相邻，其深面有臀小肌。该肌肉受臀上神经支配(L_4～S_1)，主要是髋关节的外展肌。单足站立时，对固定骨盆起重要作用。

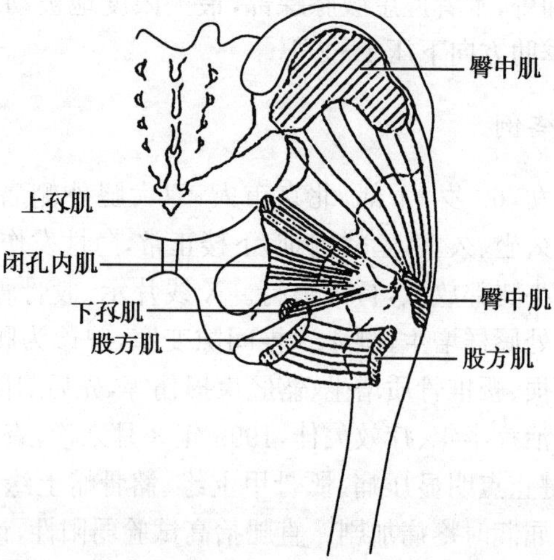

图6-18　臀部中层肌肉起止点

臀中肌背面有臀上血管的浅支，臀下和旋股外侧血管的分支，深面有臀上神经和臀上血管深支。

病因病理

日常生活中，身体的活动如行走、下蹲、弯腰等动作，臀中肌都起着重要的作用，日久容易损伤，出现局部肌肉的挛缩、结疤和粘连，使活动受限。人是不断运动的，损伤部位不断受牵拉和刺激，使局部变性组织充血、肿胀，刺激周围的神经、血管而出现症状。

但是，一般情况下，臀中肌损伤后，其功能常被其周围的肌肉、筋膜所替代，局部多不表现明显的症状。但其损伤引起的病理变化导致的病理冲动，可经由 $L_4 \sim S_1$ 脊髓节段反射性引起同侧下肢的疼痛及不适感。

临床表现

多缓慢发病，腰臀部酸痛、不适，劳累后加重。有相当一部分患者，无局部症状，仅表现为患侧小腿的酸胀不适感，甚至发凉、发木。伸膝时，小腿常有"抽筋"现象，在小腿部位按摩治疗可缓解症状。有些患者有不明原因的起步走时出现患侧踝部、足跟、底部麻痛或不适感，活动后可减轻。站立过久，行路过长，又可使上述症状加剧，多在局部找不到明显压痛点。

诊断

1. 外伤和劳损史。

2. 不明原因，患者小腿、踝关节、足部有疼痛、酸胀和不适感，疼痛部位无明显压痛，常规治疗效果不佳者。

3. 患侧臀中肌部位，可查及痛性条索物，压痛点多在髂骨翼外侧臀中肌起始部。压之可向患肢放散，但无神经根受刺激征。这种情况，患者多无臀部疼痛及不适感。

4. 患肢单腿站立或大腿用力外展时，症状可加重，梨状肌牵拉试验可诱发臀中肌疼痛或使疼痛加重。

治疗

患者取侧卧位，患侧在上，腿屈曲，健侧在下，腿伸直。臀中肌部位的痛性条索处和压痛点即为治疗点。

刀口线与臀中肌纤维方向一致，针体垂直于皮肤刺入，达硬结和条索内，针下稍有阻力感，病人自觉针下疼痛或酸胀感，有时可向大腿或小腿放散。纵切几刀后，纵行疏通剥离，若浅层无条索和硬结，可将针刀刺达髂骨面，纵行疏通剥离。

病案举例

赵某某，女，35岁，工人，右下肢酸胀沉重感两年，劳累和天气变化时，右下肢不适感加重，天气寒冷时，右侧小腿肚经常抽筋，疼痛难忍。曾诊为坐骨神经痛，针灸、理疗可使症状减轻，但仍反复发作。1995年初来诊，查右侧臀部外上侧有痛性条索，压痛明显，且向右下肢传导。诊为臀中肌损伤，局部针刀松解治疗，痊愈。随访10年未复发。

第七节　臀上皮神经损伤

臀上皮神经损伤又叫臀上皮神经卡压症，在临床中很是常见，是腰腿痛的主要原因之一。有人统计，急性腰臀部软组织损伤中，臀上皮神经损伤即占40%～60%。凡急慢性腰腿痛症，多因为伴有臀上皮神经损伤而使症状加重，严重影响工作和学习，如不能准确诊断，合理治疗，迁延日久治疗就更为棘手。西医采用手术治疗，对顽固性病例采取切断臀上皮神经的方法根治。因该病的临床表现是腰臀股痛，在臀部可以触到压痛之条索状物，有人认为腰腿痛是臀上皮神经因闪挫离位，炎性增粗而引起的，故又称该病为伤筋症之筋出槽。主要采用中药口服，局部按摩治疗。疗程长，疗效不理想，大部分患者只能缓解症状，我们认为治疗该病的难点，应是对其病因病理的认识。正确认识了出现臀上皮神经损伤症状的原因，针对性地治疗必可事半功倍。

局部解剖

臀上皮神经来源于T_{11}～L_4脊神经后支的外侧支，其中以T_{12}～L_3为主。

臀上皮神经从起始到终止，大部分走行在软组织中，在腰神经穿出椎间孔处(即分为前后二支)，可将其行程分为四段，共有6个固定点。第一段从椎间孔发出后穿骨纤维孔曰“出孔点”，再沿肋骨或横突的背面和上面走行称“骨表段”。在横突上被纤维束固定称“横突点”。这段行程较短，由里向外。第二段走行于骶棘肌内，称为“肌内段”向下向外，并与第一段成钝角、约呈110°角，将其进入骶棘肌的部分称为“入肌点”。第三段走行于腰背筋膜浅层深面，称为“筋膜下段”，向下向内走行，与第二段也构成钝角，约95°角，其走出骶棘肌的部位称“出肌点”。第四段为走出深筋膜并穿行于皮下浅筋膜层，为“皮下段”，此点为“出筋膜点”。皮下段要跨越髂嵴进入臀部，又称“入臀点”。(如图6-19)

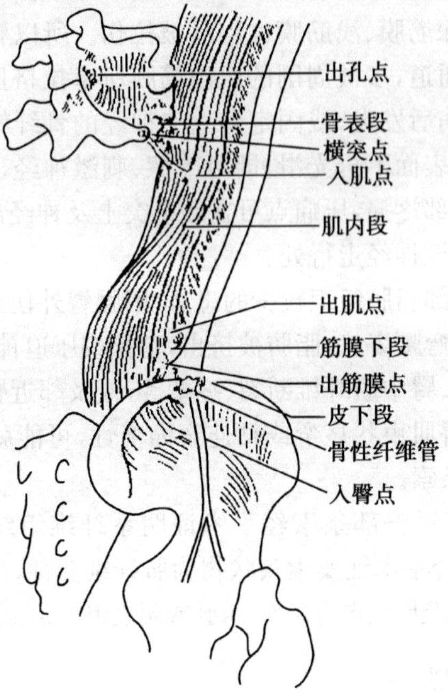

图6-19　腰部脊神经后侧支四段、六固定点示意图

臀上皮神经与髂嵴在入臀点处紧密相靠，在髂嵴上骶棘肌与背阔肌止腱之间，有3～5cm宽的间隙，腱止处有髂嵴上缘的软骨突出、上覆横行的纤维与髂嵴共同围成一个由前内向后下的骨纤维管，上下径约1mm左右，神经由此孔道穿出。进入臀部后仍在浅筋膜中行走，受臀部脂肪的衬垫和保护，向下最长可达腘窝平面以上。

病因病理

由臀上皮神经的组成和运行轨迹看，其头绪多，行程长，转折点多，穿过三个骨性纤维管，其位置又相对固定。腰是人体的活动中枢，活动范围大，弯腰提物时，又是一个支点。腰部的重要肌肉，骶棘肌和背阔肌，在运动过程中，受力很大，易受损伤而痉挛。腰部深筋膜、浅筋膜也容易被拉伤。所以臀上皮神经及其骨性纤维通道，多被周围的肌肉筋膜所牵拉挤压。如腰臀部深浅筋膜损伤后发炎，或固定臀上皮神经的骨纤维管被周围炎症侵蚀，或内表面不再光滑，即可摩擦、刺激神经，使之水肿、增粗，出现腰臀部疼痛，压痛点可在腰横突上及神经出筋膜处或髂嵴处、臀上部该神经走行处。

另外，臀部脂肪组织较少的患者，因腰臀外伤或骤然不协调的扭转，持久弯腰姿势，脂肪被挤出，牵拉或压迫神经产生症状。同时，臀大肌、臀中肌纤维断裂、痉挛等，侵及邻近臀上皮神经而出现症状。臀肌束状痉挛或粘连挛缩变性，可能就是我们手下触到的痛性条索。

曾昭荣等对臀部条索经手术证明系纤维组织，称“痛性筋束”。刘广杰经手术证实索条状物为肌纤维变性，均非神经离槽变粗所致。神经周围多有瘀血、水肿或瘢痕组织、结缔组织团块等。

临床表现

一侧或双侧腰臀部疼痛，体位改变或咳嗽时疼痛加重，并向大腿后侧腘窝处放散，一般不超过膝关节。自觉腰部无力，需旁人搀扶或双手扶撑腰部方能站立和缓步行走。弯腰不能，起坐困难，主动或被动变换体位，均可引起剧痛。

慢性患者，上述症状较缓和，多表现为腰腿酸困不适，软弱无力。久坐或久卧翻身时，引起腰臀部疼痛，患者多能忍受，站起时往往需双手撑腰缓慢活动或行走几步，腰才能逐渐挺直，症状方能缓解。患者惧怕持久地下蹲、坐矮凳、睡软床等使腰部成屈曲的姿势。病程长，病情严重者，可见腰臀肌甚至下肢肌肉萎缩。有时能反射性地引起股内收肌紧张性痉挛和疼痛。

诊断

1. 多有外伤史、受寒湿刺激史，也有不明原因之慢性发病者。

2. 患侧腰肌紧张，髂前上棘与髂后上棘联线中点即臀中肌后缘及臀大肌前缘相互交接处(或髂嵴中点直下3～4cm处)。多可触及自上而下行走的痛性条索(紧张痉挛的臀中肌)，质硬如绳，推之可移动，压之胀痛，并向下肢放散。在髂嵴的骶棘肌外缘处明显压痛，并向臀部大腿腘窝放散。不少患者在$L_{1\sim4}$横突上，神经出筋膜处压痛，或者压此部位可使臀部、大腿部酸胀疼痛加重。

3. 患者做弯腰向健侧扭转动作可使臀部出现牵扯痛，有些患者直腿抬高试验阳性。

4. 腰椎、骨盆平片无明显异常。

治疗

1. 急性期局封：1%利多卡因2ml，曲安奈德10mg，维生素B_1 10mg，维生素B_{12} 100μg，压痛点注射。

2. 对慢性、顽固性病患者需针刀治疗(如图 6-20)。

患者俯卧位,胸下垫枕,令腰呈后伸位,在腰椎、棘突旁开约 2cm 之深在压痛处,髂骨嵴压痛处(骶棘肌外缘与髂嵴交界处)定点。刀口线与神经纤维走行方向一致,针体垂直骨面刺入,如有发麻或放射性疼痛出现,则将针刀旁移1～3mm,行切开剥离法。

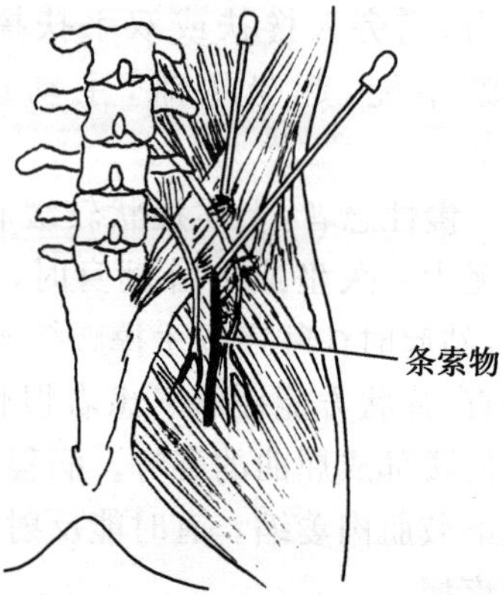

图 6-20　针刀在臀上皮神经被变性软组织卡压处松解示意图

如在出筋膜点体表压痛,刀口线与神经纤维方向一致,垂直皮肤刺入,达酸胀感较重或有向下放射感时,纵行切开筋膜几刀,横行摆动两下出针。

若臀部皮下条索处压痛,刀口线与条索或臀上皮神经方向平行,针体垂直皮肤刺入条索物,酸胀明显时切开几刀,纵行疏通剥离,大幅度横行摆动(图 6-21)。

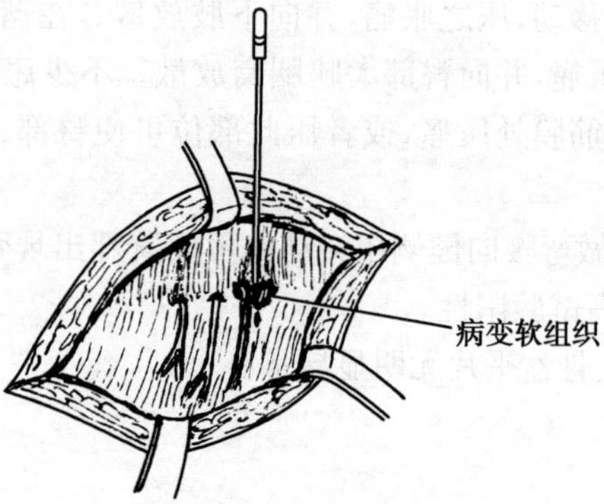

图 6-21　臀上皮神经出筋膜点处有软组织团块,针刀松解示意图

对症状较重，病程较长，经多次治疗效果不佳者，可针刀切断臀上皮神经。

3. 腰臀部术后可配合理疗、按摩或口服活血化瘀、消肿散结之中药：

苍术 15g　当归尾 15g　制乳没各 10g　牛膝 10g　杜仲 15g　茯苓 15g　川芎 10g　桃仁 10g　炮穿山甲 10g　枳壳 10g　独活 10g　川续断 15g　防风 10g

水煎服，每日两次，5～10 付为一疗程。

注意事项

1. 加强功能锻炼：飞燕式练功法，患者俯卧硬板床上，两手后伸，两腿后伸上抬，挺腹抬头，唯腹部接触床面，形如燕飞状。每日做 10～50 次，加强腰背肌力。

2. 如合并腰 3 横突综合征，即 L_3 横突处压痛，骶棘肌下段损伤，横突尖及骶骨甲上缘等处压痛，针刀常规松解之以提高疗效。

病案举例

肖某某，男，58 岁，采油工人，1995 年 9 月 10 日就诊。

因长期重体力劳动，反复多次扭伤腰部。休息，吃止痛药或局部贴麝香虎骨膏，腰痛即慢慢缓解。但平日右侧腰臀、大腿部常感酸胀、乏力、僵硬，不敢弯腰搬抬重物，总怕闪了腰。偶有腰臀股后麻窜感，天气变化症状加重。油田医院 CT 检查，$L_{3、4、5}$ 椎间盘膨出，诊为腰突症。曾做按摩、理疗、封闭治疗，疗效不显。今因弯腰端洗脸盆转身时扭伤腰部，右侧腰腿疼痛剧烈，腰臀活动受限，保持一定姿势方可慢慢移动体位。侧卧位需健侧在下，翻身困难、站立需扶物，痛苦不堪。由两人搀扶来专家门诊求治。查：右侧腰肌板硬，脊柱左凸，右髂嵴上有几处压痛，髂嵴最高点略靠内侧有一点压痛明显且向下放散，患者有躲避反应。右臀部上方大面积压痛，中间有一条索状物压痛，深压可向下麻窜，但麻窜不过膝，腘窝部憋胀感。右侧腰部广泛压痛。直腿抬高50°受限，屈膝屈髋疼痛加重，屈颈试验阴性，4字试验阴性，叩击腰椎无疼痛及放射痛，髌腱反射、跟腱反射正常。

X线片示：腰椎有不同程度的骨质增生。腰4、5间隙右宽左窄，脊柱左突。

诊为慢性臀上皮神经损伤急性发作。考虑此时腰臀部炎性渗出较多，急则治其标，以止痛消炎为主。故先于腰3横突尖部，臀部压痛点、索条状物上、髂嵴上压痛明显处，用强的松龙、2%利多卡因、维生素B_1、维生素B_{12}组成的混合液局部注射。当时，疼痛即明显减轻，可一人搀扶慢行。

1995年9月16日二诊，徒步来复诊，腰痛明显减轻，但不敢迈大步，微跛、弯腰困难、不能自己系鞋带，站立5分钟腰臀部即感到乏力，右下肢酸沉。查：骶骨甲上缘、髂嵴上4处压痛，髂嵴最高处下3cm有一索条物压痛，针刀松解后再注入上述混合液。

1995年9月22日三诊。腰臀痛减轻，已可直腰、行走亦较自如，患者诉比以前正常时还要轻松。但活动腰时，特别是弯腰时疼痛，偶有麻感传至腘窝，腰酸乏力。查腰2、3、4棘突右侧旁开2cm、3.5cm处深在性压痛，拾物试验阳性，直腿抬高75°。于腰部各压痛点进针，针刀达横突上面，纵行疏通剥离，横行摆动，L_3横突尖部有硬性结节，将硬结和挛缩的深筋膜切开时，酸胀感传至大腿。右侧大肠俞穴外侧压痛点针刀刺入皮肤至浅层深筋膜处，切几刀，横行摆动两下。起针后，腰椎左右各斜扳1次，屈膝屈髋按压5次。嘱患者术后第3天即行功能锻炼，循序渐进，以不引起疼痛为度，同时配合中药汤剂口服。

1996年9月28日四诊，患者行动自如，腰臀下肢窜麻感消失，唯晨起时右侧腰臀部沉胀感，活动后消失。开独活寄生汤10剂，嘱其以白酒25ml做引口服，每日两次，1日1剂，坚持功能锻炼。3 个月后信访，痊愈。天气变化亦无不适，已参加正常工作。

第八节　骶髂筋膜脂肪疝

骶髂筋膜脂肪疝是指骶髂部筋膜下面的丰富脂肪组织，因某种原因从筋膜裂隙或神经、血管孔突出筋膜外，逐渐纤维化后形成的团块组织。因骶髂部分布有丰富的神经末梢，脂肪疝常是导致腰腿痛的直接原因。

该症好发于肥胖者，以中老年女性患者多见。对脂肪团块较小者，多采用保守疗法，按摩、封闭、针灸、理疗都有较好的即时疗效，坚持治疗，部分脂肪疝也可被消除而根治。对脂肪团块较大、纤维化较重的患者，多采用外科手术的方法摘除脂肪疝，修补疝孔或扩大疝孔，解除对神经的刺激而取得较为理想的疗效。针刀取上述方法之长，用手术治疗的原理闭合性松解，缩短了疗程，减少了损伤(图 6-22)。

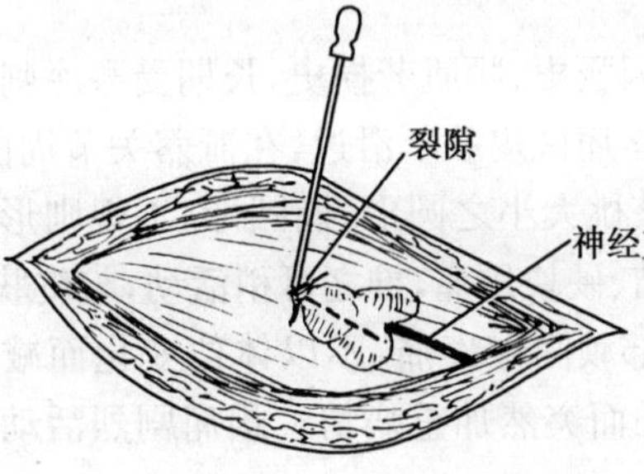

图 6-22　腰骶部皮下刀口显示筋膜脂肪疝

局部解剖

人体筋膜固定、包绕肌肉，且供其附着。浅筋膜位于皮下，骶髂部筋膜由腰背浅筋膜和覆盖臀大肌的臀筋膜联结形成。筋膜下有脂肪组织，该处有丰富的神经末梢及腰背神经背支的后侧支从筋膜孔中穿出。骶髂筋膜相对比较薄弱。

病因病理

腰部活动频繁，幅度较大，肌肉筋膜受到的牵拉力也较大，很容易撕裂损伤。加之肥胖者皮下脂肪组织丰富，皮下筋膜张应力也大。在人体负重弯腰转身时，皮下脂肪受压力过大，从筋膜神经孔及裂孔处挤出筋膜而成异物，使周围组织发炎，经过人体的自我修复、增生、结疤而纤维化，持续地挤压神经、血管导致顽固性腰腿痛。

临床表现

患者诉腰骶、臀部乏力、钝痛，疼痛局限于腰骶部，或可放射至臀部及下肢，呈持续性疼痛。骶髂部有大小不等的肿块。部分患者有同侧腹股沟区疼痛。

诊断

1. 急性扭闪腰史、腰肌劳损史，长期受寒冷刺激史。

2. 手指在疼痛区皮肤上滑过，在骶髂关节周围可触到单个或多个栗子或核桃大小之圆形、椭圆形、不规则形肿块，亦有较小者。皮下硬结、硬块压痛，推之可稍活动，与皮肤不粘连。

3. 腰骶臀部顽固性疼痛，不以体位变化而减轻或加重，可因腰部剧烈运动而突然加重病情。腰痛剧烈活动受限，有的尚可牵及同侧下肢。

4. “4”字试验、挺腹试验、直腿抬高试验均为阴性。

5. X线片示：脊柱、骶髂关节无异常，化验检查正常。

鉴别诊断

需与神经根炎、妇科疾病、肿瘤相鉴别。

治疗

1. 取俯卧位，腹部垫枕，腰骶呈后凸位，找到压痛之皮下硬结。左手拇指、示指将皮肤拉紧，将结节固定在两指之间。右手持针，刀口线根据结节部位不同而定。如在臀上皮神经循行线上，刀口线应与神经走行方向一致，别的部位可与局部纤维方向一致。针刀与皮肤垂直，刺入达脂肪疝组织，依肿物的大小，纵行切割数刀，使肿物破碎。然后移刀刃至结节边缘切割筋膜几刀。纵行疏通剥离，横行推动针体以扩大针孔。出针后，手掌根下压肿物揉捻，将突出物回缩或压碎，并使疝孔裂开更大。

2. 通过上法治疗不彻底或疗效不佳，可采取切断卡压之细小血管神经束的方法来治疗。

患者俯卧位，腹下垫枕，在体表寻找压痛之硬结、硬块处定点，先用注射器操作，将针头从压痛明显处刺入，摸索进针，患者感疼痛剧烈，向远处麻窜时，将 0.5%利多卡因 2ml 缓缓注入，疼痛立即缓解，则说明针头所在处为神经卡压处。然后将针刀沿注射针头刺入方向达针头部位，勿再深入，手下有切割硬结之坚硬感或可闻及切割筋膜的“嘣、嘣”声，捣刺数下，手下感松软后出针，以切断疝孔处血管神经束为目的。创可贴保护针孔，掌根按揉硬块数下。

注意事项

1. 针刀达硬结处、筋膜层，勿深入。
2. 治疗后嘱患者不要做大幅度腰髋活动，尽量多休息。

病案举例

赵某某，女，39 岁，农民，河北省人，右侧腰骶疼痛十余年，有时右下肢也酸胀不适，偶有疼痛。曾以腰椎间盘突出症治疗数次，无明显疗效，已心灰意冷。慕名前来求治。查：右侧骶髂部有大小不等5个椭圆形硬结，有的压之不痛，有的压痛明显，并可向下肢放散。直腿抬高试验，“4”字试验均阴性，诊为腰骶部脂肪疝，针刀在压痛之硬结上及其周围筋膜上切开松解，一次而愈。

第九节　梨状肌损伤综合征

梨状肌损伤综合征是指因梨状肌急慢性损伤引起的梨状肌水肿、痉挛、肥厚等刺激或压迫了坐骨神经及其他骶丛神经、臀部血管而产生的一系列症状，是临床中的常见病和多发病。其临床症状较为复杂，常规按摩、针灸、中药等方法治疗，疗程长，见效慢，对慢性损伤更难以根治。

局部解剖

梨状肌是臀部深层肌肉，起于第2、3、4骶椎前面，有一部分自骶髂关节的关节囊前方，骶棘韧带和骶结节韧带的骨盆部分发出，沿小骨盆壁向外下行，通过坐骨大孔时，将该孔分为上下两孔，以细长的肌腱止于股骨大转子顶部，其作用主要是使髋关节旋外。

梨状肌受第1～2骶神经支配。在梨状肌上孔有臀上神经、臀上动、静脉血管通过；在梨状肌下孔有臀下神经、坐骨神经、阴部神经、股后皮神经及臀下动、静脉血管和阴部内动、静脉血管通过。

坐骨神经来自L_4～S_1的脊神经根，并沿骨盆后壁走行，当通过坐骨大孔时与梨状肌的位置关系有几种不同的形式。

有人解剖1510个成人下肢，观察坐骨神经与梨状肌的关系。根据尸检结果分成以下四型(如图6-23)。

1. 坐骨神经全部由梨状肌下缘穿出者占88%，并分为腓总神经及胫神经。

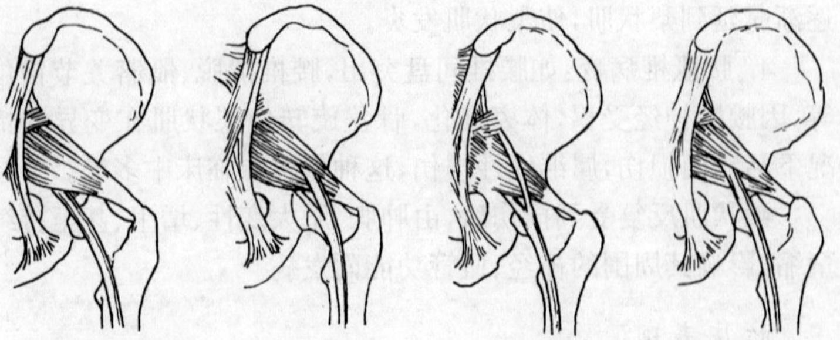

1　　2　　3　　4

图 6-23　坐骨神经与梨状肌的解剖关系

2. 坐骨神经在未穿出骨盆之前即分为二支，一支由梨状肌中间穿出将梨状肌分为 2 个头，一支由梨状肌下缘穿出，占11％。

3. 坐骨神经一支由梨状肌上缘穿出，一支由梨状肌下缘穿出，占0.86％。

4. 坐骨神经从梨状肌中间穿出，将梨状肌分成两部分，占0.13％。

第一型最多见，为正常型，其他为异常型。

梨状肌周围有多条神经、血管通过，且某些神经先天性变异较大，这是梨状肌损伤易出现较复杂症候群的解剖因素。

病因病理

1. 外伤：髋部的扭闪，髋关节的急剧外旋，使梨状肌突然、猛烈的收缩；髋关节骤然内收、内旋，使梨状肌受到猛力的牵拉，均可使梨状肌及其筋膜撕裂损伤。

2. 慢性劳损或感受风寒湿：工作、生活环境潮湿，如经常在水中作业，坐、卧湿地等；长期频繁活动髋关节或持续保持一种姿势，如跨栏运动员、杂技演员等使梨状肌劳损。

3. 周围炎症影响：慢性盆腔炎、腹膜炎、骶髂关节炎等炎症逐渐蔓延到梨状肌，使梨状肌发炎。

4. 腰骶椎病变：如腰椎间盘突出，腰椎滑脱、骶髂关节错位等，因腰骶神经受累，体姿变化，骨盆旋转使梨状肌在变异的情况下活动而损伤，属继发性损伤，这种情况在临床中多见。

梨状肌反复受到损伤后，由肿胀、肥大变性、增生、甚至持续挛缩，影响其周围的神经、血管功能而发病。

临床表现

起病可急可缓。骤然发病，臀后部及大腿后侧疼痛并可放射到下肢。重者似“刀割样”剧痛，翻身困难，夜不能寐。走路时，身体呈半屈曲位，严重者行走困难，跛行。部分病例，有小腿后外侧酸胀、麻木感，臀部深在性酸胀感。

逐渐出现症状的患者，患肢多表现为酸胀、麻痛、自觉患肢变短，间歇性跛行。活动或劳动后，疼痛加重，休息后可减轻。有时，疼痛可向会阴部放射，会阴部坠胀感，阴囊、睾丸抽痛、阳痿、排尿异常等。有些患者可出现患肢发紫、发凉等症状。

大小便、咳嗽、打喷嚏时，可诱发患肢疼痛，或使患肢窜痛加重。

诊断

1. 病人多有外伤史，妇女盆腔炎病史、慢性劳损史。

2. 臀股后侧疼痛，可放射至整个下肢。髋内旋、内收或腹压增高时，可使症状加重。

3. 臀部触诊，急性损伤可有臀部肌紧张或痉挛，局部肿胀；慢性期可有肌萎缩，或有轻度弥漫性肿胀，梨状肌投影区可有明显深压痛，疼痛可放射至下肢或会阴部。局部可触及弥漫性钝厚感，成条索状物。行直肠检查或阴道检查，可发现梨状肌紧张或变粗、变硬，向骨盆壁加压，可引起典型的刺痛。

4. 几种辅助检查

(1)直腿抬高试验，直腿抬高在60°以内，出现疼痛，抬举受限，而抬腿角度超过60°后，疼痛反而减轻。

(2)内收髋试验阳性：患肢向健肢上交叉时，引起患肢疼痛。

(3)梨状肌试验阳性：病人俯卧位，患侧伸髋屈膝，被动将髋内收内旋，出现下肢放射性疼痛，再迅速将患肢外展外旋，疼痛随即缓解，则为阳性。提示处于敏感状态的坐骨神经，经被动牵张的梨状肌刺激压迫而出现症状。

(4)Pace试验阳性：病人坐位，双膝合拢后，再分开，用力对抗医生双手向内的推挤(对抗力为髋的外展和外旋力)，出现力弱或有疼痛者为阴性，是梨状肌功能失调的表现。

鉴别诊断

1. 腰椎间盘突出症：病变部位在腰椎，腰椎活动度受限，腰椎棘突旁压痛，椎旁叩击痛并向患肢放射。直腿抬高试验阳性，挺腹试验阳性，屈颈试验、胫神经弹拨试验阳性。X线示，腰椎生理屈度变直或侧弯，椎间隙变窄，不等宽等。

2. 骶髂关节错位或损伤：病变部位在骶髂关节部；多呈歪臀跛行，压痛点在骶髂关节处。两侧髂后上棘不对称，单腿跳跃试验阳性，"4"字试验阳性，床边试验阳性。X线片示：两侧骶髂关节不对称，患侧关节间隙不一致，紊乱如锯齿状。

3. 坐骨神经炎：发病前1周左右，有病毒、细菌感染史，如上呼吸道感染。除有典型的坐骨神经痛外，尚有全身发热等症状，以有沿坐骨神经线路的压痛为特征。抗感染和激素联合治疗，多有明显疗效。

4. 腰椎后关节紊乱症，通常可以通过对压痛的腰椎、腰骶小关节局部封闭来确定——症状随之消失。

治疗

1. 定点：患者侧卧位，健肢在下伸直，患肢在上屈曲，身体略向前倾斜，使患膝着床，于梨状肌体表投影区寻找深压痛点。

髂后上棘与尾骨连线中点的上、下 1.5cm 左右部位各选一点，它们与股骨大转子尖的连线组成的三角形区域，即为梨状肌在体表的投影区（如图 6-24）。常见压痛点有以下四个：①髂后上棘与尾骨尖的连线中点；②该点与大转子尖部连线的中 1/3 段交界点；③该连线的外 1/3 段交界点；④梨状肌在大转子尖部的附着点。

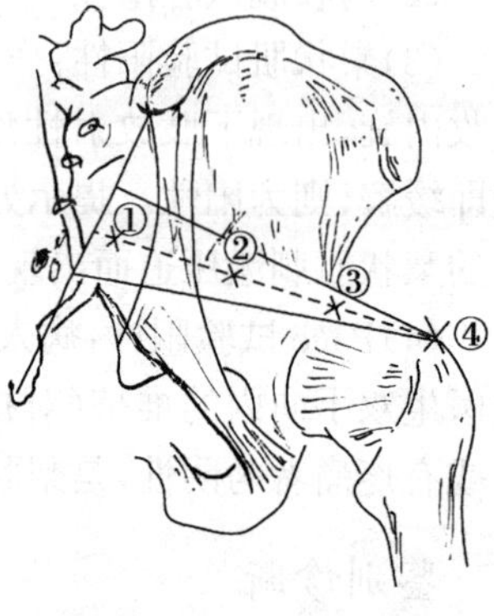

图 6-24 梨状肌投影区

2. 定向：刀口线应与坐骨神经的循行方向一致，针体与臀部平面垂直。

3. 操作

（1）髂后上棘与骶骨尖的连线中点压痛处。针尖刺至骶骨背面时，探及其边缘，沿骨边缘继续向下刺入约 0.5cm，达梨状肌肌束，切断部分紧张的肌纤维。再令针体向外侧倾斜，针刀刃紧贴骶骨内面刺入 0.3cm 左右，纵行疏通剥离。

（2）是最常见的压痛点和治疗点，位于梨状肌中段（环跳穴处）。多可摸到臀肌深部有条索状肿大硬物，压痛可向下肢放射，针刀刺入皮肤后，摸索进针。若患者有刺痛感、电击感，出现避让反应，可能是针刃触及了神经、血管，应迅速将针刀上提1～2mm，向旁边移动 2mm，继续进针，待患者诉有明显酸胀感时，说明针刀已达梨状肌病变部位。先纵行疏通剥离，后横行摆动，如针下紧涩，绷紧感，可用切开剥离法。

（3）梨状肌与髋关节囊接触部位粘连时，即可在梨状肌体表投影区的外 1/3 处有压痛。针刀摸索进针达髋臼后缘骨面。患者诉针下酸胀明显时，针刃多在关节囊部位，纵行疏通剥离，横行铲剥，出针。该点治疗安全系数大，临床中常用，可在此处切断部分挛缩变性的梨状肌纤维，同样可以达到治疗目的。

(4)梨状肌止腱在大转子尖部附着处有压痛时，针体垂直于大转子尖部骨面刺入，直达骨面，纵行疏通剥离，横行摆动针体。必要时，可调转刀口线方向，使刀口线与肌腱纤维方向垂直，切断部分肌腱(如图 6-25)。

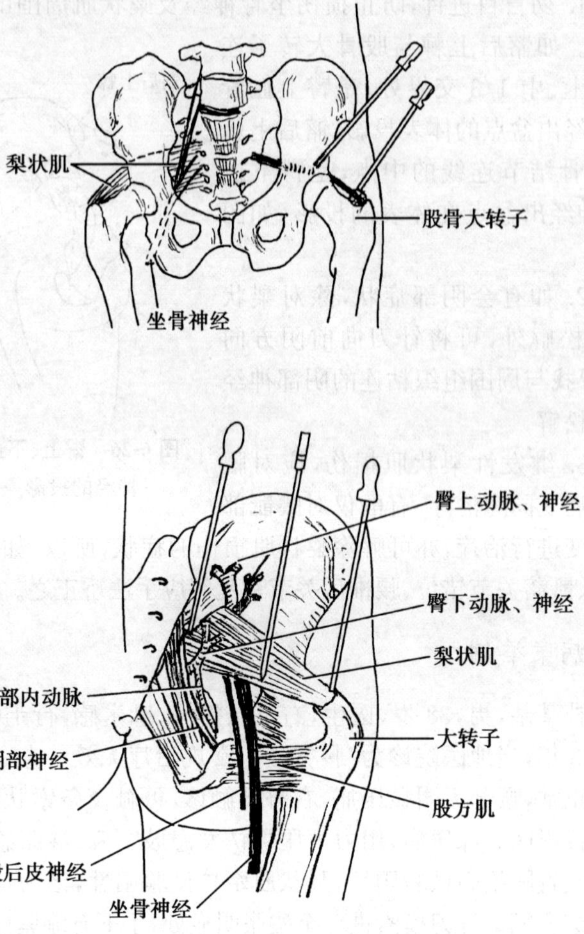

图 6-25　梨状肌损伤针刀治疗示意图

术后，被动活动髋关节，使之内收、内旋几下。

可配服中药，以桃红四物汤加减，水煎服，1 日 1 付，分两次服下。

注意事项

1. 勿盲目进针，防止损伤坐骨神经及梨状肌周围的神经、血管。如髂后上棘与股骨大转子连线的上、中 1/3 交界处，是臀上血管和神经出盆点的体表投影；髂后上棘与坐骨结节连线的中点，是臀下血管、神经出盆点在体表的投影（如图 6-26）。

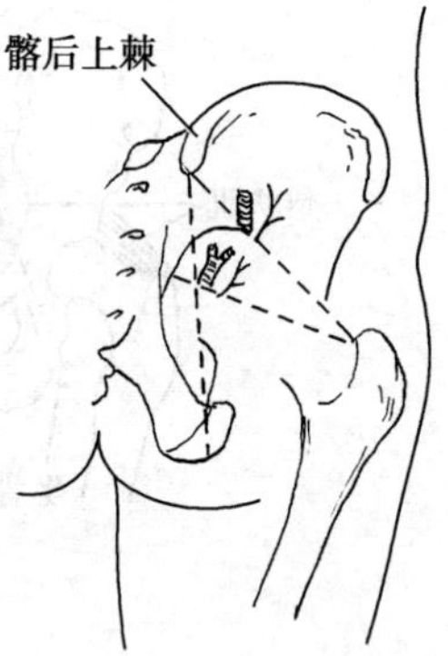

图 6-26　臀上、下血管神经的投影点

2. 如有会阴部症状，除对梨状肌的松解外，可将针刀向前阴方向刺，寻找与周围组织粘连的阴部神经进行松解。

3. 继发性梨状肌损伤，应对腰骶椎病变同时治疗，有的仅对腰骶部的病变进行治疗，亦可解除梨状肌损伤的症状，所以，如有骨盆旋转、骶髂关节错位、腰椎后关节紊乱等应手法矫正之。

病案举例

朴某某，男，38 岁，医生，右下肢疼痛、麻木感，行走时微跛行已 3 年，当地医院诊为“腰突症”，常规治疗无效。查：腰椎活动度正常，腰部无明显压痛，右臀部触诊，可触及条索状物。梨状肌投影区有深压痛，用力下压可诱发患肢窜麻、酸胀感加重。右下肢直腿抬高试验阳性，梨状肌牵拉试验阳性，诊为：梨状肌损伤综合征。针刀摸索进针至酸胀明显处，手下有绷紧感时，松解剥离，将紧张的肌纤维切割数下，患者即感下肢痛麻明显好转。1周后复诊时，仍诉有臀部酸胀不适感，下肢酸胀、疼痛。查：臀部条索状物已消失，梨状肌投影区微压痛，臀中肌、臀小肌附着点处压痛，大转子尖部压痛，针刀松解之，痊愈。

第十节　坐骨结节滑囊炎

坐骨结节滑囊炎是一种常见病，多发于体质瘦弱而长期坐位工作的中老年人，臀部摩擦、挤压经久劳损而引起局部炎症。过去纺织女工得此病的较多，故又称“纺织臀”。儿童可因蹲挫伤引起。

局部解剖

坐骨结节滑囊位于两侧坐骨结节部，在臀大肌下，肌腱与坐骨结节之间。滑囊是结缔组织中的囊状间隙，它的内壁是滑膜，囊内有少许滑液以减少肌腱与骨的摩擦。

病因病理

发病与长期过久地坐位工作及臀部脂肪组织缺失有关，特别是体质较瘦弱者。由于坐骨结节滑囊长期被压迫和摩擦，囊壁渐渐增厚或纤维化而引起症状。

因剧烈活动髋关节使附着在坐骨结节上的肌腱损伤，从而牵拉损伤滑囊或肌腱损伤处的瘢痕刺激周围滑囊所致。

临床表现

臀尖（坐骨结节部）疼痛，坐时尤甚，严重者不能坐下。但疼痛部位局限，不向它处放射。日久臀尖部酸胀不适。

诊断

1. 长期坐位工作史、蹲伤史。

2. 坐在硬板椅上，臀部接触硬椅面的部位疼痛。在坐骨结节处局麻后，再让患者坐于硬板椅上，如无疼痛，即可帮助确诊。

3. 于疼痛部位仔细触诊可扪及边缘较清晰的椭圆形肿块与坐骨结节粘连在一起，压之疼痛。

4. 做屈膝屈髋动作时，可因挤压、牵扯滑囊而引起疼痛。

5. 坐骨结节部X线检查无异常。

鉴别诊断

坐骨结节皮脂腺囊(粉瘤)：位于坐骨结节的浅部，与皮肤相粘连，而不与坐骨结节相粘连，一般无疼痛及压痛。

治疗

侧卧弓身屈膝屈髋位，患侧在上，根据患者体征与主诉，确定病变滑囊在坐骨结节上的位置。

刀口线与下肢纵轴平行，针体垂直于坐骨结节骨面刺入。摸索进针，针刀刺达病变处时，患者坐骨结节部位的酸胀感骤然加重，针下有柔韧感，可切达骨面，纵行、横行切几刀，横行铲剥，针下有空虚感或松动感时出针。起针后，推压、揉按坐结节部位，屈膝屈髋活动几下。

注意事项

1. 该滑囊炎易出血，若穿刺检查，抽出物可为不同程度的血性液。

2. 该滑囊炎若为急性化脓性感染，需切开引流。

3. 治疗后坐椅子时，需适当加软垫以防损伤或疼痛。

病案举例

张某某，男，55岁，工程师，1995年7月就诊。

1年前无明显诱因出现右侧坐骨尖部刺痛，坐位时明显，不能久坐。自己可以摸到坐骨上有一柔软波动的囊性物，压痛。认为是发炎所致，自服抗炎、止痛药物而逐渐好转。但从此坐久了，天气变化了都感右臀部酸痛，平常若留意亦感右臀有不适感，甚至夜晚也为此辗转难眠。1周前，因工作紧张，持续坐位工作时间太长，右臀尖部疼痛发作，前来求治。查：臀部皮肤无红肿，皮下无结节，触压至坐骨结节上缘骨面时疼痛明显，手下有轻微波动感，X光片显示骨质无异常，血常规正常。诊为右臀部坐骨结节慢性滑囊炎急性发作。针刀在局部松解后注入2mg地塞米松和5mg泼尼松龙药液。1周后复查，疼痛消失，局部尚有轻微压痛，未再治疗，半年后随访，右臀部疼痛完全消失，工作生活如常，未再复发。

第七章　下肢部疾病临床诊断与治疗

第一节　股外侧皮神经卡压综合征

股外侧皮神经卡压综合征是指股外侧皮神经在经过腹股沟韧带，穿出深筋膜时被周围病变软组织卡压引起的一系列症状。是导致股外侧皮神经炎的一种病因(肥大性脊柱炎、脊柱裂、腰椎骶化、腰骶部脊柱脱位或骨折等，以及腹腔内炎症、妊娠、糖尿病、伤寒等都可能导致股外侧皮神经发炎)。此种软组织损伤卡压引起的股外侧皮神经病变，在临床中也较为常见。常采用阻滞疗法治疗，即时疗效较好，但易复发，针刀对那些久治难愈的卡压型股外侧皮神经炎有较好疗效。

局部解剖

股外侧皮神源于第2、3腰神经，是腰丛分出的感觉神经，由腰大肌外侧缘穿出，在髂肌前，腹膜后行至腰股沟韧带下方，约在髂前上棘内侧1cm处，从腹股沟韧带后方进入大腿，穿过缝匠肌和阔筋膜张肌，约在髂前上棘下方3～6cm处，穿大腿阔筋膜，在皮下组织中下降，分布于股外侧皮肤(如图7-1)。其末梢可与股神经前皮支和隐神经髌下支的吻合形成髌丛，司理股外侧及膝部附近皮肤的感觉。

病因病理

股外侧皮神经出骨盆后，穿过腹股沟韧带多成角运行，若有

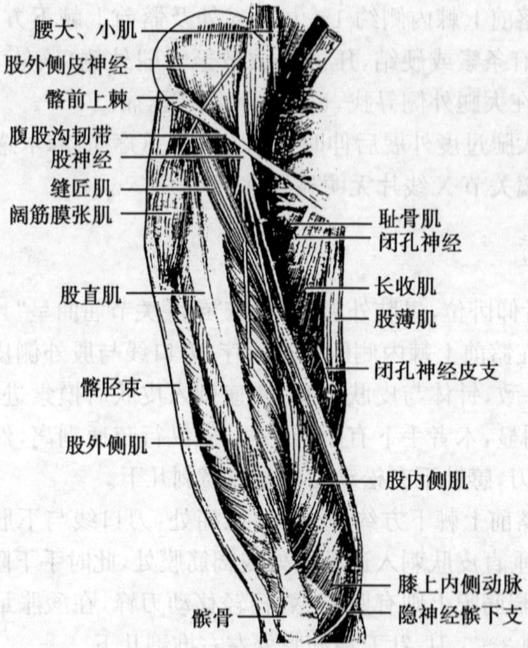

图 7-1　股前区浅层肌与神经

解剖变异，更易受损。当下肢过量活动、工作体位不当时，神经周围的软组织受到持续性牵扯，或反复摩擦而损伤，造成组织水肿，日久粘连、瘢痕形成，肌筋膜鞘管增厚，使神经受到卡压。

临床表现

患者症状多隐约出现，逐渐加重，主要表现为大腿外侧皮肤麻木、发凉、感觉迟钝，局部有时痛觉过敏，久站久行，可使疼痛加重。

诊断

1. 外伤史、长期寒湿刺激史。
2. 股外侧皮神经所支配的皮肤感觉迟钝。

3. 髂前上棘内侧约 1～1.5cm 处及髂前上棘下方 3～6cm 处压痛、有条索或硬结，压之可放散至大腿外侧（该处 Tinel 征阳性）。在大腿外侧寻找，也多有硬结或压痛。

4. 大腿过度外展后伸时可诱发或加重疼痛、麻木感。

5. 髋关节 X 线片无明显异常。

治疗

患者仰卧位，患肢外展 30°～45°或膝关节屈曲呈“4”字形。

1. 在髂前上棘内侧压痛点治疗：刀口线与股外侧皮神经循行方向一致，针体与皮肤垂直，快速刺入皮肤后摸索进针，患者酸胀感明显，术者手下有阻挡感时，先纵行疏通剥离，然后纵行切 3～5 刀，感针下有松动后再左右横剥几下。

2. 髂前上棘下方约 3～6cm 压痛处：刀口线与下肢纵轴方向一致，垂直皮肤刺入达硬结处或阔筋膜处，此时手下阻挡感明显，刺在阔筋膜上则有坚韧感，轻轻移动刀锋，在酸胀最明显处纵行切割 3～5 刀，针刀在筋膜处左右推剥几下。

3. 大腿外侧区压痛点治疗时患者应侧卧位：刀口线与大腿纵轴平行，针体与体表垂直刺达软组织病变处（约 0.5cm 深）纵行疏通剥离。

注意事项

1. 勿损伤股外侧皮神经、股神经、股动脉。

2. 如患者症状与该病相类似而在大腿处无压痛点或敏感点，则要考虑腰部、臀部、腹腔病变。

病案举例

李某某，女，48 岁，左股外侧麻木、发凉、喜暖怕凉，常用力捶打大腿外侧，股外侧皮肤感觉迟钝五年余，曾口服外贴中药治疗，疗效不佳。近半月无明显诱因，症状加重，1996 年 8 月来诊。查:左股外侧皮肤感觉障碍,无明显压痛及条索物,左侧髂前上棘内下方,软组织变硬,压之右股外侧有舒适感。诊为股外侧皮神经卡压症,针刀于压痛敏感处松解剥离,当时,患者感觉症状减轻,嘱患者5天内少走路。1周后复诊,症状明显减轻,1月后症状消失。

第二节　股骨大转子滑囊炎

股骨大转子周围有3～4个滑囊,臀大肌浅、深转子囊最大,也最容易损伤。虽没有其他部位的滑囊发病率高,其症状却较明显,影响工作与生活。

局部解剖

股骨大转子是一个四方形骨隆起,位于股骨颈和股骨干连接部的外上方,其外侧面宽广而粗糙。顶部为梨状肌的止点,前方有臀小肌附着,外侧有臀中肌抵止,内下方为臀肌粗隆,有臀大肌肌腱抵止。

臀大肌转子囊位于臀大肌腱和大转子后外侧面之间。臀中肌转子囊位于臀中肌和大转子外侧之间。臀小肌转子囊位于臀小肌腱和大转子上缘之间。皮下转子囊位于股骨大转子上方皮肤之下(图7-2)。

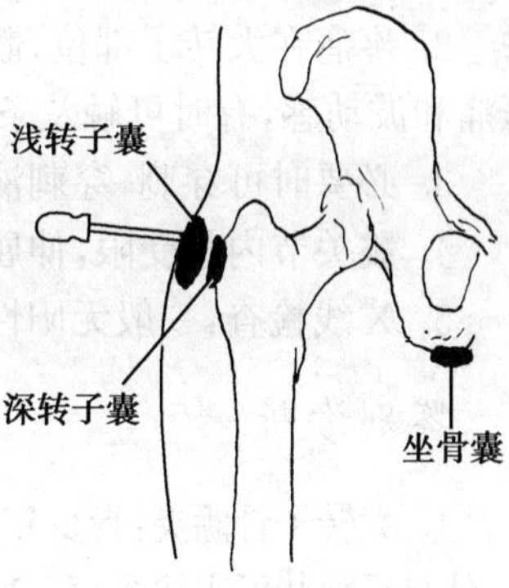

图7-2　股骨大转子周围滑囊

病因病理

在日常生活、工作中,由于股骨大转子向外突出且表面粗糙,与臀大肌等肌腱反复摩擦或该处直接受到外力多次的撞击,滑囊反复受到刺激而致发炎。

特别是臀大肌移行于髂胫束的部分损伤后，摩擦、增厚形成弹响髋时更易引发。

早期主要是浆液性渗出物聚集在囊内，形成局限性的肿胀，如果得不到及时的处理，合适的治疗，病程较长，滑囊壁将会逐渐变厚而导致滑囊闭锁，不断渗出的滑液难以被吸收，则使滑囊形成一个慢性发炎的肿块，挤压、刺激周围神经引起症状。

临床表现

发病时，股骨大粗隆处肿胀、隐痛不适。浅囊发炎、微肿，大转子部位呈饱满状，如为深囊发炎，肿胀较大者，大粗隆后方的生理凹陷会消失。向对侧斜前方踢腿则疼痛剧烈。为减轻疼痛，患者常使下肢处于屈曲、外展和外旋位。行路过长、站立过久，天气变化或在夜间，症状可加重，严重时走路跛行，因怕压痛不敢向患侧侧卧。

诊断

1. 无明显外伤史。

2. 疼痛在大转子部位，髋关节活动较多时出现。有局限性压痛和波动感，有时可触及条索样物在大粗隆上滑动。

3. 必要时可穿刺，穿刺液多为淡黄色粘液。

4. 髋关节内收受限，伸屈活动不受限，托马征阴性。

5. X线检查：一般无阳性体征。

鉴别诊断

1. 大转子骨骺炎：青少年多发，局部有深压痛，但无包块与肿胀，休息后症状可很快缓解。X线平片可显示大转子骨骺有碎裂。

2. 髋关节滑膜囊结核：为继发性病变，髋关节疼痛，行走跛行，血沉可增快。主要鉴别是托马征阳性（病人仰卧、患肢伸直、髋关节滑膜囊结核者，在使下肢大腿与床面相接触时，腰椎往往会向前弓起，而股骨大转子滑囊炎患者则无此现象；再令患者双手抱住健则膝部，并尽量使健侧大腿与腹壁接触，若患侧髋部能保持 180°的伸直位，则为托马征阴性，此即为股骨大转子滑囊炎。如患侧髋部不能保持 180°而呈屈曲畸形，则为托马征阳性，应为髋关节滑膜囊结核）。

治疗

侧卧位，患侧朝上，皮下转子囊炎，定点在大转子最高处的压痛部位，刀口线与下肢纵轴线平行，针体垂直皮肤刺入皮下，十字切开滑囊壁。可切开浅囊壁，也可切开深囊壁。大转子深囊，于压痛处进针，刀口线与臀大肌纤维方向一致，针体垂直于大转子骨面，刺达骨面，纵切几刀，横行铲剥，起针后用力揉压患部几下。

注意事项

1. 对化脓性滑囊炎不可用针刀治疗，应引流或手术切除。
2. 术后 1 周，应尽量减少患髋活动。

病案举例

王某某，女，36 岁，工人，右髋部隐痛、酸胀已 5 年有余，喜捶患处，天气变化可使症状加重，上楼困难，有时疼痛得难以入眠。曾做理疗、外贴麝香虎骨膏或外涂解疼镇痛酊等，疗效不佳，已无信心继续治疗。听说针刀神奇，前来一试。查：右侧大转子上方及外侧各有一深压痛点，手下微有肿块感，诊为：大转子滑囊炎，针刀松解后，手掌用力揉压几下，令患者活动活动髋关节，痊愈。

第三节　弹　响　髋

当髋关节自动屈伸活动时，在髋部出现弹响声者，统称为弹响髋。分为关节内型和关节外型,临床中关节外型常见。所以,习惯上将关节外原因引起的弹响,称为“弹响髋”或“阔筋膜紧张症”。本病好发于青壮年,多见于单侧。最有效的治疗方法是手术。外科手术切断增厚的髂胫束,将断端固定于股骨粗隆。通过观察,切断髂胫束不固定疗效亦佳。所以,我们根据手术治疗原理及临床实践,用针刀闭合性松解以取代外科手术。

局部解剖

髂胫束起自髂嵴前份(髂前上棘至髂结节)的外侧唇。其上部为两层,包裹阔筋膜张肌与之紧密相合,不易分离。此段称为肌质部,下部前份为上述两层筋膜相互愈合而成,后份与臀大肌肌腱相延续,整体向下越过股骨大转子后方,与大腿外侧肌间隔密切相连,以纵行纤维附着于胫骨外侧髁,形成上宽下窄的腱性结构,此段称为腱质部(如图 7-3)。

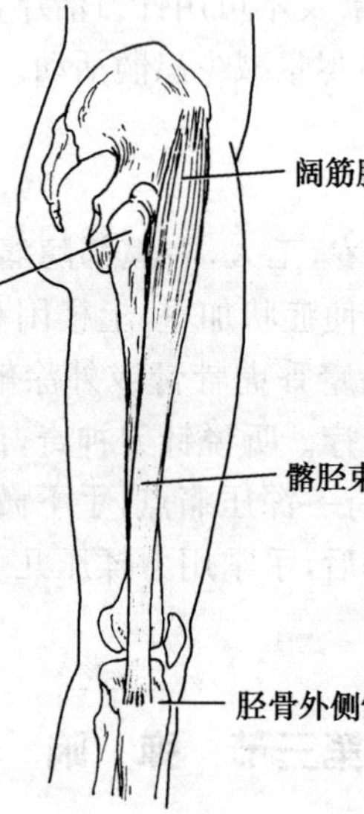

图 7-3 髂胫束

病因病理

猛力后蹬,髋关节突然屈曲内收,或外力撞击髋关节外侧或长期下蹲位工作,频繁伸屈髋关节,髂胫束及与之紧密相连的臀大肌前缘,阔筋膜张肌损伤。在大转子部位出血、痉挛,日久使髂胫束紧张增厚,并形成纤维带。其张力则明显增大(即拉得过紧)。因此在髋关节屈曲、内收或内旋活动时,紧张增厚的髂胫束滑过大粗隆的突起部时,形成负压而发出弹响声。因为局部无明显的炎性病变,故少有疼痛。如病程较久,由于增厚组织的不断刺激,诱发大转子滑囊炎,而产生明显疼痛,则另属别论。

临床表现

患者自觉髋部不适或有轻微疼痛。当髋关节伸屈、内收、内旋活动时,可听到或感到弹响。激烈活动可诱发髋部疼痛。一些患者除弹响外并无其他不适感,却因弹响声而致精神紧张,情绪低落,甚至为此影响学习和休息。

诊断

1. 好发于青年女性(女性骨盆大,两大转子距离较宽)及运动员和战士。

2. 髋部外伤史或劳损史。

3. 让患者作髋关节屈伸、内收、内旋活动时,在股骨大粗隆部位,可以看到或触到一条粗而紧的纤维带,在粗隆上前后滑过。合并有大粗隆滑囊炎时,局部可有疼痛和压痛。

4. 髋关节主动活动有弹响,被动活动时则无弹响。

5. X线检查无异常。

鉴别诊断

关节内原因所致髋关节弹响,可由于髂股韧带呈条索状增厚与股骨头摩擦引起，也可并发于髋臼后缘骨折，或有关节内游离体。若是儿童可因髋关节轻度自发性移位，其弹响声均来自髋关节内，并伴有髋关节疼痛，髋关节活动障碍。X线检查有助于诊断。

治疗

患者侧卧位，患侧在上，令患者屈伸髋关节，术者触摸大粗隆上方的条索状物，固定患者体位。于索状物之最高点及其水平位之前后缘，各定一点。刀口线与股骨纵轴平行刺入皮肤之后，达条索部位。纵行切割几刀，纵行疏通剥离。之后，刀口线调转90°角，纵行切割数刀将紧张肥厚的索状物切断一部分。起针后，术者双手交叉位放于大粗隆上方和下方，推剥几下，使松解更彻底。然后令患者屈伸髋关节，如仍有弹响，在最紧张处再选一点在髂胫束上横切几刀。一般1～3次可愈。

注意事项

1. 针刀松解无需刺切骨面，其操作是切开剥离法，治疗部位是肥厚的髂胫束（髂胫束的后缘、臀大肌腱性附着部的前缘）。

2. 局部保缓，穿较宽松的衣服，可在股骨粗隆处做理疗。术后勿需卧床休息。

病案举例

赵某某，女，23岁，电焊工，1995年5月就诊。

患者长期蹲位工作，半年前发现下蹲时双髋有弹响声。仔细体会，活动髋关节时，粗隆上有条索状物滑过。与小姐妹相比较，心中疑虑，到北京某院检查，诊为弹响髋。因患者无不适症状，建议不必治疗。但患者为此茶饭不思，要求治疗消除弹响。曾坚持按摩1个月，无明显好转。惧怕手术治疗，更不愿留下瘢痕。慕名前来求治。查：双股骨粗隆部压之不适，无明显疼痛，活动髋关节可触到粗而紧的条索滑过粗隆部并发出弹响声，X

线片无异常发现，血沉 12mm/h，诊为弹响髋。按上述方法针刀松解，术后活动髋关节即无弹响。嘱其局部保暖，避免臀股部拉伤，工作时注意姿势体位的改换，半年后随访，无复发。

第四节　髂胫束损伤

髂胫束位于大腿外侧，是人体最长最宽的筋膜条带。长期反复屈膝，直接暴力挫伤，引起髂胫束部肿痛，髋膝关节活动障碍，临床中并不少见。

局部解剖

髂胫束起于髂嵴前份的外侧唇，呈扁带状，上宽下窄，由大腿外侧向下延伸，以纵行纤维附着于胫骨外侧髁。一部分纤维延续于髌外侧支持带，其前后缘与大腿阔筋膜相连接。本身并无收缩力，但可起到防止髋膝关节过度内收的作用，对维持人的直立姿势非常重要。

病因病理

当外来的暴力直接作用于大腿外侧，尽管它本身血管很少，外力的直接作用总会使之损伤。表现为部分纤维的断裂、炎性渗出、血肿等。日久可使其变粗增厚或挛缩，重者可影响髋关节的内收。

另外，膝关节频繁屈伸运动，髂胫束在股骨外上髁外侧前后往复滑动，负荷过重则可使该部滑囊充血，组织液渗出水肿，出现肿胀、疼痛。损伤日久滑囊与髂胫束粘连，使髂胫束受力不平衡而劳损。损伤处纤维组织增厚、挛缩，影响膝关节的屈伸。腰臀部疼痛患者，可继发患侧髂胫束损伤。

临床表现

大腿外侧肿胀疼痛，股骨大粗隆周围及股骨外上髁处发病率比较高。负重行走时，侧行不能，走远路疼痛加重。日久肿胀消除，患者合拢双膝关节下蹲困难，甚至不能下蹲，但将大腿处于外展位时则可蹲下，此过程少有疼痛。

股骨外上髁部损伤时，可见局部明显肿胀疼痛，伸屈膝关节时常伴有摩擦感，甚或有弹响声(低调钝声)，单腿站立屈伸膝关节可诱发该部位疼痛，膝关节软弱无力，严重者可因外侧的疼痛行走跛行。

诊断

1. 大腿外侧有挫伤史或膝关节伸屈劳累史。

2. 局部肿胀压痛，多表现在大粗隆附近，股骨外上髁附近，做大腿内收活动时疼痛加重。

3. 髂胫束紧张试验阳性：患者侧卧，健肢在下，屈膝屈髋以消除腰椎前凸的影响。检查者一手握患肢踝部，屈膝至 90°，另一手固定骨盆，然后外展患侧大腿，同时伸直大腿，使之与躯干处于同一直线(即水平位)。正常时迅速除去支持，则因阔筋膜张肌收缩，肢体不下落或稍举上，然后方渐次下落。如髂胫束挛缩，则肢体可被动的维持于外展位，并可在髂嵴与大粗隆间摸到挛缩的髂胫束，即为阳性。

4. 在股骨外上髁 4～5cm 处压迫髂胫束后，再令患者伸屈膝关节时，可诱发该部疼痛。当单腿站立屈膝伸膝时，可诱发该部疼痛。

5. 髂前上棘外侧髂嵴、股骨大粗隆周围、胫骨外髁有固定的压痛点。

治疗

急性发作期，应休息，局部封闭、理疗、口服止痛药物。

中后期出现粘连与挛缩时适于针刀治疗。

1. 于大腿外侧粗糙硬块压痛处及挛缩增厚处定点。令患者侧卧位，健肢在下，患肢在上。刀口线与大腿纵轴平行，针体垂直于皮肤，刺入皮下。手下有坚硬阻挡感，患者有疼痛酸胀感向膝外侧放散，针刀纵行疏通剥离之后，将刀口线调转 90°角，在髂胫束上纵行切开数刀，再刺入髂胫束下，施通透剥离法。

2. 损伤在股骨外上髁处，于压痛处定点，刀口线与股骨纵轴平行，针体垂直于皮肤，刺至骨面。纵行疏通剥离，横行铲剥，出针。

股骨外上髁上 4～5cm 处敏感压痛点。

刀口线与股骨纵轴平行，针体垂直于皮肤，刺至患者酸胀剧烈时，纵行疏通剥离，横行摆动两下，若有变硬组织或条索可稍提针切几刀。

3. 髂嵴前份外侧唇及胫骨外髁的固定压痛处，刀口线与股骨纵轴平行，针体与骨面垂直，刺入在骨面，纵行疏通剥离，横行摆动两下，有条索与硬结或针下有紧涩感者施切开剥离法。

术后，屈膝屈髋几下，再于大腿外侧向下平推几次，被动内收患肢于最大限度。

注意事项

髂胫束在表浅位，治疗时在髂胫束上操作，勿过深。若有粘连，则可刺至骨面铲剥。

病案举例

李某某，50 岁，左膝关节外侧疼痛，行走时加重，大腿外侧不适感，曾多次理疗，外贴膏药于患处，难以根治。发作时，走路跛行，天气变化时，患肢喜伸直外展位。查：左膝胫骨外侧髁压痛，筋膜紧张，左侧大腿外侧有多处压痛，被动内收患肢，膝外侧疼痛明显，诊为髌胫束损伤。针刀治疗 3 次，即愈。

第五节　股四头肌损伤

股四头肌位于大腿前面，占大腿浅表较大面积，是伸膝装置中的重要组成部分，是完成伸膝运动的主要动力。由于它所处位置和功能关系，在日常生活、工作和运动中常易致伤。轻者牵拉伤、扭挫伤，重者可致肌腱断裂。如处理不及时或有皮肤破损、局部感染，日久而生成瘢痕组织。运动员、强体力劳动者急性损伤多见；慢性、积累性损伤则多发于中老年人。损伤常发生在肌腱部位，痛点深在、分散。肌腱髌骨端急慢性损伤，多表现为膝关节周围疼痛，伸屈活动受限，易诊为膝关节损伤。特别是股四头肌损伤面积广泛、严重者迁延难愈而成大面积粘连、钙化者，常规方法治疗只是杯水车薪。而外科大松解手术治疗费用高，恢复时间长，副作用大，针刀松解简单方便，疗效好。

局部解剖

股四头肌是全身最大的肌肉，包绕股骨的绝大部分，由股内侧肌、股外侧肌、股中间肌和股直肌四部分组成。各肌均有其单独起点，在下部，四块肌肉相互融合成一坚强的股四头肌腱。总腱包绕髌骨，向下止于胫骨粗隆，肌腱的髌以下部位，称为髌韧带。

1. 股外侧肌是一扁平而强大的肌肉，位于大腿之外侧，是构成股外侧部肌肉的最主要部分，起自股骨大转子根部，股骨粗线外侧唇，向下向内，与股中间肌结合，下端借股四头肌腱抵止于髌骨的上缘及外侧唇，并发一扩张部至膝关节囊外侧。

2. 股中间肌是一扁平肌肉，位于股直肌与股骨之间。前面呈腱性并凹陷以容纳股直肌。起自股骨前面及外侧面的上 1/3 处，纤维由后向前下与股内外侧肌相融合，止于髌骨上缘。一些深部纤维向下止于膝关节囊，形成膝关节肌。

3. 股内侧肌是一大而扁平且肥厚的肌肉，位于大腿前内侧部，起自转子间线下部和股骨粗线内唇，纤维向外下方与股中间肌相融合，止于髌骨上缘及内侧缘。

4. 股直肌呈梭形，长而厚，以大而圆的直头起自髂前下棘，薄而扁的反折头起于髋臼上方的沟内和髋关节纤维囊，两头以锐角合并向下形成腱索，与股内外肌的纤维有不同程度的愈合，最后形成一总腱，附着于髌骨上缘及髌骨两侧缘。

股四头肌是强大的伸膝关节肌肉，此外股直肌还具有屈大腿的功能。股四头肌中，股内侧肌最为重要，不但参与小腿整个伸直过程，特别在伸直膝关节最后的10°～15°时，显得尤为重要。这最后几度包括拧紧动作，是全部伸直过程最重要的阶段，因此股内侧肌对膝关节起稳定作用，保护膝关节免受损伤（如图7-4）。

支配股四头肌的神经是股神经的分支。

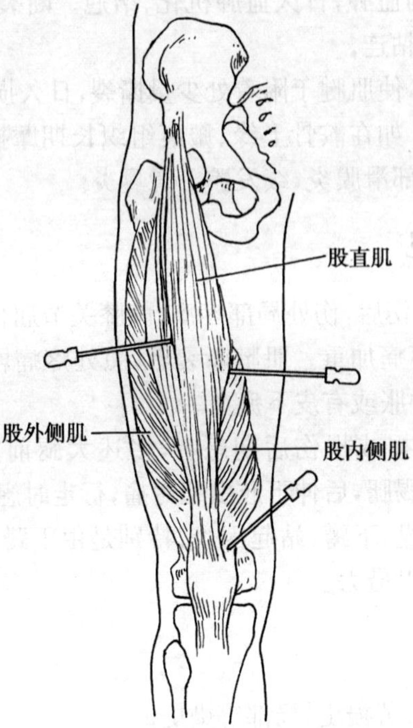

图7-4　股四头肌解剖及治疗示意图

病因病理

跑步、跳跃、踢足球等运动时，髋膝关节由屈曲位突然伸直，使股四头肌强烈的收缩或过度的牵拉而引起牵拉性损伤。如用力过猛，可使肌腱断裂，或止点撕脱、撕裂，甚至骨折。

直接暴力撞击，使肌四头肌挫伤。

股四头肌位置表浅，烧伤、烫伤、化脓性感染等，日久都可侵蚀股四头肌而使肌纤维变性。

长期行走（如纺织女工、战士），蹬山运动、重体力劳动都可使股四头肌慢性劳损。

损伤轻者，可形成小的血肿或粘连；损伤重者，组织内广泛出血，形成大的血肿，日久血肿机化、结疤。断裂纤维修补增生而使周围组织粘连。

慢性劳伤，使肌腱于附着处少量撕裂，日久损伤组织机化粘连，形成瘢痕。如在髌骨上缘、瘢痕组织长期摩擦髌上囊，可使髌上囊出现局部滑膜炎，续发髌上滑囊炎。

临床表现

1. 急性外伤后，伤处局部疼痛、髋膝关节屈伸受限，主动收缩股四头肌、疼痛加重。肌腱断裂者，患处疼痛剧烈，行走困难或跛行，局部肿胀或有皮下瘀血。

2. 慢性劳损或损伤后期患者，多述大腿前、内、外侧酸胀痛。不能骤然踢腿，后伸下肢引起疼痛，行走时患肢不稳、乏力。下楼时疼痛明显，下蹲、站起困难，特别是由下蹲位站起至半蹲位时多需拉物以借力。

诊断

1. 创伤史、劳损史、局部感染史。

2. 屈膝、屈髋受限、伤处疼痛并有压痛。

3. 股四头肌部位有瘢痕，触之发硬、弹性下降或伴有股四头肌萎缩。髂前下棘、髌骨上缘和肌腹部位多有压痛和硬结。

4. 股四头肌抗阻力试验阳性：患者仰卧位，患侧髋膝关节屈曲。医者一手托住患肢腘窝，另一手按压于踝关节，嘱患者用力伸直膝关节，若患处疼痛加重或伸膝无力则为阳性。

5. X线检查：一般无明显异常，瘢痕较大钙化明显者可有散在钙化影。

治疗

急性损伤可对症治疗。消炎止痛药口服，如吲哚美辛、布洛芬等。中药宜内服活血化瘀，利湿消肿之剂。局部封闭或外敷跌打损伤之药。

急性损伤1个月后或慢性劳伤可首选针刀治疗(如图7-5)。

1. 股四头肌上端附着点损伤：患者仰卧位，下肢伸直，髂前下棘及股骨粗线外侧唇，股骨前面及外侧面的上2/3部，转子间线下部和股骨粗线内唇压痛点，或可触及硬结、条索处。刀口线平行大腿纵轴，针体与股骨或髂前下棘垂直进针达骨面，纵行疏通剥离，横行铲剥二下。

2. 损伤在股四头肌肌腹部：患者仰卧位，于压痛明显处多可触及索条状物，刀口线于平行肌纤维方向，针体垂直皮肤刺入病灶(患者述酸胀

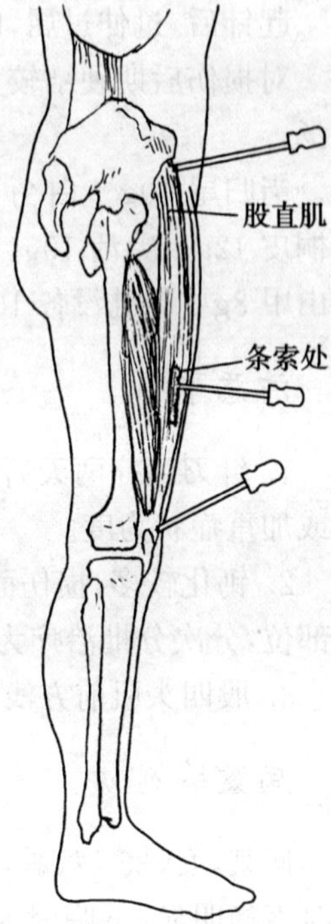

图7-5　股四头肌损伤针刀治疗示意图

剧烈处），有结节者则刺入结节，纵行疏通剥离，稍提起针刀0.5～1cm重复上述动作，结节较大或坚硬者可纵行切开数刀。如硬结连于骨面，针刀达骨面横行铲剥一下。若无硬结与条索，针刀刺达肌腹纵行疏通后，提至筋膜层，散切几刀。

3. 损伤在髌骨上、内、外缘者：患者仰卧位，患肢腘窝下垫枕、微屈膝。在髌骨上缘骨面寻找压痛点。刀口线与髌骨缘骨面垂直，针体与皮肤约成45°角，垂直于髌骨骨面进针达髌骨边缘。纵行疏通剥离，大幅度横行摆动，可闻及刮剥骨面的声音。然后刀口线调转90°角，针刀平刺入髌下缘2mm处铲剥二下。

起针后，过伸过屈，内旋外旋膝关节。

对损伤后期硬结较大较硬者，可配合局部按摩，口服加味舒筋汤：

当归尾10g　白芍10g　姜黄6g　宽筋藤15g　松节6g　海桐皮12g　羌活10g　防风10g　川续断10g　甘草6g　炮穿山甲8g　制乳没各10g　松壳10g，水煎服。

注意事项

1. 针刀治疗两天后，要开始功能锻炼，伸屈膝关节，以不诱发或加重症状为度。

2. 钙化较多、损伤面积较大，病程较长者，不可一次治疗过多部位，分次分批治疗为宜。

3. 股四头肌前方浅层有股前皮神经通过，注意勿损伤。

病案举例

何某，女，35岁，教师，北京人，左髂部前方疼痛，左下肢后伸时疼痛明显，下蹲时左大腿前方肌肉发紧。查：髂前下棘压痛，股四头肌抗阻力试验阳性。诊为：股四头肌损伤，局部压痛点针刀达髂前下棘骨面松解，1次而愈。

第六节　股内收肌损伤

股内收肌损伤又称股内收肌综合征、“骑士腿”。是指大腿内侧肌群受直接暴力或间接暴力引起的损伤以及长期保持某种体位引起的劳伤，女性多于男性。因其疼痛、不适多在大腿内侧根部，不是症状严重，多不就医。就医时大夫也多不在局部细查，而按一般肌肉损伤口服活血化瘀之剂，症状缓解便万事大吉。所以此症在临床中多失治误而牵延日久成为慢性并诱发其他病痛。此时既使诊查明确亦无理想的保守治疗方法。中医多按摩，西医多手术。针刀疗法解决了此疑难问题。此症的诊查与治疗方法应引起临床工作者的注意。

局部解剖

股内收肌包括耻骨肌、长收肌、短收肌和股薄肌。

耻骨肌是一块扁而呈长方形的短肌，位于髂腰肌与长收肌之间，深面紧贴短收肌和闭孔外肌。起自耻骨梳及耻骨上支，纤维斜向外下后方，绕过股骨颈向后，止于股骨内侧耻骨肌线。受股神经和闭孔神经分支的支配，作用是使大腿屈曲，内收和外旋。

长收肌位于耻骨肌的内下方，是一块长三角形的扁肌。以短腱起自耻骨上支，肌纤维向外下方，逐渐移行于宽阔的扁腱，止于股骨粗线内侧唇的中 1/3，由闭孔神经的前支支配。作用是内收大腿，并可使大腿外旋。

短收肌短而厚，前邻耻骨肌和长收肌，后邻大收肌。起自耻骨下支，肌束行向下外方，逐渐变宽，止于股骨粗线内侧唇的上 1/3。受闭孔神经支配，作用可使大腿屈曲、内收（如图 7-6）。

大收肌最强大，厚而宽，呈三角形。起于坐骨结节、坐骨下支

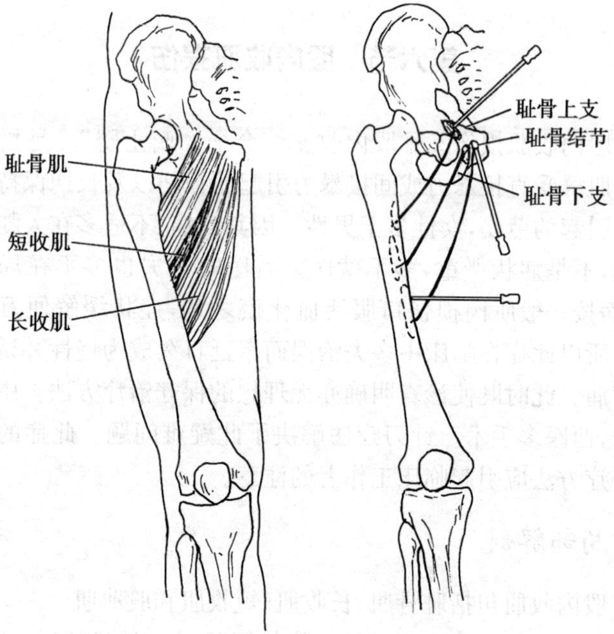

图 7-6　大腿耻骨肌、短收肌、长收肌及其附着点

和耻骨下支。止端分为前后两层，前层上于股骨粗线内侧唇，后层下行于肌腱，止于收肌结节。由闭孔神经和坐骨神经支配，主要功能为内收大腿。

股薄肌又窄又长，起自耻骨下支的前面，肌束向下移行于长腱，在缝匠肌腱与半腱肌腱之间止于胫骨粗隆内侧。由闭孔神经前支支配，作用为内收大腿，并可使腿屈曲和旋内（如图 7-7）。

病因病理

急性损伤多因跑跳、武术训练的劈腿、田径运动的跨栏、骑马以及骑自行车滑跌时下肢被迫外展，均可拉伤股内收肌肌群，使其起止点出现撕裂伤。出血、肌纤维断裂、渗出增多、刺激闭孔神经引起症状。

此外，骨盆耻骨骨折，骨折部位出血渗出，日久血肿机化产生粘连，影响内收肌的收缩和伸张运动。刺激闭孔神经引起肌肉痉挛、疼痛。

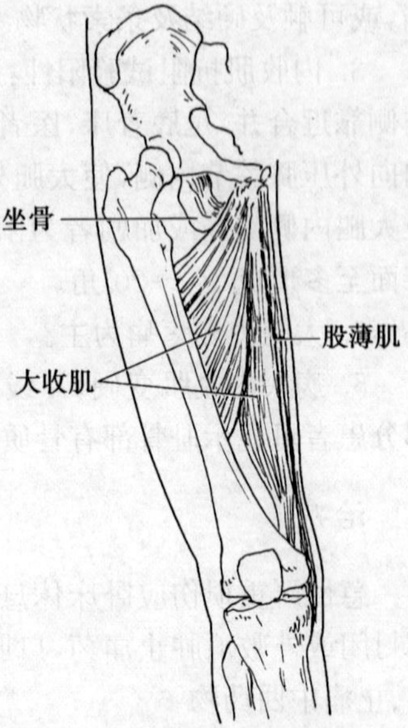

图 7-7　大腿大收肌与股薄肌

长期内收大腿，外展大腿，如骑马时两腿对夹，可使内收肌因过劳而痉挛，或起止点处骨膜受牵拉出现骨膜炎或骨膜增厚。

风湿性疾患牵累内收肌群，使内收肌僵硬钙化，而成骨化性肌炎。

久居寒冷潮湿之所，受风寒之侵袭，致内收肌变性挛缩，甚至使血供不足而致肌肉萎缩。

临床表现

大腿内侧疼痛，近腹股沟部疼痛较重，跛行，大腿外展无力或疼痛。严重者站立、行走、下蹲困难。患肢不敢负重。有些患者，尚有下肢内侧的放散痛，及下腹痛，月经痛，性交痛，阴道痛，小便淋漓或小便急痛等。有些患者不能坐矮凳子。慢性损伤患者有妇科症状却无明显大腿内侧痛，但耻骨及坐骨下支部压痛明显。

诊断

1. 有急性损伤史、骨盆、股骨骨折史、慢性劳损史。
2. 耻骨上、下支，股骨粗隆，耻骨结节，胫骨粗隆内下方压痛,或可触及硬结及条索状物。

3. 内收肌抗阻试验阳性:患者仰卧,双下肢屈膝屈髋,双足内侧靠近合并,足底着床,医者双手分置患者双膝内侧,缓缓由内向外压膝关节内侧,使大腿外展、外旋并嘱患者内收大腿,患肢大腿内侧疼痛或加剧者为阳性。正常者可自行分开大腿,与床面至多形成 10°～20°角。

4. 大腿内侧疼痛为主。

5. 病久内收肌变硬,X 线片可显示内收肌部位有钙化影,部分患者可显示耻骨部有骨质增生。

治疗

急性严重损伤应卧床休息,局部封闭或外敷消肿止痛药,口服消炎、止痛中西药物。

中后期患者、慢性劳损患者宜采用针刀治疗(如图 7-8)。

1. 患者仰卧位,屈膝屈髋,两足底相对,将两下肢尽量外展。暴露阴部,于患侧耻骨上下支处寻找压痛点。刀口线与股内收肌纤维方向一致,针体垂直于耻骨骨面,刺入达骨面内收肌附着点处。纵行疏通剥离,横行摆动,如有硬结,条索可纵切几刀。如内收肌挛缩较重可调转刀口线 90°垂直于纤维方向切几刀。

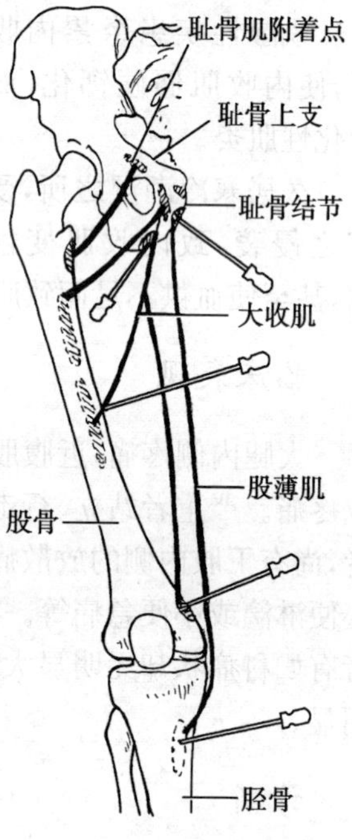

图 7-8　内收肌及损伤部位针刀治疗

2. 疼痛和条索在内收肌止点或内收肌中间,可采取上述体位,也可采用侧卧位,患侧在下,腿伸直，健侧在上，腿屈曲，身体前倾，暴露患侧大腿内侧。刀口线与肌肉纤维方向一致，垂直皮肤进针，刺入达股骨粗隆骨面。纵行疏通剥离，横行摆动。如损伤部位在肌肉之间刀锋达病变部位，有条索者，刺入条索中，患者述酸胀明显，甚至说，“就是这个地方”。行纵行疏通剥离，必要时可采用纵行切开剥离法。

3. 若股薄肌的止点，胫骨内侧骨面有固定压痛点，刀口线与股薄肌纤维方向一致，针体垂直于骨面，刺入达骨面，纵行疏通剥离，横行摆动，有硬结可切几刀，出针。

针刀操作后，让患者仰卧位，使双下肢髋膝关节屈曲，两足底相对合，两下肢尽量外展，术者双手分别抵住双膝内侧外推，下压，使大腿外侧接触或靠近床面。如果手法难以完成，可在患者不注意时，突然弹压一下。

若损伤部位疼痛比较明显，有时轻轻按压就会引起病人惊呼，可配合局部封闭。

若伴有下腹痛、月经痛、性交痛、小便痛等症状者，术后可配合少腹逐瘀汤。

小茴香炒 9 粒　干姜炒 5g　延胡索 5g　没药 10g　当归 15g　川芎 10g　官桂 5g　赤芍 10g　蒲黄 15g　五灵脂炒 10g

水煎服　每日 1 付　分两次服下。

注意事项

1. 在内收肌起点处治疗，消毒要严格，但不可用碘酒在阴囊上消毒。针刀要一直在耻骨上、下支骨面上操作，不可深刺。

2. 术后手法不可使用蛮力，以免造成新的损伤。

病案举例

1. 张某某，女，58 岁，退休职工，1995 年 4 月就诊。

无明显诱因，1 个月来，患者尿痛、尿急、少腹下坠、无尿频，就诊于多家医院，尿检均正常，诊为自主神经紊乱，尿路感染。曾服诺氟沙星、谷维素、维生素 B_1、维生素 C 等，毫无疗效。患者十分痛苦，慕名前来我处求治。血常规，尿常规正常。腹部无压痛，肾区无叩击痛，腹部触诊，压在耻骨部时引起剧痛，细查腹股沟部耻骨上、下支有广泛压痛。追问病史，患者有大腿内侧肌肉拉伤史，且时有隐痛、阴道内痛、性交痛等。患者外展大腿时，腹股沟部疼痛，4 字试验阳性，诊为股内收肌损伤。局部痛点局封后针刀松解。术后患者述腹股沟处轻松，1 周后，复诊，尿痛、尿急消失。于其他压痛部位针刀松解。嘱其加强运动，防寒保暖。半年后随访，病愈，至今未复发。

2. 史某某，男，35 岁，教师，1995 年 10 月就诊。

1 年前暑假学校组织旅游，爬山时适逢雨后，路面较滑，在拉一女教师上坡时右脚滑动，如果松手女教师将从坡上摔下。患者左脚钩住石缝全力将女教师拉上，当时患者左腹股沟处刺痛，行走微跛。曾在当地医院拍片检查无骨折，口服吲哚美辛，跌打丸治疗。之后，左腹股沟处酸胀不适、下蹲、外展大腿时酸痛。天气变化及走路多时症状加重，不能参加剧烈运动。半月前参加学校组织的篮球比赛，又引起左大腿内侧疼痛，放射至左小腿，在县医院针灸、理疗疗效欠佳，来我处求治。查：左耻骨上下支压痛，左耻骨结节有一 1cm×2cm 压痛硬结，左大腿内侧中段压痛，左大腿股骨内收肌结节压痛（++），“4”字试验阳性，股内收肌抗阻试验阳性。X 光片示左侧耻骨上支有轻微钙化影，无骨质破坏。诊为左侧内收肌损伤。压痛点局封后，针刀常规松解，术后患者即蹲起自如，外展正常。1 周后来诊，述腹沟处疼痛明显减轻，唯活动左髋关节时仍有不适。查：耻骨下支及坐骨结节处尚有压痛，针刀松解而愈。半年后随访，左下肢活动如常。

3. 康某某，男，68 岁，农民，昌平镇邓庄村人，1994 年 7 月 25 日来诊。

1个月前，无明显诱因早起时发现右下肢活动疼痛，慢慢活动右下肢数分钟后，症状消失。之后，凡休息一段时间（如坐、卧一会儿）重新活动，右腹沟部即感疼痛，需慢慢活动一会儿右下肢，疼痛方可缓解，经当地卫生院、县医院等诊为“腹股沟痛”。中西药物内服外贴，无明显疗效，经人介绍来我处求医。查：右下肢主动内收，内旋，外展，外旋及屈膝屈髋时均引起右腹股沟疼痛，右内收肌腱耻骨附着处压痛（＋），“4”字试验阳性（右），内收肌抗阻力试验阳性，X线片示右髋关节及耻骨部无骨质破坏及增生等情况。诊为：右股内收肌损伤。针刀于压痛部位松解剥离二针，1次而愈。

第七节　腘绳肌损伤

腘绳肌的猛烈收缩或受到过度牵拉，长期劳损，使腘绳肌起止点，肌腹、肌腱受到部分撕裂。失治误治，牵延日久，损伤部位结疤、粘连、使大腿后部肌群僵硬，膝关节伸直受限。因腘绳肌是人体最长的双关节肌，横跨髂关节和膝关节，其损伤又多影响两个关节，特别是膝关节的运动，而疼痛点也多在关节周围，故腘绳肌损伤常被认为是关节疾患。尤其是与膝关节病与腘绳肌损伤同时发病时，患者多诉膝关节疼痛及活动障碍。把腘绳肌损伤引起的症状误诊为膝关节病变出现的牵扯痛，所以更得不到及时正确的诊治。

局部解剖

腘绳肌由股二头肌、半腱肌、半膜肌组成，位于大腿后侧，又称股后肌群（如图 7-9）。

股二头肌位于大腿后外侧的皮下，有两个头，长头起于坐骨结节的上部，短头起于股骨粗线外侧唇的下部及外侧肌间隔。肌束向下，在下端二束相合形成肌腱，跨越腓侧副韧带的外侧，

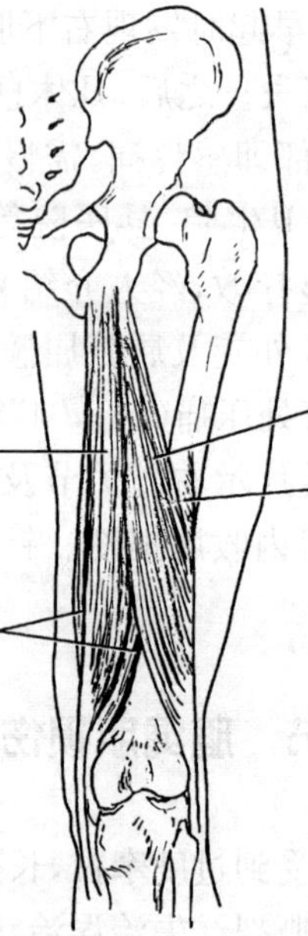

图 7-9

止于腓骨小头，其功能是伸股屈膝，并微使膝关节外旋，股二头肌腱与腓侧副韧带之间有一恒定的股二头肌下囊。

半腱肌位于大腿后内侧皮下，为一三角形的扁肌，上端稍粗，向下逐渐变细，居于半膜肌所成之槽内。起自坐骨结节上部，与股二头肌长头的起腱相融合，肌束向下逐渐集中形成一长腱，止于胫骨粗隆的内侧面。

半膜肌位于大腿后内侧皮下，半腱肌的内侧及深面，为棱形肌。起于坐骨结节的上外部，肌束向下，经膝关节的后内侧，止于胫骨内侧髁后方的横沟及腘肌筋膜，其功能是伸大腿，屈小腿及使小腿微旋内。

腘绳肌是股四头肌的协同肌，主要功能是屈膝。半蹲位，膝关节处于135°以上时，即身体重心在前方时可以伸膝，膝关节伸直时可伸髋，膝关节屈曲位时，可使胫骨内转或外旋。

腘绳肌的神经支配是来自腰 4、5 及骶 1～3 神经，大部分均来自坐骨神经的胫侧，而支配股二头肌短头的神经是来自坐骨神经的腓侧。

病因病理

大腿后侧肌群外形细长，肌腱部分亦较长，因而收缩与弹性较小。在未活动开或过度被动牵拉的情况下极易拉伤肌纤维或肌腱。

跑步、跳跃、体操、舞蹈等运动，如压腿，踢腿等动作或突然踏空，使腘绳肌猛烈收缩或过度牵拉，极易使腘绳肌上下附着点处撕伤。甚至肌腹断裂等，因下肢在不断地运动，修复过程与轻微拉伤伴行，易在伤处形成瘢痕，压迫周围神经血管而有症状。

外伤使膝关节畸形，股骨和胫骨骨折，膝关节稳定性差，腘绳肌长期受不平衡力的牵拉，必成慢性劳损，在胫骨附着点处结疤、粘连，牵拉刺激骨膜引起疼痛。从而影响屈伸膝关节，日久腘绳肌挛缩，人体保护性屈膝，使粘连更为广泛。

直接外伤，从高处摔下，臀部及大腿后外侧触地或落在凸起之硬物上，挫伤腘绳肌。

临床表现

急性损伤、大腿后侧、臀部及腘窝部疼痛，肿胀，局部有瘀斑，行走时疼痛加剧。有时可向前、向下放射。如有肌纤维断裂，疼痛剧烈，伤处可触及凹陷裂隙。

陈旧性损伤及慢性劳损患者，踢、抬腿时疼痛，由半蹲位站起时困难，上楼时，患肢无力，髋关节活动范围缩小，膝关节可屈曲呈一定角度而难以伸直或伸直时疼痛。不能久立、多行，天气变化时症状加重。患者大腿后侧有酸胀感、僵硬感。

诊断

1. 外伤史、劳损史。

2. 大腿后侧肿胀，或有皮下瘀斑，局部压痛明显，触之肌腱紧缩、变硬、钝厚，完全断裂者，可触到膨大的断端和凹陷，为急性损伤。

3. 下肢不能伸直，后侧肌肉僵硬感。腘绳肌骨面附着点压痛或有硬结。

4. 直腿抬高受限或引起腿痛。

5. 屈膝抗阻试验阳性：患者俯卧位，患侧膝关节屈曲至90°，医者一手固定骨盆，另一手按压小腿下段，令患者尽力屈膝，如疼痛加重或屈膝无力，则为阳性。

6. X线检查无明显异常。

治疗

急性损伤按外科常规处理。

慢性损伤以针刀松解治疗为主（如图7-10）。

1. 疼痛在坐骨结节，腓骨小头者，患者俯卧位或侧卧位。在臀部、腘窝部之坐骨结节、腓骨小头上寻找压痛点。刀口线与下肢纵轴平行，针体垂直于坐骨结节刺入，深达骨面。纵行疏通剥离，横行摆动针体，有硬结切开剥离，如瘢痕较大，粘连较多，可采用散刺针法，于病变处网状多切几刀。

2. 疼痛在胫骨内侧面者，患者仰卧位，在胫骨粗隆内侧及胫骨内髁边缘寻找压痛点。刀口线与半腱肌、半膜肌纤维方向一致，针体垂直于胫骨内面，刺入达骨面，纵行疏通剥离，横行摆动针体。起针后过伸膝关节数下。

3. 腘绳肌肌腹损伤，疼痛在大腿后侧中段者，患者俯卧位，在大腿后侧找到压痛点或敏感点，并通过触诊，判断肌肉的哪个部位及大约深度有病变。刀口线与大腿纵轴平行，针体垂直于表面皮肤，刺入达病变处（患者述酸胀剧烈，手下有紧涩、阻挡等

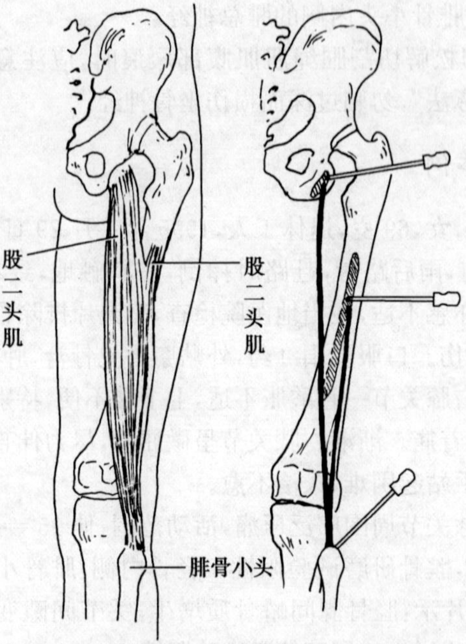

图 7-10　股二头肌附着点及针刀治疗示意图

异样感觉)纵行疏通剥离,以中指、拇指为支点横行摆动,有明显硬节者可切开几刀。

4. 如有肿胀或局部压痛明显者,可配合曲安奈德 15mg、1%利多卡因 2ml 局封。一般情况,针刀术后配服舒筋汤 5～10 付。水煎服,每日两次。

当归 10g　姜黄 6g　白芍 10g　宽筋藤 15g　松节 6g　海桐皮 12g　羌活 10g　防风 10g　续断 10g　甘草 6g

外用米醋热敷,术后 15 天,患者应加强功能锻炼,如俯卧位屈膝练习,下蹲起立锻炼,每日各 50～100 次。

注意事项

1. 腓骨小头处针刀松解时,针刀刃应一直在骨面上操作,否则易损伤腓骨小头内侧的腓总神经。

2. 针刀松解切割腘绳肌肌腹部瘢痕时，应注意操作技巧，可采用“雀啄法”，勿刺过深而损伤坐骨神经。

病案举例

王某某，女，69岁，退休工人，1995年5月29日就诊。

20年前，雨后路滑，赶路时摔倒，右膝触地，致右膝关节肿痛，腘窝部亦感不适，在当地医院检查，X光片排除骨折，诊断为右膝关节外伤。口服沈阳红药，外贴麝香虎骨膏，肿痛渐消。但从此之后，右膝关节一直酸胀不适，上下楼不便，特别在下楼时，大腿后部抻着痛。渐渐右膝关节呈微屈位，尽力伸直时，腘窝部牵扯痛，徒手站起困难，久治不愈。

查：右膝关节周围广泛压痛，活动范围：伸15°⟺屈75°，浮髌试验阴性，髌骨研磨试验阳性。胫骨内侧、腓骨小头压痛，有硬结。X线片示：胫骨髁间嵴骨质增生，关节间隙变窄，髌骨尖部有轻微骨质增生。屈膝抗阻试验阳性。

诊为：右膝关节骨性关节炎伴腘绳肌下段损伤。

治疗：针刀于髌周切割松解支持带，对股二头肌止腱、髌上囊、髌下脂肪垫、内外侧副韧带等压痛点常规治疗。胫骨内侧压痛点、腓骨小头后侧压痛点、针刀纵行、横行剥离，切开硬结，并调转刀锋90°，横切半腱肌、半膜肌韧带、股二头肌肌腱两刀出针。用镇定手法，过伸过屈膝关节。令右膝关节活动度达伸5°⟺屈130°。舒筋汤口服，一日两次。药渣再煎汤，右膝关节外洗。每日手法按摩右下肢半小时，2周后病愈。半年后随访无复发。

第八节　膝骨关节炎

过去认为，膝关节的局部损伤及炎症和慢性劳损引起关节面软骨变性，软骨下骨板反应性骨损，导致膝关节出现一系列症状和体征，称为增生性关节炎。由于上述病理改变的存在，临床上常又把增生性关节炎称为骨性关节炎或叫退化关节炎，现称为膝骨关节炎。

中医学把膝骨关节炎归纳在痹的范围内，认为该病主要是由于气血虚怯、辛苦失度和肾阳不足所致。

西医学把膝骨关节炎分为继发性和原发性两种。所谓继发性是指该病常继发于关节的先天或后天畸形、关节损伤；原发性多见于老人，发生原因是遗传和体质虚弱的影响。

我们认为，膝骨关节炎，根本原因是在于膝关节内部的力平衡失调，它与年龄的变化关系不大。依据这一理论来制定治疗方案，取得了满意的疗效。

局部解剖

膝关节是人体关节中负重多，运动量大的关节，也是人体最完善最复杂的关节，是下肢的活动中枢。由股骨下端弧形的关节面与胫骨上端的关节面及前方的髌骨组成。

股骨与胫骨的髁部之间有半月板，半月板是半月形的纤维软骨盘，外缘厚、内缘薄。有减震与润滑的作用。

髌韧带后面，股骨与胫骨的间隙有脂肪垫填充，有衬垫和润滑的作用。

股骨与胫骨之间尚有前、后交叉韧带相连，前交叉韧带防止胫骨向前滑，后交叉韧带限制胫骨后移，防止膝关节过伸。

关节囊由纤维层和滑膜层构成，薄而坚韧，近侧附于股骨关节面的近侧缘与髁间线，远侧附着于胫骨。

膝关节周围有肌肉和韧带保护，并有大量的滑液囊以减轻各组织间的摩擦和损伤。

病因病理

膝骨关节炎的发病过程是这样的，该病是从膝关节软骨面开始病变，正常的软骨面外观是浅蓝色，润滑而光泽，压之坚韧。开始发病时，软骨面的一部分变为浅黄色，粗糙失去光泽，压之较软，以后该部分骨面出现裂隙，或呈绒毛状外观（称为胶原纤维变性），成绒毛状外观变性的软骨面软化、碎裂和脱落而消失。软骨板就暴露在膝关节腔内，裸露的软骨下骨板直接接受到反复应力的冲击后，出现反应性骨质增生。肉眼下呈现牙样的外观，附着于骨端周围的韧带亦因关节软骨面消失而松弛，关节的各种活动可刺激软骨膜，故骨端边缘往往有骨刺形成。似牙样骨板有许多裂孔，关节运动的压力波可通过这些裂孔传导至骨端松质骨的髓腔内，使骨小梁因受压萎缩而被吸收，骨端因呈囊肿样改变。囊肿的内容物是关节液，有些是纤维组织和纤维软骨组织，本病早期关节滑膜都无明显改变，晚期可见滑膜成绒毛状样增生，关节囊肥厚，关节内有时还出现游离体。

我们从西医学对膝骨关节炎病理变化的观点可以看到，这种观点认为，裸露的软骨下骨板反复受到应力冲击后产生反应性骨质增生，那么我们要问，这样的力来自何处？为什么会出现这种情况？西医学认为，骨性关节炎有继发性和原发性两种，我们则认为，膝骨关节炎根本的病因是继发性的，原发性的是很少的。为什么呢？因为我们证实了膝骨关节炎是受外在因素的影响而形成的。一是膝关节周围的软组织损伤引起粘连，牵拉、破坏了膝关节的力平衡，使关节内产生了高应力点。二是由于某种疾病，比如类风湿关节炎，破坏了关节周围的软组织，从而使关节内力平衡失调，才出现了骨刺。这是我们对这一疾病带根本性的新认识。为了说明膝骨关节是由于力平衡失调引起的，我们先来分析一下膝关节正常的力学表现过程。

膝关节是由股骨和胫骨形成的。胫骨关节在矢状面上的活动幅度最大，它在矢状面从完全伸直到完全屈曲的幅度为 0°～140°。从膝关节完全伸直到 90°屈曲，胫骨关节在横断面上的活动增加。完全伸直时，它在横断面上基本上没有活动，而屈曲

90°时，外旋幅度从0°～45°，内旋幅度从0°～30°左右。膝关节屈曲90°以后，横截面的活动幅度减少，这主要是由于软组织的制约作用引起的，在冠状面上也有类似的情况。膝关节完全伸直时，几乎不可能有外展或内收活动，其屈曲到30°时，冠状面活动增加，这时最大值被动外展和被动内收均仅几度。屈曲超过30°后，同样是由于软组织的制约作用，冠状面上的活动减少。

以上通过对膝关节内部力学状态的分析，我们知道，在伸直状态，膝关节无论是旋转还是内收和外展时都是很稳定的，软组织把它牢牢地控制住了，而在屈曲时，从0°～90°，它的活动的幅度就越来越大，所以，膝关节在我们走路时一屈一伸，而屈的幅度完全在30°以内。在伸直时，关节承受压力，而在屈曲时，关节不能承受压力，当软组织损伤后，就失去对膝关节的控制能力，膝关节就失去稳定，关节面的压力的分布就不平衡。这就是膝骨关节炎形成的根本原因。

临床表现

主要症状是行走不便，伸屈不利，关节疼痛，下蹲困难，或因突然活动刺痛，并常伴有腿软的现象。膝关节伸直到一定程度时，出现疼痛，并且在膝关节的伸屈过程中，往往发出捻发响声。另外，严重者甚至可有肌肉萎缩，并可出现关节积液。

但患者膝部一般都无肿胀现象。

诊断

1. 关节疼痛，常为持续性钝痛。

2. 关节疼痛一般在运动后加重，休息后减轻。

3. 关节常有胶着现象，并伴有腿软欲跌现象，即长时间停留在某一个位置上，开始运动时有一种僵硬感，活动后又好转。

4. 关节功能轻度或中度受限。

5. X线膝关节正侧位片示，关节间隙变窄，软骨下骨质边缘硬化，关节边缘增生，或有骨刺生成。

6. 有积液者，浮髌试验阳性。

治疗

1. 针刀治疗

(1)在膝关节边缘有骨质增生或骨刺并有压痛的地方(此处多为应力集中点)进针刀，针刀刺入皮肤后，让刀口线和骨刺(或增生点)的竖轴垂直，在骨刺(或骨质增生点)的尖部作切开松解术和铲磨削手法。

(2)把所有骨刺(增生点)的锐边磨平后，在伸直位检查一下患肢，把它和健侧相比较会发现，患肢必有轻度内翻和外翻，或不能完全伸直。外翻即在膝关节间隙的外侧，内翻即在膝关节间隙的内侧选一点，在中间部位，把该处的筋膜或侧副韧带切断少许。

(3)有积液者，每周对血海穴用提插法刺激1～2次。

(4)对合并有其他膝关节病患者，如髌骨软化症，膝关节滑囊炎，髌下脂肪垫炎等，以及患侧腰臀部病变，亦应积极治疗。

2. 手法治疗：让病人仰卧，医生一手握住踝关节上方，另一手托住小腿上部，在牵拉状态下，摇晃、旋转膝关节，然后用在牵引状态下的推弹手法，将内、外翻和轻度屈曲畸形纠正。此即纠正膝关节内部的力平衡失调。

3. 托板固定：对于膝关节畸形者，可考虑术后固定，如果以改善临床症状，恢复部分关节功能为主的治疗，可不必固定治疗。选用长条托板，长度上至臀横纹，下至踝关节上缘。三条纱布绷带固定，其中两条固定于托板两端，另一条固定于中间膝关节下方胫骨结节下缘。

注意在固定时，一定要将患肢的畸形角矫正。一般我们采取在手法矫正后，医生不放下患肢即将托板固定的办法。托板一般固定42天。

4. 其他治疗：如膝关节内积液较多，可在无菌条件下将关节积液抽出并清洗。（髌骨的内侧或外侧缘的中点是关节腔的穿刺点），抽出后立即用纱布绷带将髌骨和髌上囊处加压包扎，3～5天解开。关节渗出液不可常抽，但抽一、两次是可以的，关键要将病因解除，使其不渗出积液。

5. 药物治疗

处方：

鹿角胶30g　鹿衔草10g　骨碎补10g　枸杞子10g　桑白皮10g　威灵仙10g　淫羊藿10g　龟甲胶10g　当归10g　生甘草6g

该药从托板固定后，每天1付，至托板固定解除为止。

此方加减法：

有积液者加木通10g，知母10g，炒苡仁20g，川萆解20g；如有热者加金银花20g，防风10g；如有膝部颜色黯淡者，加桃仁10g，红花10g。

6. 康复治疗

(1)拆除托板后，病人自我锻炼患肢伸屈功能，待关节运转自如，无不适时，下床活动。开始两周宜持双拐，患肢不得负重。待弃拐后，嘱患者半年内不可长途或负重行走。

(2)从托板固定之日起，一直自我锻炼股四头肌收缩功能，一天不少于100次。

(3)只有膝关节畸形明显，人体不能代偿者，针刀治疗后可托板固定，临床中大部分被诊为膝骨关节炎的患者可单纯使用针刀治疗。

病案举例

1. 边某某，女，60岁，双膝关节疼痛，伸屈受限两年余，久治不愈，1997年2月来诊，上、下楼梯困难，夜间疼痛剧烈难以入眠，天气变化时疼痛加重。查双膝关节周围有多处明显压痛，X线示双膝关节边缘有不同程度的骨质增生，诊为：膝骨关节炎。压痛点处针刀松解后过屈过伸膝关节，经两次治疗，膝关节活动自如，症状消失。

2. 李某某，男，59岁，山东人，左膝关节疼痛17年，跛行1年，1994年12月4日来诊。

患者17年前，上山砍柴时摔伤左膝关节，未予治疗。从此，左膝关节疼痛时轻时重，严重时影响工作、劳动，夜间痛得难以入眠，天气变化时，症状加重。曾在当地镇医院治疗半年（蜂毒注射液肩部注射，口服虎骨酒），疼痛有所缓解，连续口服索米痛片时，可以参加正常劳动。去年冬天，发现左腿变形，疼痛加重，僵硬感，到当地县医院检查，诊为膝关节骨质增生症，口服药酒及骨质增生片4个月，疼痛略有好转，仍然不能正常参加劳动。走路跛行，左膝打软。站立，活动过久，左膝酸软无力，难以支撑，下蹲困难，徒手不能站起，左下肢肌萎缩。查：左膝关节无肿胀，活动度5°⇌135°，但屈曲至110°时即感疼痛，且屈伸不利。髌骨周围有多个压痛点，胫骨粗隆处压痛，胫骨平台外侧部压痛。左膝髌骨活动度明显小于右膝，被动活动髌骨时疼痛，有摩擦音，下压髌骨疼痛。过屈、过伸试验阳性，浮髌试验阳性，旋转挤压试验阳性。膝上15cm周径，左为33cm，右为34.5cm，髌骨尖下5cm处周径，左为33cm，右为33.5cm。X光片示：关节间隙变窄，骨间嵴增生，髌骨上缘与胫骨平台处有骨刺生成。诊为：左膝骨关节炎。

第1次治疗：髌骨尖部和底部压痛，针刀达骨面纵行疏通剥离横行摆动；髌骨两侧压痛点，针刀刀口线与髌骨内缘平行，刺至骨面后移至骨边缘，纵切支持带数刀，并将针刀倾斜，将针刺入髌骨下，松解硬韧之物。胫骨粗隆压痛点，胫骨平台压痛点，针达骨面纵行疏通剥离，在胫骨平台骨刺处，用铲磨削平法松解。起针后，将髌骨左右、上下用力推几次，使髌骨活动度增大。

嘱口服活络Ⅰ号。

复诊治疗：通过治疗，膝关节疼痛明显减轻，髌骨活动度增大，膝部沉重感减轻，但活动时膝关节仍疼痛，不能完全下蹲，不能完全伸直。查：腘窝上部腓肠肌在股骨髁附着处压痛，腘窝中外下方压痛，胫骨内侧髁后缘压痛，针刀纵行疏通剥离，有硬结切开，膝前部双膝眼间压痛，针刀松解髌下脂肪垫。术后过伸过屈膝关节，用镇定手法。嘱患者加强功能锻炼，每天按摩大小腿肌肉。1周后，膝关节活动自如，无疼痛。

3. 宋某某，女，45岁，山西工人，双膝关节疼痛，活动受限近1年，1996年7月就诊。

患者1995年秋末，下肢受凉后引起双下肢疼痛，因不影响工作而未予治疗。入冬后无明显诱因，双膝关节疼痛加重，以左膝关节为重，行走无力，在当地医院诊断为膝关节骨质增生症，采用电子膜中药离子导入治疗，同时配合中药口服1个月，未见明显好转。1个月前，双膝疼痛再次加重，伴活动受限，活动后疼痛加重，休息后减轻，起步时疼痛明显。查：左膝关节肿胀，双膝眼饱满，浮髌试验阳性。双膝髌周压痛明显，膝关节内外侧及腘窝部亦有压痛。活动度：左侧10°(伸)⇌80°(屈)，右侧15°⇌85°。X光片示，双膝关节间隙变窄，胫骨、髌骨边缘有骨赘生成。

诊为：双膝骨关节炎。

第1次治疗：针刀松解髌周及膝关节内外侧压痛点，对紧张的髌骨支持韧带采取切开剥离法。

第2次治疗：1周后复诊，双膝关节疼痛减轻，活动较前灵活，上、下楼仍疼痛。针刀松解髌下脂肪垫，髌内滑膜皱襞。

第3次治疗：1周后复诊，左膝关节肿胀明显减轻，双膝关节活动度增大，但仍伸不直。令患者俯卧，针刀松解腓肠肌、腘肌压痛点。术后，过伸膝关节2次。

5天后复查：双膝关节活动自如有力，活动度0°⇌130°，上下楼时，双膝亦无疼痛，浮髌试验阴性。嘱患者加强股四头肌锻炼。

第九节 膝关节滑膜皱襞综合征

膝关节滑膜皱襞反复受到损伤或刺激，使滑膜皱襞变性、增生而起的一系列膝关节不稳、弹响、疼痛等膝关节内病变，称为膝关节滑膜皱襞综合征。此症因其体征与半月板损伤、髌骨软化症相似，一般的检查又难以确诊，故在临床中多被忽视或混淆，早期得不到针对性的治疗而牵延不愈，最终手术治疗。如能中早期诊断，以针刀为主综合治疗，可取得较好的疗效。

局部解剖

滑膜皱襞根据来源和位置可分为髌上滑膜皱襞、髌内滑膜皱襞、髌下滑膜皱襞，是膝关节内残留的胎生遗症。20%的正常人可有滑膜皱襞，但多无临床症状。

髌上滑膜皱襞位于髌骨上缘下面，髌上囊内，并将髌上囊与关节腔横向分离开，中间多有孔联通，内外两侧各有一半月形的皱襞(图 7-11)。

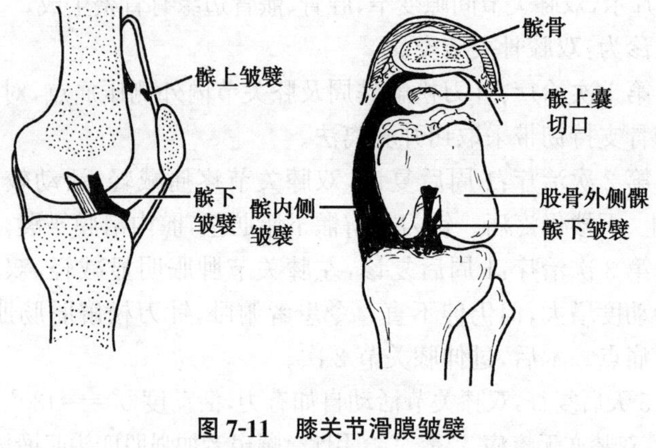

图 7-11 膝关节滑膜皱襞

髌内滑膜皱襞，又称髌中皱襞、翼形皱襞、水平滑膜皱襞等，为关节囊内侧壁的带状隆起。上端靠近滑膜皱襞处，下端连于覆盖在髌下脂肪垫表层的滑膜上。

髌下皱襞，又称滑膜韧带、黏液韧带，位于前交叉韧带的前方。其一端起于股骨髁间窝，下行渐渐变宽，经膝关节腔之前部，止于髌下脂肪垫。

滑膜皱襞主要由弹性及疏松组织构成，当膝关节伸屈运动时，它可以拉长变形以适应不同体位时所存在空间的形状。髌上滑膜皱襞、髌内滑膜皱襞滑过股骨髁部，正常情况下，不产生磨损。

病因病理

由于暴力撞击膝关节，反复大量地活动膝关节，以及半月板损伤、滑膜炎等关节内病变，刺激滑膜皱襞使之发炎、水肿，逐渐增生、肥厚、粘连而失去弹性，不能随着关节的屈伸运动而拉长变形，滑过股骨髁面时挤压、摩擦关节面软骨，引起关节上内侧滑膜急慢性炎症，甚至导致股骨髌骨软骨面的剥蚀，内侧壁肥大膨胀被挤于骨性组织之间引起症状。

皱襞不断损伤后明显增粗，缺血苍白，逐渐纤维化，镜下可见滑膜襞增厚，滑膜下组织为纤维组织所代替，少有单核细胞浸润。

临床表现

膝部疼痛，可表现为全膝痛、膝前上方痛，或膝前内侧痛，但以膝关节髌股关节的上内侧间隙疼痛为主，多为钝痛。有的单纯膝关节腔内酸痛，久坐后站起膝关节疼痛明显，伸屈受限，有的患者伸屈膝关节有交锁现象（卡住的感觉）。多数患者活动膝关节时髌骨有一过性抖动，伴低弱的弹响声，稍活动后好转。跳跃、上下楼梯，由蹲位骤然站起时疼痛加重，甚至蹲下后不能站起。病久可出现膝周肌肉、韧带废用性萎缩，膝关节发软无力，部分患者膝关节活动时，有摩擦音和摩擦感，少数患者关节腔内有积液。

诊断

1. 外伤史、劳损史、病损史。

2. 膝关节疼痛反复发作，不负重活动有弹响声和关节摩擦感，膝关节周围肌肉萎缩变松弛，或比健侧变细。

3. 髌骨上方压痛，内侧压痛较外侧压痛多见，有时随膝关节活动，可在髌骨内侧缘摸到在股骨关节面上滑动的痛性条索。

4. 患者膝关节伸直，肌肉放松，由外向内推动髌骨，可诱发疼痛或摩擦感，轻轻下压髌骨可引起疼痛。

5. X线片无明显异常，关节造影可见皱襞异常，关节镜检查可确诊。但关节镜检查比针刀治疗损伤还大，故多不做。

鉴别诊断

膝关节半月板损伤、髌骨软化症。

治疗

1. 患者仰卧位，微屈膝，膝下垫枕。在髌骨底的边缘压痛，髌骨内侧缘压痛，在压痛点或条索处定点。刀口线与患肢纵轴平行，针体垂直皮肤刺入达髌骨下，有阻挡感，纵行疏通剥离。再将刀口线调转90°，横切1～3刀，将硬结或条索切开出针。令患者伸直膝关节，下压髌骨研磨几下，过屈过伸膝关节。

2. 患者若关节腔内酸痛，下蹲、站起困难，活动多时疼痛加重，而在膝关节周围又没有明显压痛点，可考虑髌下皱襞即滑膜韧带损伤肥厚，可切割松解之(图7-12、13)。

患者仰卧，患肢屈曲，助手握髁关节上部固定。双膝眼为治疗点。刀口线与下肢纵轴一致，针体可向外、内倾斜45°刺入，

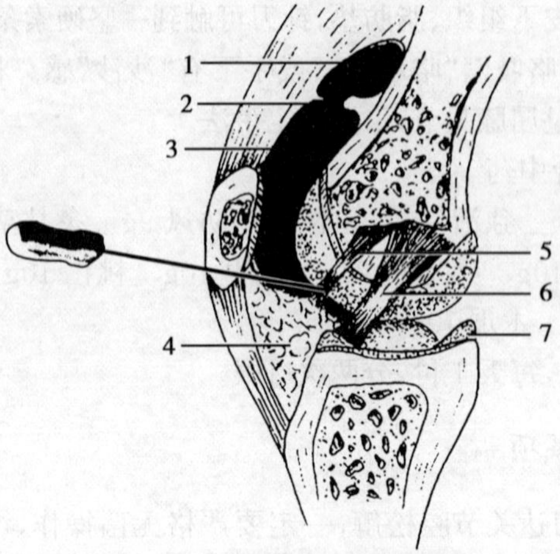

图 7-12　膝关节滑膜皱襞综合征的治疗

1. 股四头肌滑囊　2. 入口　3. 髌上囊
4. 髌下脂肪垫　5. 黏膜韧带
6. 前交叉韧带　7. 半月板

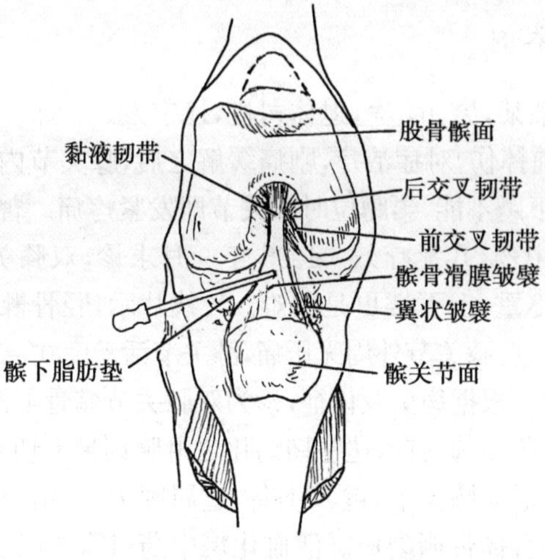

图 7-13　已打开关节囊前部针刀松解示意图

穿过皮肤、皮下组织、脂肪垫，针刀可触到一坚硬索条，患者酸胀明显，切之“咯吱”、“咯吱”响，或手下有“沙沙”感。将此索条切松，出针。过屈膝关节，采用镇定手法。

3. 配合中药

羌活 9g　独活 9g　藁本 9g　防风 9g　炙甘草 6g　川芎 10g　杜仲 10g　熟地黄 24g　龟甲 10g　桃仁 10g　枳壳 12g　伸筋草 15g　木瓜 10g

水煎服，每天 1 付，分两次口服。

注意事项

1. 针刀达关节腔松解，一定要严格无菌操作，严防关节腔内感染。

2. 滑膜韧带在前交叉韧带前面，勿深刺乱捣，以免损伤前交叉韧带和关节面软骨等。

3. 术后第 3 天，开始进行股四头肌、腘绳肌锻炼，如肌肉萎缩，应配合局部按摩治疗。

病案举例

1. 高某某，男，64 岁，退休司机，辽宁人。

40 年前摔伤，对症治疗，剧痛缓解之后，膝关节内酸胀疼痛，时轻时重，下蹲不能，半蹲位时膝关节即发紧疼痛。曾遍访名医，内服、外贴中药，几无疗效。1995 年 9 月求诊，双膝关节酸痛难忍，行走时疼重，上下楼更是困难。X 线片示，胫骨髁增生，关节间隙变窄。查：膝关节外周无压痛，膝关节活动度 $0^{\circ} \rightleftharpoons 95^{\circ}$，髌骨活动度正常。根据病史及体征，诊为双膝关节髌骨下滑膜皱襞综合征。于双膝眼选两针，达坚韧钙化之滑膜韧带上切割数刀。伸屈左右旋转活动膝关节，趁其不备，过屈膝关节，用镇定手法，可感膝关节内有韧带撕裂声。活血化瘀中药口服 10 天，嘱其加强膝关节周围肌肉锻炼，揉按股四头肌、腘绳肌。15 天后复诊，下蹲站起自如，测其膝关节活动度0°⟸⟹120°。

2. 李某某，女，48岁，右膝关节疼痛，行走困难，理疗、针灸、中药治疗效果不佳。1995年12月来诊。

膝关节髌周疼痛，久坐站起关节痛重，活动后稍减，怕凉，无论冬夏均需盖被单保暖。查：髌骨上缘压痛，浮髌诱发试验阳性，内侧髌骨角与股骨间有条索，压痛明显，屈伸膝关节可触及关节内摩擦感、髌骨跳动感并闻及轻微弹响声。诊为：膝关节滑膜皱襞综合征。膝关节伸直位，在髌骨上缘压痛处定点，针刀与皮肤垂直刺入达髌骨下，摸索进针达酸胀明显处。针刀转刀口线与髌骨底边平行，切3～5刀，出针后局封（1%利多卡因2ml加强的松龙5mg），周围压痛点常规松解。嘱患者两天后开始股四头肌、腘绳肌锻炼。半年后，通过电话知其膝关节活动自如，凉感大减，坐久起身时尚有轻微不适，准备再次治疗。

第十节　胫骨粗隆骨骺炎

本病又称胫骨结节骨骺炎、胫骨粗隆软骨炎、无菌性坏死牵引性骨骺炎、奥施病（Osgood-Schlatter病），为外伤或牵引胫骨粗隆部所致的骨骺疾患。多为单侧，亦有双侧，好发于14～18岁的男孩。多为喜跑跳、喜球类等体育运动的中学生，疼痛可持续数月或数年，直至发育完成后，疼痛多可自然消失。

局部解剖

儿童时期（约10岁左右）胫骨上端骨骺软骨向胫骨前方伸出舌形突起，称为胫骨粗隆骨骺，是髌韧带的附着处。此骨骺于18岁左右与胫骨主骨融合，形成胫骨粗隆。胫骨粗隆约在胫骨关节面之下一拇指宽处，位于胫骨上端与胫骨体交接处的前面，呈三角形凸起，粗隆被微嵴分成上下二部，上部凸隆而光滑，有韧带附着，下部粗糙，属于伸膝装置的一部分。

病因病理

青少年筋骨未坚，骨骺未愈合，是伸膝装置中的薄弱点，在剧烈运动如跳跃、奔跑、踢足球时，股四头肌的强力频繁地收缩，通过髌韧带而牵拉胫骨粗隆骨骺。该部积累性损伤多见，长期反复刺激使其组织内压增高而致血运障碍，引起缺血性坏死。

早期胫骨粗隆骨骺部充血、水肿，有撕裂的痕迹，突出地反映在髌韧带与骨骺附丽部。骨骺与胫骨干之间软骨板可有分离性出血和水肿现象。由于频繁发生外伤牵拉，骨骺受刺激，可使其增生活跃或骨化减缓（如图 7-14）。

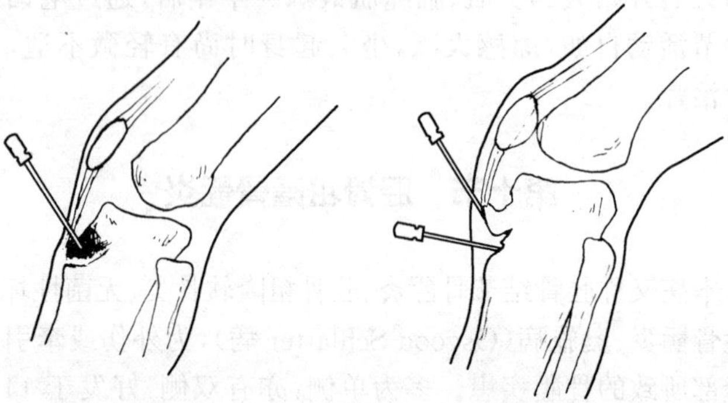

A. 骨骺坏死　　B. 骨骺翻起

图 7-14　骨骺坏死及骨骺翻起的针刀治疗示意图

后期局部骨骺肥大、隆起，骨化活跃，发生骨骺分离者隆起更明显，有的骨骺被拉向上方，有的可见骨骺翻起，表现缺血坏死及钙化现象。

临床表现

多数起病缓慢，无明显外伤史。常在双膝并放对比时发现患侧胫骨粗隆肿大，且隆起日渐明显，并伴有疼痛（如图 7-15）。阴雨天，行路过多，上、下楼梯则使胀痛加重，如猛烈伸膝如踢球动作、跪地活动压迫骨骺部时，疼痛剧烈。日久，患者不敢做伸膝活动，下肢活动逐渐或骤然减少，出现患肢消瘦，甚至出现下肢肌肉废用性萎缩。

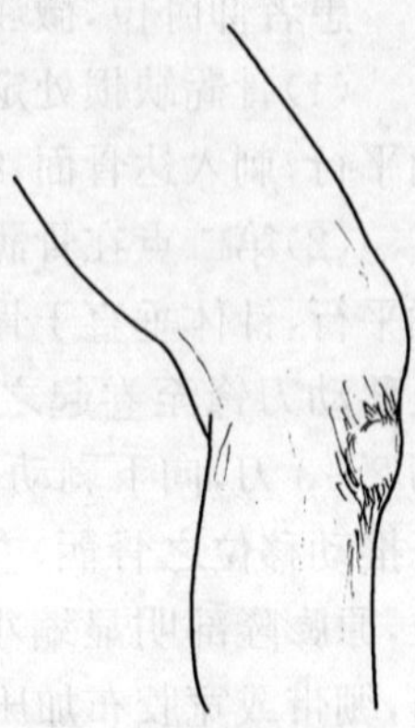

图 7-15　胫骨结节骨骺炎外观

诊断

1. 多见于 14～18 岁喜欢运动的男性青少年。

2. 多有剧烈运动史。胫骨粗隆肿胀、疼痛，运动或上下楼梯时加重，休息后多能很快减轻。

3. 伸膝抗阻试验阳性。

4. 触诊：隆起的包块质硬，不移动，与皮肤不粘连。轻度压痛，皮温略高。

5. X线检查。

早期骨质无特殊变化，粗隆部可有软组织肿胀影。

中期可见胫骨粗隆骨骺与胫骨体间距加宽，髌韧带在粗隆的骨骺部变粗大、圆钝。

后期可见胫骨粗隆密度增高，严重者可有碎裂或舌状翘起。

治疗

1. 早、中期骨骺未变形、移位者。

仰卧位，膝关节微屈，腘窝下垫枕。在胫骨粗隆膨大压痛处进针，刀口线与胫骨纵轴平行，针体垂直于皮肤刺入，深达骨面，纵行疏通，横行摆动针体 1～2 下。根据压痛及肿胀范围大小，可以点刺几针，必要时配合局封以加速渗出液的吸收。

2. 后期骨骺分离明显并有移位者如骨骺翘起。

患者仰卧位，微屈膝关节，腘窝下垫枕。

(1)骨骺缺损处定一点，刀口线与胫骨纵轴平行，针体与骨面平行，刺入达骨面，纵行疏通剥离，横行摆动针体1～2下。

(2)第二点在骨骺移位处，如图7-15所示，刀口线与胫骨纵轴平行，针体垂直于骨面，刺入皮肤摸索进针至翘起之骨骺，向上移动刀锋至卷起之骨骺尖端，刀口调转90°角垂直于髌韧带切2～3刀，向下剥动一下移位之骨骺有松动感。右手持针刀向下推动移位之骨骺，左手拇指在针体上方辅助下推，使骨骺复位，原膨隆部明显缩小。创可贴敷盖针孔，再垫两块无菌小纱布，绷带或宽胶布加压缠绕固定两周。

为巩固疗效，缩短疗程，自术后之日起，煎服如下中药，每日两次，至完全恢复为止。

处方:补肾壮筋汤加减

熟地黄24g　当归10g　牛膝10g　山萸肉12g　茯苓15g　续断15g　杜仲10g　白芍10g　青皮6g　五加皮10g　制乳没各10g　伸筋草10g

注意事项

1. 预防为主，指导青少年勿做过量单一踢跳动作。

2. 若急性损伤有血管或神经断裂，应早期手术缝合。

3. 局部已形成缺血坏死，早期针刀松解旨在使内压减低、局部充血以修复缺血坏死之骨骺组织。但过大刺激，有可能促进坏死的进展，或导致早期骨骺愈合，造成患肢短缩和跛行。

4. 治疗期间应适当休息。

病案举例

崔某某，男，16岁，校篮球队员，1995年9月18日就诊。

无明显诱因患者两年前开始右膝前部肿痛，时好时发，上完体育课后疼痛明显，上下楼困难，休息 1 天后疼痛减轻。曾在校医务室针灸及打封闭治疗，症状好转。参加激烈运动后又复发，并发现右侧胫骨粗隆处膨隆渐大，与左膝相比更为突出，患者精神负担很重。曾多方检查无异常发现。近 1 月来，右膝疼痛加重，上台阶，爬坡亦感疼痛，不能参加正常训练，怀疑肿瘤，特来专家门诊求治。查：右侧胫骨粗隆肿大并压痛，肿胀部位不移动，无红肿 ，无发热，伸膝抗阻试验阳性。X 线片示：右胫骨结节不规则，密度增高。血沉 14mm/h，抗“O”阴性，类风湿因子阴性，血常规正常，根据病史诊为胫骨粗隆骨骺炎。针刀刺至骨面，网状点刺几针，在最痛点横行摆动一下针体。

2 周后复诊，疼痛消失，上下楼梯自如，压痛消失。半年后信访，已参加正常体育训练无复发而且原胫骨粗隆之肿大已明显变小，嘱其训练要有度，不可长时间大幅度做踢跳动作，防止复发。

第十一节 腘肌损伤

腘肌损伤在膝关节损伤性疾病中占有相当的比例。有人统计，约有 20％膝关节病变伴有腘肌损伤。因文献少有记载，所以临床医生多忽视该病的诊断与治疗，给患者造成了不必要的痛苦。

局部解剖

腘肌为一扁三角形肌，形成腘窝底的下部。该肌以一强劲的肌腱起自股骨外侧髁的外侧面，肌纤维斜向内下方，经腓侧副韧带和外侧半月板之间达到胫骨上端的后面，止于胫骨腘线以上的骨面。腘肌对小腿的作用是屈和内旋小腿，其重要作用是当肢体负重时，作用于股骨，有固定大腿外旋的作用（这也是唯一的一块肌肉）。其屈曲作用是在动作的早期先使股骨和外侧半月板外旋(使膝关节由伸直位时的嵌紧状态松开,启动屈曲,犹如汽车的点火发动装置)。当屈膝站起时,还可防止股骨和半月板向前滑动或脱位(图7-16)。

腘肌的神经是来自胫神经的小分支,神经纤维来自腰5和骶1脊髓节段。

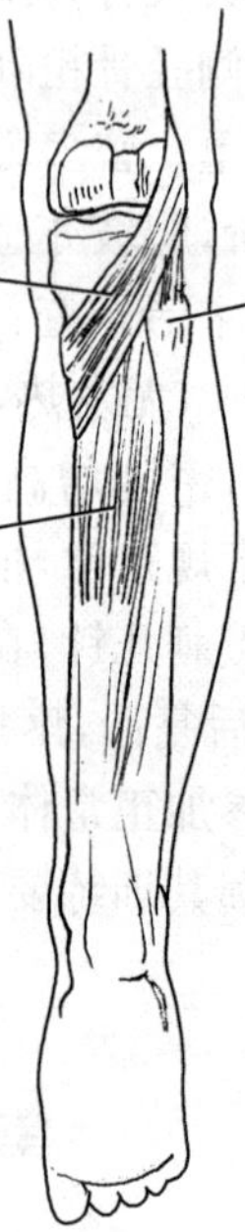

图7-16 腘肌解剖图

病因病理

该肌弱小,而对膝关节的屈曲启动及伸直时维持其稳定状态有着重要作用。不断的伸屈膝关节很容易造成该肌部分纤维撕裂而损伤。如在登山、爬坡、上楼时,每行走一步大腿都要外旋而牵拉腘肌,长时间反复牵拉致腘肌损伤。

患者由站立位蹲下或身体前倾登高时,腘肌需主动收缩。损伤的腘肌变硬或与周围组织粘连,收缩牵扯而引起疼痛;剧烈运动后,可使损伤的腘肌及其筋膜充血水肿,炎性渗出增多,刺激紧贴其后经过的胫神经、血管而使疼痛加剧,并向下放散。

临床表现

腘窝深部疼痛,患者多主诉膝关节内部疼痛,下蹲、上楼、爬坡时疼痛加重。部分患者有膝前痛,小腿肚痛及足跟部痛,有些病人不能完全伸直膝关节。

诊断

1. 急慢性损伤病史。

2. 腘窝深部酸痛，膝关节伸屈不适，过伸膝关节时疼痛加重。

3. 腘窝中央稍偏外下方，有深压痛。有的可向腓肠肌深部放射。胫骨内髁稍下骨缘多有压痛。

4. 膝关节X线平片无异常。

治疗

患者俯卧位，双下肢伸直，压痛明显处定点，刀口线与下肢纵轴平行，左手拇指下压，针体与皮肤垂直，针刀紧贴拇指甲刺入皮肤，深达骨面或半月板后角，调转刀口线使之与腘肌纤维方向一致，纵行疏通剥离，横行铲剥，如有硬结，将针刀稍提起，切几刀，轻摆针体，出针。过伸膝关节（即压腿动作）3～5次（图7-17）。

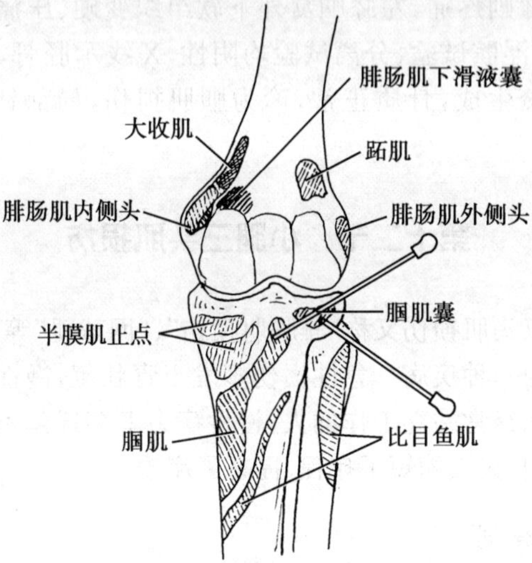

图7-17　腘部肌肉附着处及针刀松解示意图

注意事项

1. 腘窝部神经、血管较丰富，尤其腓总神经与治疗部位较近，切割松解时，一定注意患者有没有麻窜或触电感，勿伤神经、血管。

2. 如疼痛较重，压痛明显或拒按，针刀术后可从原针孔注射利多卡因加曲安奈德悬混液1～2ml。

病案举例

蔡某某，女，67岁，农民，左膝疼痛半年余，1996年4月来诊。

患者半年前因雪天路滑“闪”了一下。初起腘窝部疼痛，休息后减轻，之后膝关节即隐隐作痛，上、下楼梯疼痛，行路多时痛重，左腿喜屈曲恶伸直，曾以髌下脂肪垫损伤针刀治疗，疗效不佳，慕名前来求治。查：左膝被动屈伸转动自如，但完全伸直左膝则疼痛，左膝腘窝外下软组织变硬、压痛。膝关节研磨试验、浮髌试验、分离试验均阴性，X线示胫骨，股骨边缘有少量骨赘生成，骨质正常，诊为腘肌损伤，局部针刀治疗1次而愈。

第十二节　小腿三头肌损伤

小腿三头肌损伤又称“腓肠肌损伤”、“网球腿”等，是临床上较为常见的一种疾病。急性损伤多发于青壮年，慢性损伤多发于中老年和经常站立工作的人，慢性病患者多迁延不愈。针刀疗法的应用，大大缩短了疗程，提高了疗效。

局部解剖

小腿三头肌是腓肠肌和比目鱼肌的统称，为小腿后部最大的肌肉。它的二个头位于浅层，称腓肠肌，另一个头位置较深，是比目鱼肌。腓肠肌的内外侧头起自股骨内侧髁上的三角形隆起，外侧头起自股骨外髁的压迹近侧端，在二头的深处各有一滑膜囊，是跨越两个关节的肌肉；比目鱼肌起于胫骨腘线，胫骨内侧缘中 1/3，腓骨中 1/3 的后面及胫、腓骨间的纤维弓。三个头在小腿中下部会合，在小腿的上部形成膨隆的小腿肚，向下延续为跟腱，止于跟骨结节。主要作用是：上提足跟，使足跖屈。腓肠肌在不负重的情况下，有屈膝的作用，内、外侧头可使小腿内外旋动。在站立时，能固定踝关节和膝关节，以防止身体向前倾倒（图 7-18、7-19、7-20）。

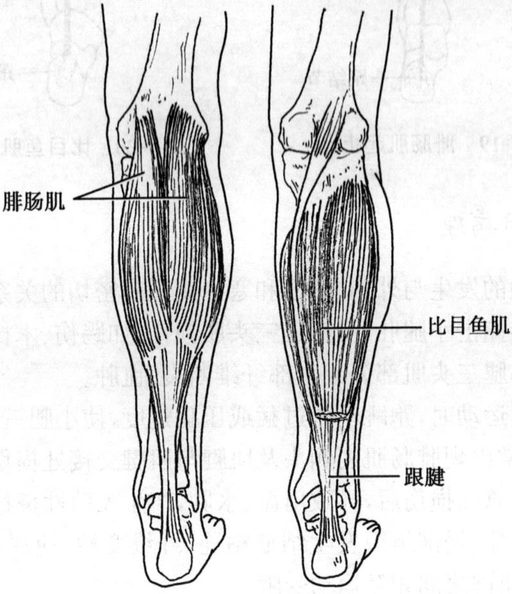

图 7-18　小腿三头肌

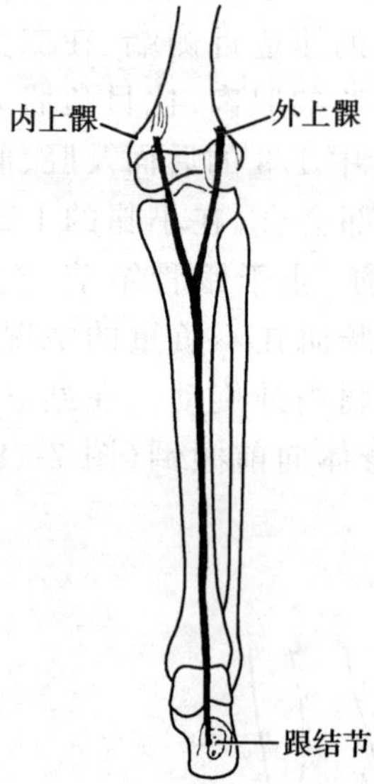

图 7-19　腓肠肌起止点

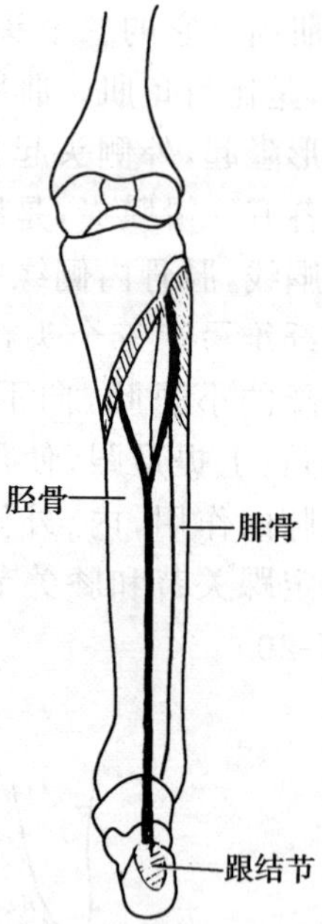

图 7-20　比目鱼肌起止点

病因病理

本病的发生与外伤、劳损和寒冷刺激有密切的关系。

直接撞击小腿肚，可造成三头肌损伤，如踢伤、木棒击伤等。均可使小腿三头肌部分或全部纤维断裂、血肿。

剧烈运动时，跑跳动作过猛或压腿过度，使小腿三头肌牵拉受伤，且常出现腓肠肌内侧头及肌腱与肌腱交接处损伤。

上述急性损伤后，导致出血、水肿，产生无菌性炎症，不能及时有效治疗，局部组织发生结疤粘连，纤维变性，使局部血液循环障碍，肌肉之间相互运动受阻。

长期站立工作或长期步行、爬山，如战士、纺织女工、军乐队队员等，使肌肉筋膜持续受外力的牵拉，或反复多次被轻微拉伤，日积月累而成，多伤在肌肉起点。

小腿三头肌长期受寒冷刺激，如在潮湿寒冷环境工作，引起肌肉痉挛、紧张、血运不畅，这种情况下反复使用三头肌，极易造成损伤，若伤后复受寒冷刺激，可使损伤加重。

临床表现

急性损伤，伤后即可显示局部肿胀、疼痛，并有广泛的皮下出血，步行功能障碍，小腿屈曲受限，患者以足尖着地，不敢全足负重，过劳后疼痛加重，休息后则可减轻。

慢性损伤者，局部肿胀不明显，仅感局部酸胀不适。行走、站立或上下楼梯时，可出现局部疼痛。过劳、天气变化、寒冷潮湿刺激，可引起疼痛或使疼痛加重，特别做足尖（或前脚掌）着地的跳跃动作时更为明显，休息后或变动体位，疼痛可减轻。严重者，可出现小腿部肌肉废用性萎缩。

诊断

1. 有外伤史、劳损史。

2. 小腿后部疼痛或酸胀不适，常因劳累、过度活动后加重，休息后或适量活动减轻。有反复发作史。

3. 小腿肚有广泛而轻重不等的压痛，常在腓骨小头后方有明显压痛点，在股骨内外髁后上方有深在性压痛，晚期可触到较硬的瘢痕组织，并有压痛，腓肠肌与跟腱的交汇处也多有变性组织压痛。

4. 屈小腿，足跖屈抗阻力试验阳性（可在腘窝部出现深在性牵扯样疼痛）。

5. X线平片检查，多无异常发现，偶见钙化影。

治疗

急性期：可在压痛点局部封闭，卧床休息。

慢性期：针刀松解治疗（如图 7-21）。

1. 损伤在小腿三头肌起点，压痛在股骨内外髁后上方，胫、腓骨上端。令患者侧卧位，踝部垫枕，刀口线与下肢纵轴平行，亦即与三头肌纤维方向一致，针体垂直于腘窝部皮肤，左手拇指下掐至骨，针刀沿指甲方向刺入达骨面，纵行疏通剥离，横行摆动，如有硬结，纵切 2～3 刀。

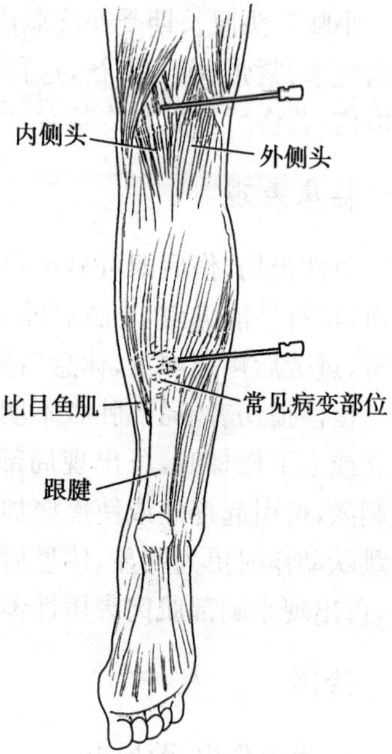

图 7-21　腓肠肌损伤针刀治疗示意图

2. 若损伤在三头肌肌腹部与肌腱交接处。在压痛明显或有硬结处，刀口线与下肢纵轴平行，针体与皮肤垂直，刺入皮肤约 0.5cm 或刺入硬结，切开 2～3 刀，纵行疏通剥离。

3. 无硬结者，以切开压痛部位的深浅筋膜为主。

注意事项

1. 在肌腹部治疗，针刀刺入勿深，上下摆动幅度勿过大，以免造成副损伤。

2. 腘窝部治疗，勿伤及神经血管，故进针时左手拇指宜下掐至骨，松解时，针刀勿离骨面，并随时询问患者针感，患者有剧痛或麻窜感，应立即停止操作。

3. 治疗 1 周后，应加强功能锻炼，先做勾足、蹦跳活动，后可做半蹲、全蹲练习，以增强肌力。

病案举例

李某某，女，48岁，离休干部，1996年3月就诊。患者无明显诱因，1年来右小腿肚酸胀，腘窝不适，低坐位屈膝症状加重，劳累后、天气变化时症状加重。上楼可，下楼时小腿肚疼痛，曾先后诊断为：腘窝囊肿、膝关节炎、风湿痹症，中药、理疗、针灸、按摩等疗效不佳，近1周症状加重，前来求治。查：右腘窝部股骨内外髁后上方有压痛，压之并可使小腿肚胀感加重，腓骨小头后内方压痛，并可触及硬韧之物。足跖屈抗阻力试验阳性，X线片排除其他骨病。诊为：小腿三头肌损伤，针刀常规治疗，1次而愈，半年后电话询问，至今未发。

第十三节 腓总神经卡压综合征

本综合征是指腓总神经由腘窝部绕过腓骨颈沟处通过该处的骨-筋膜管时受卡压而出现的一系列症状。常与职业及生活习惯有关。如长期盘膝而坐，杂技演员、舞蹈演员、修理工、运动员等经常做下肢剧烈运动，蹲位工作时间过久，绷带包扎过久，穿长筒皮靴反复刺激等使该部软组织损伤，影响腓总神经而发病。

局部解剖

腓总神经（$L_{4\sim5}$，$S_{1\sim2}$）在腘窝上外侧沿股二头肌腱的内缘下行，越过腓肠肌外侧头的后面而贴近膝关节囊，在腓骨小头后面绕过腓骨颈部，与骨膜紧贴，穿过腓骨长肌（该肌在腓骨头的起始部与在腓骨的起始部不连续）在腓骨颈部形成的腱弓（长约1cm，为弧形）。腱弓、深筋膜与腓骨颈外侧面的骨沟组成骨-筋膜管（如图7-22）。然后分为腓浅神经和腓深神经。腓浅神经分布到小腿外侧及足背皮肤，腓深神经支配小腿外侧肌肉。腓骨长肌为足的主要外翻肌,并有使足跖屈的作用。

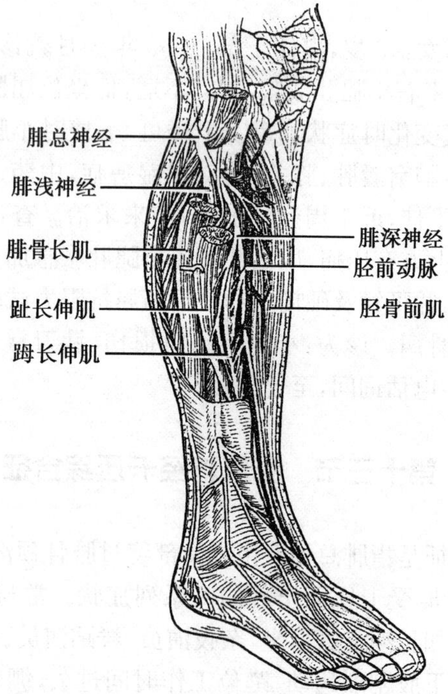

图 7-22 腓总神经穿过腓骨长肌腱弓的解剖图示

病因病理

突然内翻踝关节拉伤腓骨长肌腱;反复做踝关节外翻运动,腓骨长肌慢性损伤,致腓骨头颈部的筋膜、腱性组织受牵扯、变性,与骨面粘连,压迫、刺激经过此处的腓总神经。

由于神经受到轻度牵拉,短时间中等程度压迫而发生水肿、轴索肿胀、染色性能改变以及局部髓鞘变性等病理变化。局部长时间压迫神经,可使神经轴索中断或严重损伤,但支持结构基本完整，轴索尚能顺利再生。

临床表现

发病缓慢，足背、小腿外侧疼痛，走路时疼痛加重。慢慢疼痛缓解，而小腿肌肉收缩无力，感觉迟钝甚至发生足下垂，走路不稳或跛行。患者也可无明显疼痛，因肌力减弱，易于疲劳而感患侧小腿发酸。一些患者在一次局部受压迫而损伤后，即发生足下垂病态，小腿外侧及足背感觉异常。此种情况，一般恢复较慢。

诊断

1. 外伤史、劳损史、局部挤压史。

2. 小腿外侧皮肤、肌肉麻木或疼痛，感觉异常，肌力减退，足外翻力减弱。

3. 小腿上 1/3，约在腓骨头颈部有软组织变性，压痛。该处 Tinel 征阳性。

4. 被动足内翻引起疼痛或使疼痛加重。肌电图检查示：小腿前外侧肌肉纤颤，腓总神经传导功能障碍。

5. 局部 X 线检查可正常，有些患者可见骨折愈合影。

治疗

患者侧卧位，腱侧下肢伸直在下，患侧下肢屈曲在上、膝下垫枕，身体微前倾。

嘱患者肌肉放松，于腓骨头颈部寻找敏感、压痛点，做好标志。刀口线与腓总神经纤维方向一致（约与腓骨纵轴呈 40°～60°，如图 7-23），以左手拇指压住最敏感点，指甲掐至骨面推剥两下，针刀垂直于腓骨面，针体贴拇指甲背面刺入皮肤达骨面，稍提起，纵行切割 3～5 刀，纵行疏通剥离，再刺至骨面横行铲剥。如骨面有硬结，纵行切几刀后左右横推几回。

如病程较长，按上法松解后，针刀可在骨面摸索移动，寻找腓总神经。患者感向下麻窜或触电感时，轻轻弹拨几下（如弹拨琴弦）。

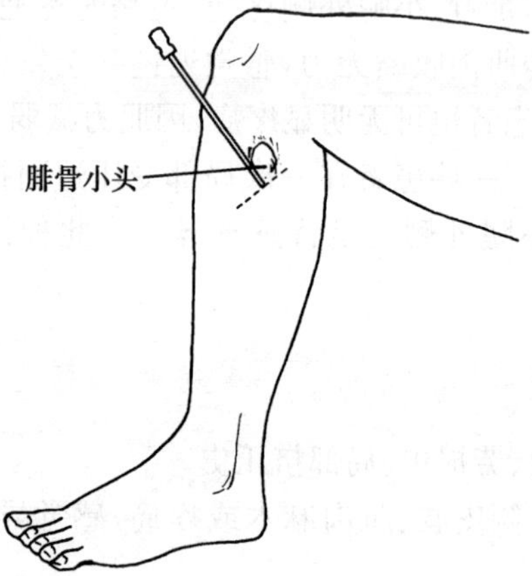

图 7-23

一般治疗 1～3 次可明显好转。

注意事项

1. 针刀松解时要注意观察患者反应和手下感觉，切勿刺伤神经、血管。

2. 压迫时间长者，针刀松解了腱弓等局部粘连之软组织，解除了压迫，症状也不会立即消除。尚需适当配合局部按摩，口服药物以促其慢慢恢复，勿认为针刀没有松解到位。

病案举例

闫某某，男，37 岁，医生，右下肢膝下乏力 1 年，1997 年 4 月就诊。

患者两年前外伤致右膝部骨折，住院治疗 2 个月，行走如常，痊愈出院。1年后，无明显诱因逐渐感觉右膝下无力，足下垂，行走时需抬高右足，否则易跌倒。查：腓骨头下压痛，有硬结，该处 Tinel 征阳性，过度内翻踝关节可使小腿外侧麻木感加重。诊为：腓总神经卡压综合征。针刀松解1周后，症状好转。第2次针刀治疗1个月后，患者行走基本正常，麻木感明显减轻。

第十四节 腓浅神经卡压综合征

腓浅神经于小腿外侧下段浅出筋膜于皮下，因深浅筋膜肥厚、痉挛，以及周围软组织损伤的瘢痕组织卡压而引起的一系列症状，称为腓浅神经卡压综合征。因其症状表现为小腿外侧、足背部皮肤麻木、疼痛，易与腰椎间盘突出症、梨状肌损伤等疾病相混淆，临床中易被忽视而造成误诊、误治，迁延不愈。有时诊断明确，用一般的保守疗法，疗程长且亦难以根除。手术松解虽好，术后瘢痕亦常引起复发，针刀利用手术松解原理松解卡压软组织，以针刺原理疏通经络，更简便有效。

局部解剖

腓浅神经起自腓总神经，下行于腓骨长、短肌之间，并发出分支支配二肌，其终支于小腿中、下1/3交界处，经腓骨长肌前缘穿深筋膜斜行约1cm浅出皮下，分布于小腿下外侧及足背的皮肤(第1趾蹼及第1、2趾相对缘的皮肤除外)。

腓浅神经支配小腿外侧肌群，终支为感觉支，负责足背和趾背及小腿外侧的感觉(图7-24)。

病因病理

由于踝关节内翻扭伤，拉伤小腿外侧深、浅筋膜或长期穿长

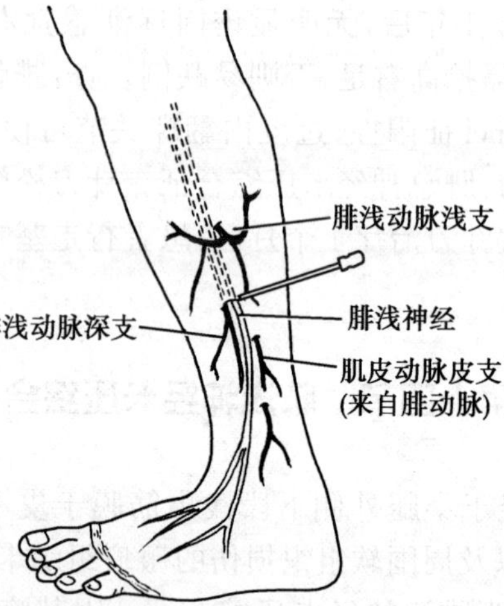

图 7-24　小腿外侧区的浅动脉及腓浅神经

筒皮靴、打绑腿摩擦腓浅神经出口处以及其下的皮下组织，造成局部组织慢性损伤，纤维化增生粘连，压迫腓浅神经。因受寒冷、潮湿刺激和长途走路摩擦，粘连肥厚处诱发产生无菌性炎症，刺激腓浅神经引起疼痛。

临床表现

症状出现缓慢。患者早期多表现小腿外侧不适，足背发麻、感觉迟钝，逐渐感觉小腿外侧乏力，踝关节不能主动外翻或外翻时痛麻。因轻微扭伤引起小腿外侧及足背疼痛，甚至跛行。

诊断

1. 外伤史、局部摩擦劳损史。

2. 踝关节外踝上约 6～10cm 处，有局限性疼痛，行走不便，有时可向足背部放散。

3. 腓浅神经深筋膜出口处及其下循行线上压痛，有条索或瘢痕组织。

4. 强力内翻患足引起症状加剧，叩击外踝上 6～10cm 处或有压痛的条索，有放射性疼痛。

5. 局部 X 线片无异常。

鉴别诊断

1. 腰椎间盘突出症：以坐骨神经疼痛、麻窜为主，多伴有腰痛，活动受限。若腰 5、骶 1 椎间盘突出日久，急性炎症吸收，突出物压迫 S_1 神经时仅有小腿外侧、足背麻木，但局部无压痛，腰椎 X 线片可见，腰 5 骶 1 间隙变窄，L_5 棘偏歪，后关节间隙不等。

2. 梨状肌慢性损伤：患者不仅有小腿外侧麻木，多以患肢疼痛或麻窜为主，臀部环跳穴处可有硬性条索（梨状肌变性）压之疼痛，并可向下沿坐骨神经循行方向放射，梨状肌牵拉试验阳性，小腿外侧局部无压痛和条索。

3. 小腿外侧肌损伤：腓骨长肌、腓骨短肌、趾长伸肌等损伤亦可引起小腿外侧酸胀麻木，踝关节活动不适，有时夜晚小腿抽搐，症状局限。压之疼痛弥漫，病变软组织整体变硬，主动收缩时，不适感加重，但多无下窜，足部无不适，腓浅神经出口处，Tinel征阴性。

治疗

患者侧卧位，患肢在上，在小腿外中、下 1/3 交界处，找准压痛点和条索物定点。刀口线与腓浅神经纤维方向一致，即与腓骨纵轴平行，针体垂直皮肤，加压刺入皮下，慢慢深探，感有阻力之筋膜阻挡时，纵行切割 5～10 刀约 0.5cm 长，纵行疏通，横行推剥以扩大针孔。有硬性结节和条索，纵行切数刀。之后，在治疗点上下，沿腓浅神经循行线上均匀选 3～5 点，刀口线与腓骨纵轴平行，垂直皮肤刺入达皮下，轻提针刀切割浅层筋膜 2～3 刀，可听到“嘣嘣”之声，横行推剥。出针后，在局部用分筋理筋手法推拨几分钟(如图 7-25)。

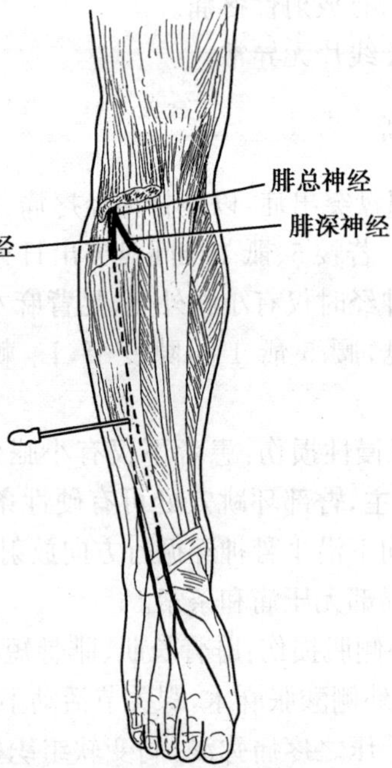

图 7-25　腓浅神经卡压针刀治疗示意图

注意事项

1. 针刀勿刺过深，损伤正常组织且难以松解卡压组织。

2. 针刀操作时，注意患者反应，随时移动针刀位置，防止损伤神经、血管。

3. 病程较长者，针刀治疗后可配合营养神经的药物局注或口服，以利神经复苏。

病案举例

易某某，58岁，男，乡村医生，无明显外伤史，农忙时下水田插秧。6年前即觉左侧小腿外侧不适，时有疼痛感，逐年加重。现左外踝上皮肤感觉减退，发凉，足背发麻，左脚背伸无力。曾局部针灸治疗，可消除疼痛，但麻木不减，服中药亦未见效。查：左侧外踝部皮肤粗糙，感觉迟钝，外踝8cm处有明显压痛点，Tinel征阳性，诊治为“腓浅神经卡压综合征”，针刀松解后第2天，凉感好转，1个月后症状完全消失。

第十五节　跗骨窦综合征

跗骨窦综合征，是指踝部内翻扭伤后，引起的以跗骨窦处出现疼痛、压痛，小腿及足部感觉异常、发抖等为主要特征的疾病。

局部解剖

跗骨窦由距骨沟和跟骨沟组成。距骨沟位于距骨下面的中、后关节面之间，由后内斜向前外侧，跟骨沟位于跟骨上面后关节面的前内方。两沟相对组成的跗骨窦，窦口位于外踝的前下方。窦内含有距跟骨间韧带、脂肪垫和距跟关节滑膜、跗骨窦滑囊。

临床表现

踝关节外侧即跗骨窦处疼痛并有明显的压痛，小腿发凉、乏力、酸胀，走路偶有跛行，长途行走劳累或受凉可使症状加重，有时跗骨窦可向足趾放射，并可伴小腿不自主地抖动。

诊断

1. 患者多有明显的踝关节内翻的扭伤史。

2. 外伤痊愈后，留下踝关节外侧隐痛不适、酸胀等，有时可有踝关节活动障碍。

3. 跗骨窦处压之有明显的痛感。

4. 跖屈和踝内翻试验跗骨窦处疼痛加重。若在跗骨内或窦口处局部注射麻醉剂，可使症状缓解。

5. X线片示踝关节正常。

治疗

针刀治疗：病人侧卧床上，患侧在上，外踝前缘及第3腓骨肌腱外缘之间凹陷处，为跗骨窦外口。针刀刀口线与跟距韧带纤维方向一致，针体垂直皮肤刺入，缓缓刺入达跗骨窦的基底骨面，纵行疏通剥离，横行铲剥，然后针刀在跗骨窦内向四周切几刀，术毕配合手法摇摆踝关节，可增加疗效。

注意事项

注意切割时手下的感觉，勿损伤正常肌腱和重要的血管。

病案举例

李某某，女，64岁，退休工人，右踝关节几年前扭伤后出现踝关节外侧隐痛不适，酸胀。走路时疼痛明显。查：右踝关节外侧跗骨窦处压痛，跖屈和踝内翻可使跗骨窦处疼痛加重。诊断为跗骨窦综合征，行针刀治疗一次后，症状减轻，7天后做第2次治疗，痊愈。

第十六节　跟腱周围炎

跟腱周围炎是指跟腱周围的脂肪组织、腱膜和跟腱下滑囊，因受到外伤或慢性劳损而引起的炎性改变，又称为跟腱炎、跟腱腱鞘炎。好发于青壮年，男性多于女性，尤以田径、体操运动员和接受军训的人员多见，是病程较长、治疗困难的运动损伤之一。

局部解剖

跟腱是小腿三头肌的延伸组织，附着于跟骨结节后面的中点，是人体最粗、最强大的肌腱，成年人长约 15cm 左右，可使足跖屈。跟腱被比较疏松的结缔组织和填充于其间隙内的较为丰富的呈泡沫状的脂肪组织所包围，形成腱围。跟腱有两个鞘，外鞘由小腿的深筋膜形成，内鞘紧贴于跟腱，其结构很似滑膜，当足跖屈时，内外鞘之间可以互相滑动。

成年时跟腱的两端血运丰富，中段的血管数虽然不少，但管径较细，因而血液供应较差。所以此段较易发生跟腱周围炎。

位于跟骨背侧上方与跟腱之间，有完整的滑膜囊及脂肪垫，跟腱止点的后部与皮肤之间亦有一较小的滑囊（如图 7-26）。

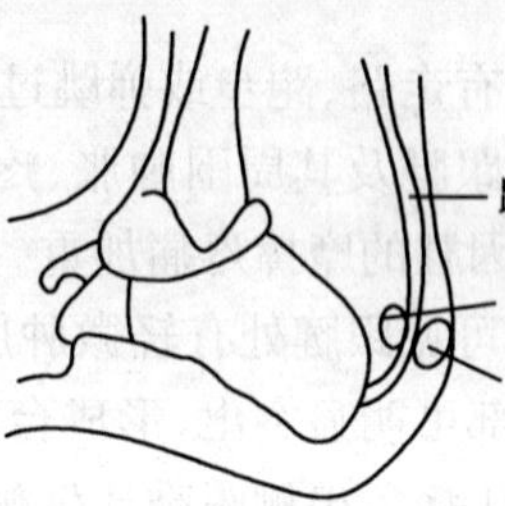

图 7-26　跟腱滑囊

病因病理

踏跳、长跑、骑自行车、负重登山等活动，小腿三头肌过多的收缩，长期大力牵拉跟腱，使跟腱及跟腱的腱围组织受到了较强的机械性刺激（牵拉和摩擦），腱围各层中的血管受损，液体溢至层间，破坏了各层之间的正常弥散功能，影响黏多糖的吸水和放水作用，致润滑力降低，摩擦力增加。血浆与蛋白积聚于各层之间还可引起粘连。此外，跟腱纤维变性，也可引起炎症反应，这类炎症蔓延开来，侵犯腱围及其他组织。

损伤早期，腱围组织充血、水肿，晚期，腱围组织增生肥厚，与腱组织紧紧粘连，跟腱本身变粗大和硬韧。血管增生、管壁肥厚并向腱内伸入。滑囊同时损伤者，可见滑囊充血、水肿、浆液性渗出、纤维性增生、粘连、滑囊壁增厚等现象。

跟腱及腱围组织的感觉神经被压迫、牵扯，可引起疼痛。

临床表现

慢性损伤的患者，最初感觉踝关节后下部酸胀、不适感或有轻微的疼痛感，活动时明显，休息后减轻，活动量小反应也小，活动量大反应也较重。随着病情的发展，症状逐渐加重，最后呈持续性跟后痛。刚开始活动时或运动后疼痛较明显，待活动开时，疼痛可明显减轻。患者不能做后蹬、跳跃动作。症状较重者，走路时全脚着地或脚跟着地，不能抬起足跟。

诊断

1. 有走路、跑步或弹跳过多的损伤史。

2. 跟腱及其周围肿胀、疼痛，上、下楼时症状明显或加重，走路时因鞋的摩擦疼痛加重。

3. 可见跟腱处有轻微肿胀（双侧对比），若有滑囊损伤，足后跟上部可明显突出，形成台阶状，触之可有波动感，跟腱两侧有明显压痛。患侧跟腱比健侧跟腱粗硬或呈梭状畸形，触摸表皮有粗糙感。

4. 足跖屈抗阻力试验阳性，足过度背伸试验阳性。

5. X线检查：有时可发现跟腱周围的变性钙化影。

鉴别诊断

1. 跟骨骨骺病：发病原因不明，多见于11～15岁的儿童。跟骨结节下方疼痛、压痛，局部肿胀不明显。X线检查，跟骨骨骺较正常变小、变窄，密度增高。

2. 闭合性跟腱断裂：多发于年轻人，有明显的外伤史，损伤时感觉跟腱部位有骤然的疼痛，有受沉重打击的感觉，之后走路时足跖屈无力，检查时可发现在跟腱止点上约 3cm 处有压痛，断裂处可摸到凹陷，足跖屈功能丧失。

治疗

急性炎症期应避免行走及足的跖屈活动，有利于渗出液的吸收。可采用局部理疗、药物外敷等治疗。

慢性期可局部封闭治疗：用 1%～2%利多卡因 2～6ml 加确炎舒松 A5～12.5mg，作腱围和滑囊部位的局封，5 天一次，3 次为一疗程。

针刀治疗

体位：俯卧位，下肢平伸，踝下放垫。

1. 跟腱腱围压痛处：刀口线与跟腱纤维平行，针体垂直皮肤刺入，刺透腱围，纵切数刀，纵行疏通剥离，然后横行剥离。有硬结的，集中捣碎。可根据压痛面积的大小，选择 2～4 个治疗部位松解。

选斜刃针刀，在跟腱两侧定点，针体与下肢矢状面呈 45°角刺入，在跟腱两侧（紧贴跟腱）纵行划割几下，出针。

2. 跟腱止点压痛明显：刀口线与跟腱纤维方向一致，针体垂直压痛处骨面，刺达骨面，纵行疏通剥离（在骨面上划 3 条短线），横行摆动针体。

3. 压痛处有波动感者多为跟腱滑囊炎：压痛点局麻后，选斜刃针刀在跟骨后上角跟腱内侧或外侧倾斜进针，达滑囊壁划割几下，使滑囊减压。

注意事项

1. 封闭时切勿将药物注入跟腱内，局封的次数也不宜过多。据报道激素可以使跟腱的弹性降低、脆性增大，使用不当容易造成跟腱变性，以致发生断裂。针刀治疗时，也应注意不在跟腱上划割，以防跟腱损伤。

2. 平时穿合适的鞋，减少对跟腱的牵拉与摩擦，治疗期勿做踝关节剧烈活动及登高运动。

病案举例

赵某，男，48岁，干部。左足跟后疼痛五年余，无明显外伤史。原为登山运动员，每天坚持晨跑。左足跟后平时酸胀不适，慢跑后舒适，若跑步时间长，跟后疼痛可加重。天气变化、上下楼梯时疼痛较明显。曾采用多种方法治疗，未愈。查：跟腱呈梭形变，压痛，局部弹性差，皮肤显粗糙，小腿三头肌抗阻力试验阳性，X线检查跟腱下段有钙化影像。诊为左跟腱周围炎。在压痛处（跟腱两侧）定两点，局麻后，针刀刺进皮肤约0.8cm，贴跟腱纵切5刀，纵行疏通剥离，横行大幅度摆动针体。然后将针刀提至皮下分别向上、向下与跟腱平行刺入2.5cm左右，出针。嘱患者穿舒适的软帮鞋，一月内勿参加剧烈活动或登山。手术5天后坚持热水泡脚。半月后复诊，手术部位组织变软，梭形肿块变小，跟后无明显不适感。查：跟骨后结节处变硬，有轻微压痛，小腿三头肌抗阻力试验弱阳性。选两点，针刀刺至跟骨后结节骨面，纵行疏通剥离，横行摆动针体，出针。半年后随访，跟后痛已愈，已经参加登山活动。

第十七节　鸡　　眼

鸡眼是临床中的常见病、多发病，好发于足底经常受压或容易摩擦的跖趾部。初起为一小环形硬结，中心有一圆形暗点，状如鸡之眼睛，故得名。多发于成人，幼儿与少年很少发生。

传统的治疗方法如外敷鸡眼膏，腐蚀性药贴等，效果不甚理想，复发率高，刺激性强。近几年多采用火针治疗，疗效明显提高，但操作起来，深浅度及圆周范围大小难以掌握，患者惧怕者多。针刀治疗鸡眼，操作简单、疗效确切，1次可根治，值得推广（图 7-27）。

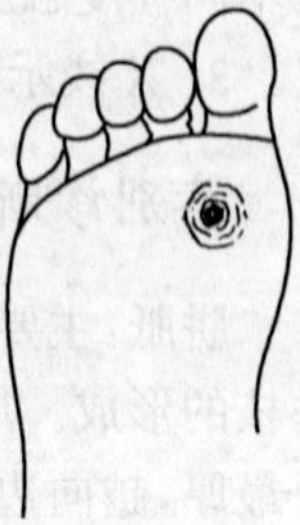

图 7-27　鸡眼外观

局部解剖

足底皮肤坚厚致密，汗腺多，移动性差，在重力支撑点的足跟、蹈趾基底及足边缘特别增厚。浅筋膜内致密的纤维束将皮肤与足底深筋膜紧密相连。足底深筋膜又分浅、深两层，容纳足底肌肉、肌腱，分离各肌的神经和血管。

病因病理

一般认为该病是由于局部长期受到挤压或摩擦而使角质增生所致。

也有人认为鸡眼是一种末梢神经炎或与病毒感染有关。

鸡眼为一淡黄色圆锥形角质栓，尖端楔入皮内，境界明显，表皮下有数根丝刺向皮内生长，尖端压迫真皮内末梢神经，疼痛剧烈。

临床表现

常发生在足部受压或摩擦处，数目不定，一般 1～2 个。起病初期，脚底生一环形硬结，患者有脚垫肥厚感，慢慢开始疼痛。几周后疼痛剧烈，行走、站立困难，穿软质、肥大的鞋行走，症状可减轻。

诊断

1. 经常穿高跟皮鞋，窄小硬底鞋。

2. 脚底生成扁平的角质突起，界限清楚，大小在 0.5～

1. 0cm之间，削去表面角质层，可见中心核，外周有黄色透明环，有不同程度触压痛，触之坚硬如钉。

3. X线示无异常。

鉴别诊断

胼胝：主要是片状的角化过度，颗粒层增厚，但没有角质中心核的形成。局部为黄白色半透明的角质斑块，质厚韧，中央部分最厚，越向边缘越薄，因此边缘常不明显。

治疗

患部碘酒棉球消毒皮肤，75％乙醇球脱碘两次，铺无菌小洞巾。

麻醉，一次性5ml注射器，从鸡眼硬结旁刺入，由浅入深，缓缓注入1％利多卡因注射液1～2ml。

操作

1. 取鸡眼中央凹陷处为进针刀点，针刀刀口线与脚底纵轴平行，即与足底血管、神经运行方向一致。针刀垂直于皮肤刺入，手下感由坚硬而空虚为止，稍提针刀约3～5mm捣刺数下，破坏基底部组织。纵行疏通剥离，横行摆动，出针，创可贴保护针孔。

2. 选鸡眼硬结旁为进针点，刀口线方向与脚底纵轴平行，针体与皮肤平面约呈60°斜角刺入皮肤，在鸡眼中央基底部，手下有坚硬之阻挡感，纵行切割，在同一平面上，针下无阻挡感为止（手下由紧硬而松动），要求切断角质栓后出针，创可贴保护针孔。

上述针刀操作方法可任选一种使用，一般术后疼痛即消，皮肤硬结及角质栓软化萎缩，5～10天后，逐渐脱落而愈，不留瘢痕。

注意事项

1. 术后宜穿质软、肥大的布鞋。
2. 术后 3 天内针孔不能接触水以防感染。

病案举例

赵某某，男，42 岁，工人，1994 年 6 月来诊。

右足掌外侧缘长一硬物已两年余。快步行走时摩痛，不能持重站立。曾使用激光照射、贴鸡眼膏、中药外洗等方法治疗，疗效欠佳。曾被要求手术切除，患者拒绝。常用温水泡脚后，用小刀削去其上角质层，似觉舒服。查：右足底外缘有一圆形黄色增生物，高出皮肤，中央凹陷，触之坚硬、压之疼痛，诊为鸡眼。针刀治疗 1 次而愈。

第八章　针刀治疗中的意外情况及处理

第一节　针刀意外损伤的原因分析

针刀应用于临床治疗已30余年，取得了辉煌的成就，同时也出现了不应该出现的失误，造成了许多患者机体的意外损伤。在这方面的临床报道虽然不多，但在实际临床工作中，却时有发生，严重影响针刀的社会形象和针刀的推广与发展。在一些地区甚至造成了患者对针刀治疗的恐惧心理，这不能不引起我们从事针刀医教研工作的同仁们的高度重视。分析事故，预防损伤，使"针刀"沿着健康的方向发展，是我们应尽的责任和义务。下面就针刀意外的原因做些分析。

引起针刀意外损伤的原因是多方面的，它包括针刀治病过程中的每一个环节，如果处理不当，都可以发生危险。但从临床实际出发，分析、归纳针刀意外损伤的原因不外乎是治疗部位的复杂性和危险性，操作者及患者等三方面的因素。

一、治疗部位的复杂性和危险性

针刀治疗的部位遍布全身上下、浅至皮肤，深至骨面，而且病变部位又往往在较大的神经、血管及主要脏器周围，如神经卡压症的治疗，要刺达卡压处，紧贴神经、血管进行松解；寰枕筋膜挛缩症的治疗，针刀要刺达枕骨大孔后缘与脑脊髓只在毫厘间；背部病灶的治疗针刀常深刺至肋骨，在肋骨骨面或胸椎横突骨面进行松解，与胸腔距离很近等等……所以临床中很多疾病的病灶就处于人体的重要部位，针刀又带刃，用针刀治疗时就有可能发生刺伤其周围重要组织或器官的危险性，甚至可能出现并发症，我们要提高诊治水平，避免这些意外损伤的发生。

二、操作范围

（一）业务水平低、责任心不强

1. 当今学习针刀疗法的学员很多都是基层临床医生，业务水平较低，即使一些临床经验丰富的高级医师，也多是从事其他学科如针灸、推拿、外科、骨科医师，对针刀损伤的严重性认识不够，对解剖没有下足够的功夫，在头脑中不能建立起立体的、动态的、精细的解剖概念。针刀操作时，心中无数，不能有意识地避免损伤也是引起意外的重要因素。

2. 操作者责任心不强，临床操作时注意力不集中或心中考虑其他问题，或与旁人说笑言谈，甚至有人自恃水平较高，对针刀操作规范不重视，酒后操作，则往往出现差错，造成不必要的副损伤。另外，术者过度疲劳时做针刀治疗，亦是临床出现差错的重要因素之一。

（二）针具选择不当

针具锈蚀，针体有裂纹，弹性减弱，脆性增强，针柄松动，针刀刀口卷刃有毛刺等，如果不注意剔除而继续使用，则很容易引起弯针、断针，甚至内脏损伤的事故。曾有一段时期全国范围内出现大量断针事故的发生，其原因即是针刀厂生产的针刀不合格，容易锈蚀、断裂。在重要脏器部位，如颈椎、胸背部进行针刀治疗，一般选Ⅰ型4号针刀即可，若选用不合手的较长的针刀，治疗时亦容易出现意外。

（三）消毒不严

针具、治疗部位皮肤、手术消毒不严或操作时不严格按照无菌操作规程进行，或术后针孔未得到很好的保护，如过早接触污物、脏水等，都有可能使病原微生物从针孔进入体内繁殖，引起感染而造成损伤。另外，治疗部位皮肤有感染灶或治疗部位有深部脓肿等，术后引起感染扩散。如有医生在脚上治疗鸡眼时虽然进行了常规皮肤消毒，但没有考虑患者患有严重的脚气，即有真菌感染，术后患者创面不愈合形成溃疡。针刀操作，针刺部位较深而且要进行切割、松解等治疗，必然有一定的创伤面，绝不可消毒不严。

（四）针刺角度、深度错误

体表定位与病灶的关系并不是垂直的对应关系。针刀治病的要点是要针达病灶进行治疗，没有固定的角度和深度，且每个人的情况也不相同。如果机械地操作，很容易在不该治疗的部位进行松解，造成正常组织解剖完整性被破坏，特别是造成重要组织器官的损伤，如脑、脊髓、神经、血管等。现在针刀治疗越来越多地介入了穴位松解，这本不是坏事，但把针刀当做针灸针在穴位上“提插”操作的方式则是不可取的。因为很多穴位与神经、血管，重要脏器的距离是很近的，针灸治疗尚有危险，而用针刀治疗时，没有明确的解剖关系概念，比如针刺的方向、深度、刀口线的方向，针刀达到什么解剖组织，而只知道在某穴位刺入，有硬结即切割松解，实在是很危险的一种倾向。如风池穴，针灸刺该穴，其针刺方向是刺向鼻尖且深度不超过1.5寸。而针刀在风池穴处刺入进行治疗，针体方向是指向枕骨下项线骨面，是松解骨面上附着的软组织病变，所以，针刀治疗点虽在风池穴，而其治疗的部位则与针灸针刺达的部位有天壤之别，严格地说针刀在此处的治疗，绝不是对风池穴的松解！这是术者必须应该清楚的。如果在穴位上刺激，最好使用纵横剥动的手法。

（五）针刀操作不慎，配合注射的药物不当

1. 对病症的认识不够，治疗时指导思想有误，导致操作不当是常见原因。如针刀治疗狭窄性腱鞘炎、跟腱周围炎，治疗的重点是狭窄的腱鞘或跟腱的腱围，而很多医生在实际操作中，切割松解的则是肌腱和跟腱从而造成损伤。有人配合封闭时，也不是将药液注入腱鞘或腱围，而是加压注射到肌腱或跟腱上，导致肌腱玻璃样变。此种情况下，针刀操作有误则是最易造成肌腱断裂的。用针刀治疗强直性脊柱炎引起的颈项强直，只要松解颈项部僵硬的中、浅层软组织，即可有效地改善患者颈椎的活动度，而术者却要把黄韧带切开松解，因韧带钙化，切割吃力，加之用力不当使针刀刺入椎管而造成高位截瘫。这样的失误，除了具体操作的技术等原因之外，对疾病的认识和针刀治疗的指导思想有关，即用西医的局部治疗观，而未用中医的整体观念来指导临床，在此病例中，只强调了针刀的切割作用而忽略了针刀的刺激作用可激发人体潜能，提高免疫力和修复能力所致。

2. 在配合药物治疗时，由于药物选择不当，刺激性过强或浓度过大，常导致软组织损伤，引起肌肉痉挛畸形。若针尖刺入神经干或血管，并把药物注入神经干或血管中，常引起周围神经干损伤或血栓闭塞性脉管炎等。

3. 配合手法时，操作不当，没有掌握好手法的操作方法，强行粗暴地进行，加上患者紧张或骨质疏松等情况，导致骨折发生，临床中此类现象不少见。如治疗强直性脊柱炎引起的驼背，针刀治疗后，手法矫形，术者贪功心切，强力手法操作，造成胸椎骨折，形成截瘫；治疗髋关节骨性关节炎引起的髋关节强直时，针刀松解后，手法粗暴，造成股骨颈断裂；治疗膝关节强直时，针刀松解后，不顾患者因活动减少已有骨质疏松，强行用屈膝手法操作，造成股骨外髁骨折等。

三、患者因素

要完成一项医疗工作，在某些方面是需要病者配合的，针刀治疗更是如此。

（一）情绪和功能状态不良

主要是指病人紧张、恐惧和情绪激动、饥饿、醉酒、疲劳、体虚、体质过敏等,在此不良状态下进行针刀治疗,容易引起机体损伤。如初次接受针刀治疗的病人,因为不知道针刀为何物?如何治疗不清楚,常有一种恐惧心理,患者多情绪紧张,此时治疗较易出现晕针等反应性损伤;当机体处于饥饿、疲劳、体虚等虚弱状态时,若针刀操作粗暴、治疗部位过多、刺激强度过大等原因,则可导致晕厥;有过敏体质的人,又很容易在针刀治疗过程中或治疗后出现不良反应。

(二) 脏器病理状态

有血液病或凝血机制障碍的病人,为了能得到治疗,不告诉医生自己的病史,术者也没有特别留意,针刀治疗时,若刺伤血管,则可出现血流不止的现象。妇女在月经期,在腰骶臀等能使子宫剧烈收缩的敏感部位,不宜针刀松解治疗,否则可导致阴道大出血。

(三) 病人配合失误

病人在针刀治疗过程中,突然改变体位或生理节律(主要指呼吸)骤变,或出现剧咳,打喷嚏等突出性动作,常可导致针具改变位置,引起机体损伤。

损伤是可以避免的,意外也是可以预防的,只要树立正确的治疗理念,把每次治疗都视为第一次,严肃认真,与患者积极沟通,医患相互配合,让所有可能的意外都在我们的意料之中。

第二节 晕 针

晕针是指在针刀治疗过程中或治疗后半小时左右,病人出现头昏、心慌、恶心、肢冷汗出、意识淡漠等症状的现象。西医学认为晕针多为“晕厥”现象,是由于针刀的强烈刺激使迷走神经兴奋,导致周围血管扩张、心率减慢、血压下降,从而引起脑部短暂的(或称一过性)供血不足而出现的脑缺血反应。

晕针本身不会给机体带来器质性损害,如果在晕针出现早期(病人反应迟钝,表情呆滞或头晕、恶心、心慌等)及时采取应对措施,一般可避免发生严重晕针现象。

有人统计,在接受针刀治疗病人中,晕针的发生率约为1%～3%,男女之比约为1∶1.9。

发生原因

1. 体质因素:有些病人属于过敏性体质,血管、神经功能不稳定,多有晕厥史或肌内注射后的类似晕针史,采用针刀治疗时很容易出现晕针现象。

在饥饿、过度疲劳、大汗、泄泻、大出血后,病人正气明显不足,此时接受针刀治疗亦容易导致晕针。

2. 精神因素:恐惧、精神过于紧张是不可忽视的原因。特别是对针刀不了解,怕针的患者。对针刀治疗过程中出现的正常针感(酸、胀、痛)和发出的响声,如针刀在骨面剥离的“嚓嚓”声,切割硬结的“咯吱”、“咯吱”声,切割筋膜的“嘣嘣”声等使病人情绪紧张加剧。

3. 体位因素:正坐位、俯坐位、仰靠坐位、颈椎牵引状态下坐位针刀治疗时,晕针发生率较高,卧位治疗时晕针发生率低。

4. 刺激部位:在肩背部、四肢末端部位治疗时,针刀剥离刺激量大,针感强,易出现晕针。一女患者背痛,俯卧位接受治疗,在三处压痛部位松解,松解过程中即诉恶心不适,坚持治完。患者当即大量呕吐,半个小时后才慢慢缓解。

5. 环境因素:严冬酷暑,天气变化、气压明显降低时,针刀治疗易致晕针。曾有一女性患者,腰三横突综合征,俯卧位接受针刀治疗,术中针感强烈。起针后,患者表情痛苦、乏力,劝其休息,稍坐了 5 分钟,坚持回家。当时正值夏季午后,骄阳似火,走出 1km 路(约 10 多分钟)突然摔倒在马路上,即为术后晕针。

临床表现

1. 轻度晕针：轻微头痛、头晕、上腹及全身不适、胸闷、泛恶、精神倦怠、打呵欠、站起时有些摇晃或有短暂意识丧失。

2. 重度晕针：突然昏厥或摔倒、面色苍白、大汗淋漓、四肢厥冷、口唇乌紫、双目上视、大小便失禁、脉细微。

3. 通过正确处理，患者精神渐渐恢复，可觉周身乏力，甚至有虚脱感，头部不适，反应迟钝，口干，轻微恶心。

处理方法

1. 立即停止治疗，将未起的针刀一并迅速拔出，创可贴保护针孔。

2. 扶患者去枕平卧，抬高双下肢，松开衣带，盖上薄被，打开门窗。

3. 症轻者静卧片刻，或给予温开水送服即可恢复。

4. 症重者，在上述处理的基础上，点按或针刺人中、合谷、内关穴。必要时，温灸关元、气海，一般2～3分钟即可恢复。

5. 如果上述处理仍不能使患者苏醒，可考虑吸氧或做人工呼吸、静脉推注50%葡萄糖10ml或采取其他急救措施。

预防

1. 初次接受针刀治疗的患者要先行做好解释工作，打消其思想顾虑。

2. 选择舒适持久的体位，一般都可采取卧位治疗。

3. 治疗前应询问病史、过去史，对有晕针史的患者及心脏病、高血压病患者，治疗时应格外注意。

4. 选择治疗点要精、少，操作手法要稳、准、轻、巧。

5. 患者在大饥、大饱、大醉、大渴、疲劳、过度紧张、大病初愈或天气恶劣时，暂不做针刀治疗为宜。

6. 对个别痛觉敏感部位，如手、足部、膝关节部或操作起来较复杂、较费时间的部位，可根据情况用0.5%～1%利多卡因局麻。必要时也可配合全麻、硬膜外麻醉等。

7. 对体质较弱、术中反应强烈、术后又感疲乏者，应让患者在候诊室休息15～30分钟，待恢复正常后再行离开，以防患者在外面突然晕倒而发生危险。

第三节　断　　针

在针刀手术操作过程中，针刀突然折断没入皮下或深部组织里，是较常见的针刀意外之一。

发生原因

1. 针具质量不好，韧性较差。

2. 针刀反复多次使用，在应力集中处也易发生疲劳性断裂。针刀操作中借用杠杆原理，以中指或环指做支点，手指接触针刀处是针体受剪力最大的部位，也是用力过猛容易造成弯针的部位，所以也是断针易发的部位，而此处多露在皮肤之外。

3. 长期使用消毒液造成针身有腐蚀锈损，或因长期放置而发生氧化反应，致使针体生锈，或术后不及时清洁刀具，针体上附有血迹而发生锈蚀，操作前又疏于检查。

4. 病人精神过于紧张，肌肉强烈收缩，或针刀松解时针感过于强烈，病人不能耐受而突然大幅度改变体位。

5. 发生滞针：针刀插入骨间隙，刺入较硬较大的变性软组织中，治疗部位肌肉紧张痉挛时，仍强行大幅度摆动针体或猛拔强抽。

临床现象

针体折断，残端留在患者体内，或部分针体露在皮肤外面，或全部残端陷没在皮肤、肌肉之内。

处理方法

1. 术者一定要保持冷静,切勿惊慌失措。嘱患者不要紧张,切勿乱动或暂时不要告诉患者针断体内。尽量保持原来体位,以免使针体残端向肌肉深层陷入。

2. 若断端尚留在皮肤之外一部位,应迅速(要手疾眼快)用手指捏紧慢慢拔出。有人看到了皮肤外面的断端,忙去寻找镊子并告诉患者针刀断进去了,千万别动！待手持镊子回来时,已不见针刀残端。

3. 若残端与皮肤相平或稍低,但仍能看到残端时,可用左手拇、示指下压针孔两侧皮肤,使断端突出皮外,用手指或镊子夹持断端拔出体外。

4. 针刀断端完全没入皮肤下面,若断端下面是坚硬的骨面,可从针孔两侧用力下压,借骨面做底将断端顶出皮肤。或断端下面是软组织,可用手指将该部捏住将断端向上托出。

5. 若针刀断在腰部,因肌肉较丰厚,深部又是肾脏,加压易造成断端移位而损伤内脏。若能确定断针位置,应迅速用左手绷紧皮肤,用2%利多卡因在断端体表投影点注射0.5cm左右大小的皮丘及深部局麻。手术刀切开0.5cm小口,用刀尖轻拨断端,断针多可自切口露出。若断针依然不外露可用小镊子探入皮肤内夹出。

6. 若断针部分很短,埋入人体深部,在体表无法触及和感知,必须采用外科手术探查取出。手术宜就地进行,不宜搬动移位,必要时,可借助X线照射定位。

预防

1. 术前要认真检查针具,有无锈蚀、裂纹,左手垫小纱布捋一下针体,并捏住针体摆动一下试验其钢性和韧性。不合格的针刀坚决不用。

2. 针前应嘱患者，针刀操作时绝不可随意改变体位，尽量采取舒适耐久的姿势。

3. 针刀刺入深部或骨关节内治疗应避免用力过猛，操作时阻力过大时，绝不可强力摆动。滞针、弯针时，也不可强行拔针。

4. 医者应熟练手法，常练手劲儿，掌握用针技巧，做到操作手法稳、准、轻、巧。

5. 术后应立即仔细清洁针刀，洗去血污等，除去不合格针刀，一般情况下针刀使用两年应报废。

第四节　周围神经损伤

临床中治疗时，针刀多在神经、血管周围进行操作，如对各种神经卡压综合征的治疗。但因在针刀技术培训时，已经特别强调针刀治疗的基础是精细、立体、动态的解剖知识，针刀临床大夫对神经的分布、走向等情况一般都掌握较好，所以针刀损伤周围神经的案例并不很多。只有少数因针刀操作不规范，术后手法过于粗暴而出现神经损伤的，大多数也只引起强烈的刺激反应，遗留后遗症者极少。

发生原因

1. 解剖知识不全面，立体概念差，没有充分考虑人体生理变异。

2. 手术部位采用局麻，特别是在肌肉丰厚处，如在腰、臀部治疗时针刀刺中神经干，患者没有避让反应或避让反应不明显而被忽视。

3. 盲目追求快针，强刺激，采用重手法操作而致损伤。

4. 针刀术后，用手法矫形时过于粗暴，夹板固定太紧、时间太久。尤其是在全麻或腰麻情况下，针刀、手法操作易造成损伤，如关节强直的矫形。

临床表现

1. 在针刀进针及松解过程中，突然有触电感或出现沿外周神经向末梢或逆行向上放散的一种麻木感。若有损伤，多在术后 1 天左右出现异常反应。

2. 轻者可无其他症状，较重者可同时伴有该神经支配区内的麻木、疼痛、温度觉改变或功能障碍。

根据损伤的神经干不同，其临床表现也各有特点：

1. 正中神经损伤：桡侧三个半手指掌侧及背侧 1～2 节皮肤感觉障碍；前臂屈肌无力，桡侧三指不能屈曲，拇指对掌功能障碍，日久可出现大鱼际萎缩，握拳无力，拇指与小指不能对捏(如图 8-1)。

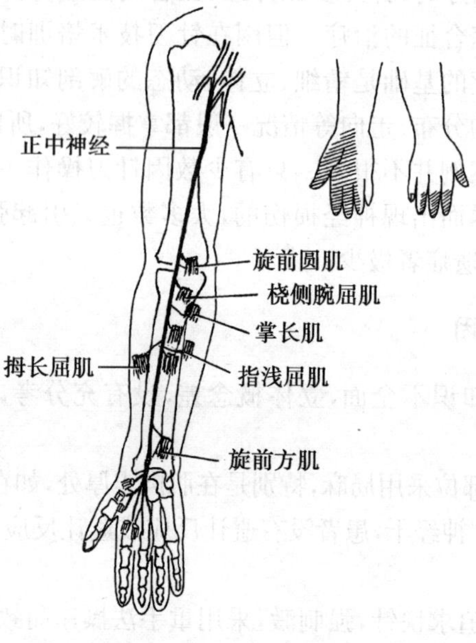

图 8-1　正中神经及其支配肌肉和皮肤感觉区

2. 桡神经损伤：第 1、2 掌骨背侧皮肤感觉减退或消失；桡神经支配区域肌肉无力，伸腕肌、伸指肌麻痹而致腕下垂，日久而出现前臂背侧肌肉萎缩；如果在桡神经沟以上损伤，则可使肱三头肌麻痹，出现主动伸直肘关节障碍（图 8-2-1，8-2-2）。

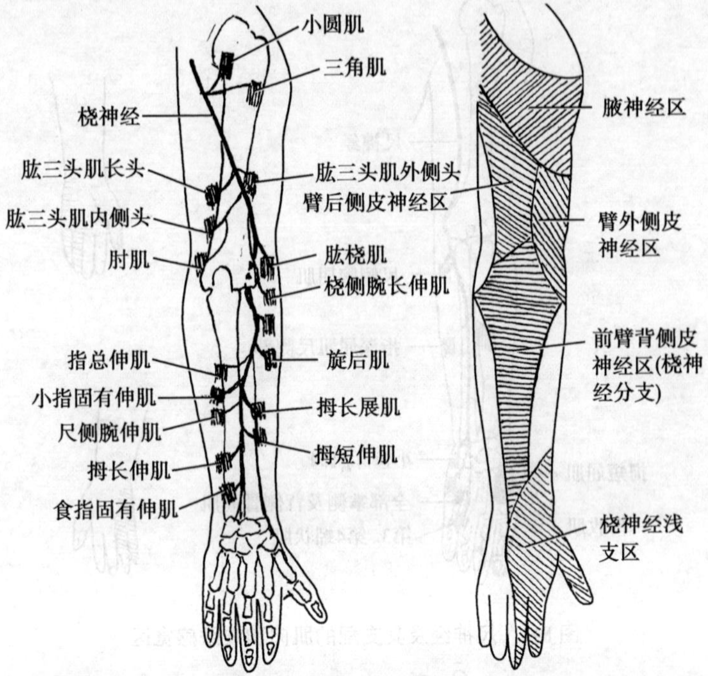

图 8-2-1　桡神经及其支配的肌肉和皮肤感觉区

双手举起，手掌向前，四指并拢伸直，拇指自然伸开，两手掌相比观察可见，患侧拇指处于内收位，不能主动外展和背伸。认真检查，握拳试验，合掌分掌试验阳性。

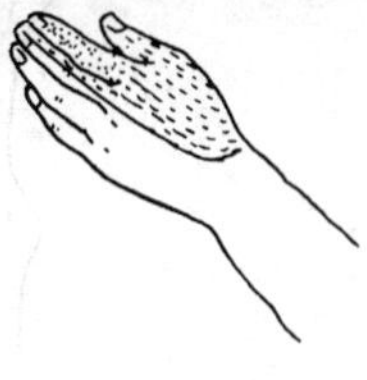

图 8-2-2　桡神经损伤手部皮肤感觉障碍

3. 尺神经损伤：小指、环指指间关节屈曲，掌指关节伸直，形成“爪状”畸形，拇指不能内收，其余四指不能外展，骨间肌无力,小鱼际萎缩,手部尺侧,尺侧一个半手指感觉障碍。拇指尖和示指尖不能相触成"O"形,握拳试验,夹指试验阳性(图 8-3,8-4)。

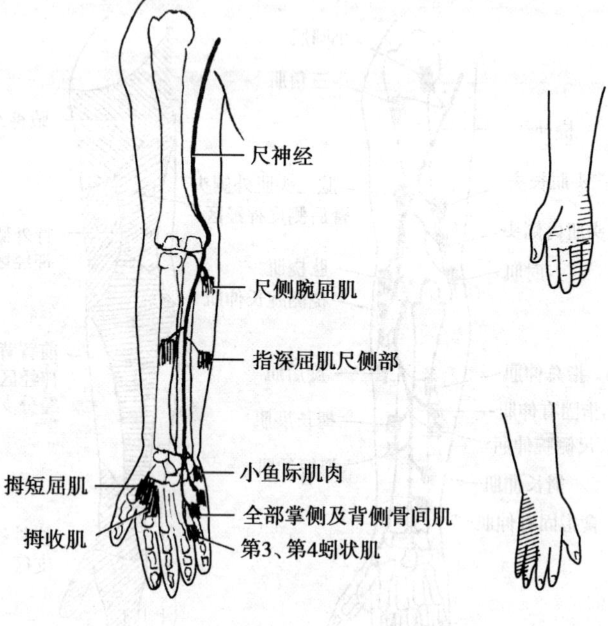

图 8-3 尺神经及其支配的肌肉和皮肤感觉区

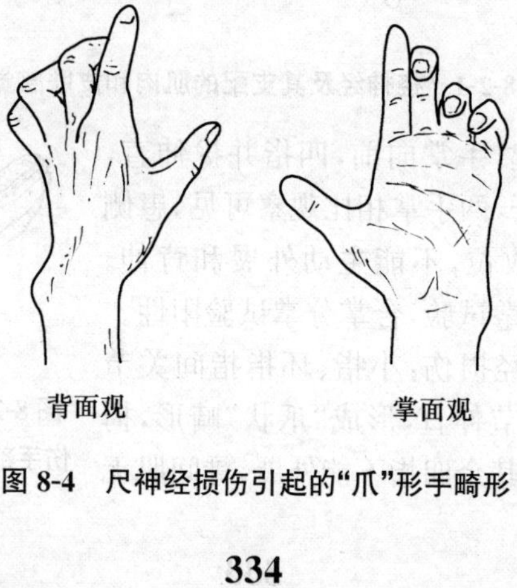

图 8-4 尺神经损伤引起的"爪"形手畸形

4. 坐骨神经损伤：腘绳肌无力而使主动屈曲膝关节困难，小腿外侧，足部皮肤疼痛或感觉障碍，肌肉麻痹，出现垂足畸形；踇趾、踝关节屈伸活动障碍。

5. 腓总神经损伤：足不能主动背屈及外翻，自然状态表现为足下垂，行走困难，行走时需高抬脚，落下时足尖下垂先着地，足跟后着地，否则容易跌跤；小腿前外侧、足背部皮肤感觉障碍。(图 8-5,8-6)。

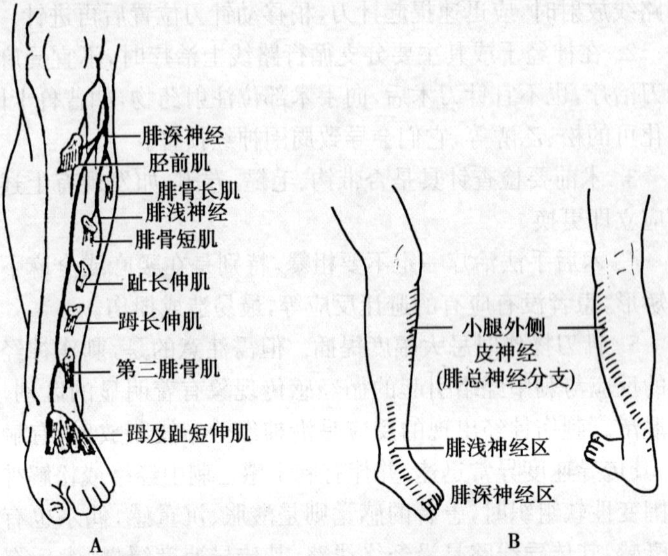

图 8-5　腓总神经及其支配的肌肉和皮肤感觉区

处理方法

1. 出现神经刺激损伤现象，应立即停止针刀操作。若患者疼痛、麻木明显，可局部先行以麻药、类固醇类药、维生素 B 族药等配伍封闭。

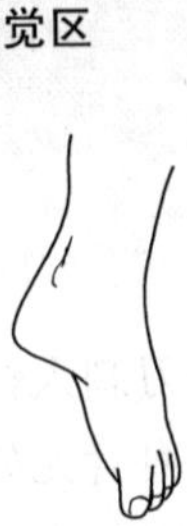

图 8-6　足下垂畸形

2. 24 小时后，给予热敷、理疗、口服中药，按照神经分布区行针灸治疗。

3. 局部轻揉按摩，在医生指导下加强功能锻炼。

预防

1. 严格按照四步进针规程操作。病变部位较深在者，治疗时宜摸索进针，若刺中条索状坚韧组织，患者有触电感沿神经分布路线放射时，应迅速提起针刀，稍移动针刀位置后再进针。

2. 在神经干或其主要分支循行路线上治疗时，不宜局麻后针刀治疗，也不宜针刀术后，向手术部位注射药物，如普鲁卡因、氢化可的松、乙醇等，它们会导致周围神经损害。

3. 术前要检查针具是否带钩、毛糙、卷刃，如发现有上述情况应立即更换。

4. 术后手法治疗一定不要粗暴，特别是在腰麻或全麻下手法矫形，患者没有应有的避让反应等，最易造成损伤。

5. 针刀操作时忌大幅度提插。但需注意的是，刺伤神经出现的反应与刺中经络引起的循经感传现象有着明显的区别，不可混淆。刺伤神经出现的反应是沿神经分布线路放射，有触电感，其传导速度异常迅速，并伴有麻木感。刺中经络或松解神经周围变性软组织时，患者的感觉则是酸胀、沉重感，偶尔也有麻酥酥感，其传导线路是沿经络线路，其传导速度缓慢，术后有舒适感。

第五节　出　　血

针刀刺入体内寻找病变部位，切割、剥离病变组织，而细小的毛细血管无处不在，出血是不可避免的。但刺破大血管或较大血管引起大出血或造成深部血肿的现象在基层临床中屡见不鲜，不能不引起临床工作者的高度重视。

发生原因

1. 对施术部位血管分布情况了解不够，或对血管分布情况的个体差异估计不足而盲目下刀。

2. 在血管比较丰富的地方施术不按四步进针规程操作，也不问患者感受，强行操作，一味追求快。

3. 血管本身病变，如动脉硬化使血管壁弹性下降，壁内因附着粥样硬化物而致肌层受到破坏，管壁变脆，当受到意外突然的刺激容易破裂。

4. 血液本身病变，如有些患者血小板减少，出凝血时间延长，血管破裂后，出血不宜停止。凝血功能障碍（如缺少凝血因子）的患者，一旦出血，常规止血方法难以遏制。

5. 某些肌肉丰厚处，深部血管刺破后不易发现，针刀术后又行手法治疗或在针孔处再行拔罐，造成血肿或较大量出血。

临床表现

1. 表浅血管：针刀起出，针孔迅速涌出色泽鲜红的血液，多是因刺中浅部较小动脉血管。若是刺中浅部小静脉血管，针孔溢出的血多是紫红色且发黑、发黯。有的血液不流出针孔而瘀积在皮下形成青色瘀斑，或局部肿胀，活动时疼痛。

2. 肌层血管：针刀治疗刺伤四肢深层的血管后多造成血肿。损伤较严重，血管较大者，则出血量也会较大，使血肿非常明显，致局部神经、组织受压而引起症状，可表现局部疼痛、麻木，活动受限。

3. 胸腹部血管：如刺破胸腹部血管，血液可流入胸腹腔，引起胸闷、咳嗽、腹痛等，失血过多可引起休克。

4. 椎管内出血：针刀松解黄韧带时，如果用力过猛或刺入过深可刺破椎管内动脉，易在椎管内形成血肿压迫脊髓。因压迫部位不同而表现不同的脊髓节段压迫症状，严重者可致截瘫。

若在颈椎上段损伤，可影响脑干血供，而出现生命危险。

处理方法

1. 表浅血管出血：用消毒干棉球压迫止血。手足、头面、后枕部等小血管丰富处，针刀松解后，无论出血与否，都应常规按压针孔1分钟。若少量出血导致皮下青紫瘀斑者，可不必特殊处理，一般可自行消退。

2. 较深部位血肿：局部肿胀疼痛明显或仍继续加重，可先做局部冷敷止血或肌注止血敏。24小时后，局部热敷、理疗、按摩、外擦活血化瘀药物等以加速瘀血的消退和吸收。

3. 有重要脏器的部位出血：椎管内、胸腹腔内出血较多或不易止血者，需立即进行外科手术。若出现休克，则先做抗休克治疗，若出现急腹症则对症处理。

预防

1. 熟练掌握治疗局部之精细、立体的解剖知识，弄清周围血管运行的确切位置及体表投影。

2. 严格按照四步进针规程操作，施术过程密切观察患者反应。认真体会针下感觉，若针下有弹性阻力感，患者有身体抖动，避让反应，并诉针下刺痛，应将针刀稍提起略改变一下进针方向再行刺入。

3. 术前应耐心询问病情，了解患者出凝血情况。若是女性，应询问是否在月经期，平素月经量是否较多。有无血小板减少症、血友病等，必要时，先做出凝血时间检验。

4. 术中操作切忌粗暴，应中病则止。若手术部位在骨面，松解时针刀刀刃应避免离开骨面，更不可大幅度提插。值得说明的是针刀松解部位少量的渗血是有利于病变组织修复的，它既可以营养被松解的病变组织，又可以调节治疗部位生理化学的平衡，同时又可改善局部血液循环状态等，是有百利而无一害的。

附:病例报道

针刀术后大出血一例

河南省许昌军分区干休所门诊部(461000)董国才

笔者自开展针刀疗法以来,发生 1 例术后大量出血不止的病例。教训深刻,终生难忘,报告如下:

病例报告

贾某某,男,19 岁,3 年前在短跑比赛中突然左腹股沟部剧痛伴有撕裂样感觉,当即不能活动,治疗 3 个月肿痛消失,但遗留左大腿不能伸直,腰前凸畸形来诊。检查:发育不正常,左膝关节轻度肿胀,髋屈曲挛缩畸形,膝关节不能主动伸直,被动伸膝时腰代偿性前凸增大,左股前正中可触及 2.8cm×2.5cm 质硬如石的条索,上端起自髂前下棘,下至髌骨上缘,横向可轻微推动。诊断:股直肌挛缩(外伤出血机化所致),治疗计划:分次针刀松解,切断挛缩带之部分肌纤维,配合手法治疗。

治疗经过

常规消毒准备,针刀在髂前下棘和挛缩带上端横行切割,中段和下段各选两点纵行疏剥,出针后压迫针孔片刻,乙醇棉球胶布固定,然后固定骨盆下压股骨下端,并弹压数次,术后病人无不适,自行步入病房。

术后 12 小时,病人自觉腿胀痛逐渐加重。检查见大腿轻度弥漫性肿胀,以前侧外侧为重,触诊质硬压痛,无波动感,皮肤感觉无异常,皮温不高,血压 123/73mmHg,T 36.2℃,血常规:红细胞 4.6×10^{12}/L,白细胞 6.2×10^{9}/L,血小板 180×10^{9}/L,Hb13.6g 诊为术后内出血,立即静点抗血纤溶芳酸 0.2g,止血敏 0.5g，青霉素 800 万 U。观察 24 小时仍无减轻，病人主诉患肢胀痛难忍，检查患肢高度肿胀，指压坚硬如石，以股四头肌、股内收肌群为主，髂嵴部及整个股部大片状皮肤青紫，在肿胀最明显处穿刺未抽出不凝血，膝关节腔内抽出红色黏稠性液体 30ml。立即快速静点甘露醇 250ml，每 8 小时 1 次，防止挤压综合征发生，抗炎止血同前。

第 3 天病人头晕乏力，面色苍白，全身多处皮肤青紫斑，输液及采血针孔处有片状紫斑，T 38.9℃，血压 90/60mmHg，P 116 次/分，血常规：红细胞 1.3×10^{12}/L，白细胞 4.5×10^{9}/L，血小板 115×10^{9}/L，出血时间 2 分，凝血时间 8 分以上。立即输入新鲜全血 400ml，以后每日输入 200ml。5 天后，一般情况好转，肢体肿胀减轻，体温恢复正常，10 天后肢体肿胀基本缓解，贫血逐渐纠正。

教训

本例患者针刀术后肢体大量出血，检查无波动性血肿，穿刺未抽出不凝血，非大血管损伤引起的局部性血肿，属组织间广泛渗血引起患肢高度弥漫性肿胀疼痛。并引发全身多处皮肤出血，以致引起失血性贫血，并出现早期休克症象，经多次补充新鲜血才得以好转。再次追问病史才得知病人从幼年期就反复多次鼻衄难止，轻微外伤后即有片状瘀血斑，膝关节曾多次积液(血)。家族中其舅舅有同样病史，并在 12 岁时病亡。病人之外甥今年 3 岁也有同样易出血史。结合病史，家族史及实验室检查，诊断为“血友病”。因凝血功能障碍，在针刀手术创伤后造成大量出血不止，后请血液病专家会诊，确诊为血友病甲。

朱汉章教授在《小针刀疗法》中明确将血友病列为针刀疗法的禁忌证，可惜虽看过几遍并没在头脑中引起足够的重视，诊疗中忽视了对病史、家族史的详细了解，对轻微外伤后出现严重的出血机化挛缩缺乏冷静的思考和认真地分析，仅满足于对适应证的选择，而忽略对禁忌证的排除，以致出现疏漏，给病人造成了不应有的痛苦和损失。我们在应用手中这把刀时必须慎之又慎，不允许存在侥幸心理，不允许有丝毫的麻痹大意，否则将后患无穷。

针刀损伤臀上血管大出血教训

江苏省启东市汇龙镇医院(226200)黄建新

1997 年 2 月 17 日，汤某，男，46 岁，作梨状肌松解术。选择进针点为股骨大粗隆与髂后上棘连线内中 1/3 交界处，按朱氏针刀四步进针法刺入约 11cm 左右，垂直提插并纵横 30℃摇摆针刀柄 2～3 次出针。患者术毕平卧 2 小时后，发现右臀部肿胀痛，逐渐加剧，并向四周扩张，10 小时后，右大腿全部饱满，皮肤紧张感、面色苍白、胸闷感、心率加速、血压 90/50mmHg。24 小时骶部及会阴部坠胀感。右下肢不能屈曲，测定血色素为 6.6g/L，血压 70/50mmHg。诊断针刀损伤臀上血管、活动性出血、广泛失血性贫血。病情刻不容缓，在硬膜外麻醉下行右臀大肌切开引流消除血肿，取出凝血块及鲜血约 150ml，并见臀上动脉搏动性出血，给予凡士林纱布块及干纱布块填塞压迫止血，输血 800ml，72 小时逐渐分批取出纱布块，伤口始终盖以甲硝唑注射液灭菌纱布块，严防医源性感染。每隔 2 天更换灭菌敷料 1 次，2 周后创口内无明显陈旧性渗血，二期缝合创口痊愈出院。

第六节　术后感染

针刀治疗应该在相对无菌环境下进行，针具应严格消毒，并要求无菌操作。某一个环节出现问题，均可使细菌或其他微生物借助针体进入皮肤、黏膜、肌肉、蜂窝组织、关节腔而引起感染，发生炎症，以致化脓、腐溃。术后感染是完全可以避免的，也是临床医生不应该发生的事情，但从现有临床失误病例资料分析来看，问题最多的仍然是针刀术后的感染，当然最多的主要是局部感染。所以，防止感染应该引起针刀临床医生的高度重视。

发生原因

主要有两方面：术中污染和术后感染

1. 术中感染

(1)针刀治疗室环境不能达标，如空气污染。

(2)器械消毒不严：无菌观念不强，没有经过严格的外科无菌操作训练。治疗工具消毒不严，或操作过程中使针具二次污染。如有些医生用75%乙醇浸泡针刀消毒，在消毒盘里存放，使用针刀时把盖子打开，患者多时，一天下来几乎都处于敞开状态，乙醇挥发很快，而实际又不能经常更换乙醇，致使乙醇浓度降低达不到消毒的目的。

(3)医护人员操作不规范：①操作方法不规范：比如要求一支针刀治疗一个部位(一个点)，很多大夫常常用一支针刀扎遍全身，带血的针刀更易于细菌附着。②针刀治疗时，没有做到中病则止，刺激强度太大，铲磨范围远远超过了病灶大小，导致松解过度则创伤过大。③药物因素：针刀操作之前和之后，注入针孔的药物，因质量问题或失效期已过，刺激局部组织瘀血易发生感染。④针具、纱布等传递过程中导致污染。⑤皮肤消毒不严或消毒面积过小及铺无菌洞巾过小等。

(4)病人准备不充分：比如一些患者常年不洗澡，皮肤污垢较多，皮肤消毒困难。

(5)诊断不明：对针刀治疗的禁忌证患者没有识别。如皮肤肌肉感染，有坏死病灶者，仍然进行了治疗。

2. 术后感染

(1)术后保护不当：术后针孔保护不好，如过早揭去覆盖针孔的敷料；夏天过早洗澡等。

(2)预防措施缺乏：施术者思想重视不够，自认为不可能发生感染，忽视针刀治疗的术后预防。如老年患者体质羸弱，或患有某种疾病，如糖尿病，患者抗感染能力下降。对体弱多病的患者针刀治疗后，没有采取适当或必要预防措施。

临床表现

一般分为3个阶段：针孔局部感染、急性蜂窝组织炎、深部脓肿

1. 针孔局部感染：针孔局部发红、发痒，针刀治疗部位“针感”3天后仍然未减轻或消除，症状或有加重，无发热等全身症状出现。针孔感染有时表现为局部溃疡不愈合，如脚部鸡眼，术后真菌感染。

2. 急性蜂窝织炎：针刀治疗部位出现红、肿、热、痛等临床表现，原有症状骤然加剧。有些患者无全身症状，有些患者可伴全身症状。

3. 脓肿：蜂窝织炎因处理不及时或处理不当，7天后形成脓肿，局部触之有波动感，浅部脓肿波动感明显，深部波动感不明显，穿刺可抽出脓液。患者出现全身不适和发冷发热、头痛、心率加快以及恶心、呕吐、食欲减退等反应。

处理方法

1. 针孔感染：嘱患者注意休息，多饮水，尽量不要挤压患处。皮肤消毒，局部热敷或理疗，敷以消炎止痛、清热解毒之中西药物。口服磺胺类药物及抗生素。

2. 急性蜂窝织炎：病情较轻而病灶局限者，外敷鱼石脂膏；病灶较大伴发全身症状者采用50%硫酸镁溶液湿热敷，或口服抗菌消炎中西药物；病情较重者，可在病灶周围注射庆大霉素和利多卡因注射液，以广谱抗生素为主如青霉素，配合类固醇类激素如地塞米松静脉滴注或肌注。

3. 脓肿：先行穿刺抽出脓液，做镜下检查。血常规检查可

见白细胞总数增多,中性粒细胞比例增多。血培养最好在应用抗生素前采血,做细菌培养和药物敏感试验。手术引流是不二选择。患者体温超过 38.5℃,应立即住院治疗。

预防

1. 加强认识,牢固树立无菌观念,认真学习掌握针刀治疗无菌要求。

2. 严格针具消毒,规范操作方法。

3. 重视医嘱下达,交待清楚针刀术后注意事项。

4. 术前详细问诊、认真查体,排除针刀禁忌证。

5. 对体质较弱患者,一次治疗不宜太多,刺激太强。并考虑术后给予 3 天抗菌药物口服,必要时可输液(青霉素 800 万 U)3 天。

第九章　针刀学习与培训

第一节　针刀专科门诊病人的护理

针刀疗法是近30年发展起来的新疗法。理论是全新的，工具是特制的、操作方法是独特的，所以对从事针刀疗法的医护人员的要求亦不同于其他科。随着新疗法的逐渐形成，医生的操作方法自成一体，但针刀专科手术室的建立，给门诊病人的护理工作带来了新的课题。

在外地讲学及在外院开设专家门诊的过程中，遇到了平日不曾想到的问题，其中，医护之间的相互配合显得尤为突出。回顾在中国中医研究院长城医院门诊工作情况，结合在基层开展工作的体验，总结针刀护理工作的一般步骤如下，以供针刀专科门诊护理工作者参考：

1. 做好手术前的准备工作

(1)把不同型号的针刀分放于不锈钢器械盒中，底面垫两层纱布，边缘可上折1cm左右，防止针刀前后左右碰撞而致针刀卷刃，针刀上覆盖两层纱布，以便护士递出针刀后迅速盖上，阻断空气污染。然后送消毒室消毒。

(2)配制好适量器械液于大口容器或锥形镊子缸中，护士手里的镊子、血管钳等器械交替使用或停止工作时，即放入大口容器或镊子缸中保存(液面在镊子的1/2～2/3处，血管钳关节上2～3cm处，手持部位在液面上)。

(3)备好75%乙醇棉球，2%碘伏棉球，或0.75%碘伏溶液，消毒好的针刀手术包(做到一个患者一副手套、一把镊子、一个治疗碗或一个弯盘、几块小纱布、不同型号的针刀手术特制洞巾），无菌手套（或一次性无菌手术手套），滑石粉袋，一次性无菌帽子、无菌口罩、创可贴、胶布、绷带、颈围、腰围，1‰新洁尔灭溶液等等。

(4)针刀手术室地面每天 1 次用来苏水拖地、空气紫外线消毒 60 分钟，并把室温保持在 25～30℃。

2. 进手术室时，护士即应衣帽整齐，戴上无菌口罩。按顺序引患者入手术室，帮助行动困难的患者脱鞋、脱外衣、上治疗床。在此过程中，还应做好患者的思想工作，询问患者近日有无过度劳累，是否空腹，有无过敏史等等。解答患者的提问，消除患者的恐惧心理。

3. 根据医生意图，帮助患者摆好体位。如治疗颈项部，无论坐卧，均令患者双手重叠置于椅背或床面，抵住额头，使头略呈前倾位。治疗腰背部，多令患者俯卧位，上肢放于体侧。治疗单侧臀部及下肢，多取侧卧位，下面的腿伸直，上面的腿屈曲且膝以下部位着床，身体微前倾，充分暴露术野——特殊部位如头部、腋部、阴部等处，需要备皮的，护士应在手术室外操作，打扫干净碎屑后，用水洗净、毛巾揩干，再领入手术室治疗。

4. 医生查体、选择治疗点时，护士要把一端蘸有甲紫药水的棉签棒准备好，适时递给医生定点。定点完毕，将滑石粉袋交给医生，用后接回。打开手套消毒包托至医生面前，请医生戴消毒手套。然后，迅速将定点处皮肤消毒——用 2％碘伏棉球，以治疗点为中心划同心圆，单点直径不得小于 5cm，同样方法，75％乙醇棉球脱碘两次，也可用 0.75％碘伏消毒皮肤，而无需乙醇棉球脱碘。然后，选择大小合适的无菌洞巾递给医生。需要局麻者，护士按无菌操作规程把无菌注射器递给医生，掰开安瓿，将药举至医生面前，并报药名及浓度，请医生抽药。如需皮试者，护士应事先用 1‰新洁尔灭溶液皮肤消毒，然后打皮丘，若为阳性，提醒医生更换麻药。

5. 用镊子取一小块消毒纱布递给医生，选医生指定的针刀型号，用镊子夹住针刀根部把针刀放入医生平展的右手掌中。医生手术，护士持镊子等待时，镊子当处于闭合状态。

6. 术中注意观察患者反应，根据情况用语言给予患者鼓励，令患者肌肉放松，哈气以减轻痛感。如果针孔出血，勿需吩咐，应即刻递过无菌小纱布，不可惊呼："出血了！"以免给患者造成精神紧张和精神压力。

7. 术后应使伤口处清洁、干燥，以创可贴敷盖、保护针孔，切勿将胶布粘在针孔上。创可贴一般水平位粘贴，不宜纵行粘贴，粘贴应牢固，使患者活动时不致脱落。并协助医生进行手法。

8. 询问患者有何不适，有无胸闷、气短、头晕、恶心、出冷汗之晕针症状。若患者术后晕针，当令患者去枕仰卧、脚部垫高，倒杯温开水帮患者喝下，必要时，协助医生点按人中、合谷、内关等穴位。

9. 手术顺利，帮助需用颈围、腰围的患者戴上颈围、腰围。嘱患者两天内不准洗澡，不能过度运动，3 天后方可开始适量功能锻炼。并嘱病人待 5～7 天后复诊，送病人出手术室。

10. 清洗血污，检查工具，巧磨针刀。

护理工作做得好不好，直接影响着针刀手术的进程，影响着医患双方的情绪，影响着手术的效果。所以加强业务培训，掌握针刀特点，学习一般规程，是针刀门诊病人护理工作者亟待解决的问题。望我们的针刀门诊护理工作走上科学化、规范化、艺术化的轨道，更好地为患者服务。

第二节　针刀学习探微

——写给函授学员

学员们通过对两册函授教材的学习，已基本懂得了针刀医学的基本理论、临床知识，了解了针刀治病的奇特疗效。从来信情况看，学员们对教材阅读得比较细。无论是理论，还是临床应用方面，提出的问题都很尖锐、很耐人寻味。反映出大家在学习过程中所持的严谨的科学态度，对我们这些辅导老师来讲也是个挑战和激励。另外，不少学员也写信传递来他们接受新理论后的喜悦心情。的确，针刀医学新颖的学术观点，简便的操作方法，显著的临床疗效对我们医务工作者来说，无疑是一股清爽的风，一场及时的雨。

然而，在以往与面授学员的接触和对他们的调查中，我们发现书本知识被接受之后，在临床实际操作中，不少学员初战并未告捷。

针刀疗法自问世以来，朱汉章老师及他的学生们面向全国培训的学员达数万人，历时20载，在全国范围内引起了极大轰动，可以说成绩卓著。各地基层单位的学员在针刀临床上屡战屡胜，在医界崭露头角，时有在本地搞得轰轰烈烈的医生事迹见诸报端、影像显于屏幕者，被患者和新闻媒体誉为“神刀”、“神针”的大夫也不乏其人，有力的推动了针刀事业的发展。可是，能这样开展得有声有色的针刀传人不是很多，成功者与学员总数相比恐怕是寥若晨星。这可能使满腔热忱学习针刀的医生们黯然神伤，使一些把自己的宏大抱负寄托在针刀上面的医生大失所望。那么，是我们的老师对针刀的疗效言过其实，还是针刀的疗效本身就有待探索？是针刀的理论过于深奥、操作的方法过于繁琐，还是我们大夫的接受能力有限和基础知识太差？我们认为都不是！就我们的观察和体会，其原因不外乎以下几点：

1. 对针刀充满崇敬之情，神秘之感。对它的原理和治疗方法，心里明白，手上明白不了，学习之后不能大胆应用于临床或浅尝辄止，凭运气而不是凭实力去治病，故而成绩不大。为保险稳妥又重操旧业把针刀束之高阁。

2. 踌躇满志，胸有成竹，几天培训之后，自觉茅塞顿开，名医之冠指日可戴。急于求成，盲目下刀，包揽包治（没问题，一次就好），把某些经验丰富、用刀纯熟的专家们鼓励病人接受新疗法的话，毫不客气地搬回自己的临床实践中去。因疗效不理想，失去患者信任，自己也产生畏惧心理，使针刀在他手中失去了神效。甚至，有些人埋怨针刀根本就不能治病。这就大错而特错了，因为针刀的神效是毋庸置疑的。

3. 缺乏对针刀真谛的认识，只重于对某病一招一式的治疗方法，在复杂的临床病症中迷失了方向。

4. 治疗的方式方法不当，不能灵活的将针刀的理论应用于临床工作之中，或用了针刀忘了关键的手法治疗等。

毫无疑问，原来基础比较好的人，接受针刀理论和操作技术的速度就快。如一位医科大学的解剖教研室主任，听了朱院长讲腰椎间盘突出症的发病原理、治疗部位，或者说需要用针刀把人体的哪一点切割剥离开之后，这位教授马上能非常准确地解除神经根部的粘连，立刻就成了治疗腰椎间盘突出症的“圣手”。因为人体的骨骼形态、肌肉、神经分布，他太熟悉了！针刀医学对疾病病因的新的见解以及其理论和技术像优选的植物品种一样，巧妙地嫁接在生机勃勃的另一植物上，开出的花儿更艳丽，结出的果儿更香甜，且兼具两种植物特性。针刀技术嫁接在骨伤科，使骨折畸形愈合问题迎刃而解；嫁接于肛肠科，创造了针刀治肛裂的简单速效的方法；嫁接于妇科，使治疗乳腺小叶增生不再是临床上的难题；嫁接于美容科，痤疮、腋臭也都有了针刀治疗的临床报道等等，学员原有的知识结构对迅速掌握针刀技术做出成绩起着不可忽视的作用。

那么，基础差、临床经验少是不是就不可期及针刀医学了呢？也举一个例子，朱院长的一个病人，是个农民，病好之后大为感动，几十年的痼疾就这么被朱汉章老师用针刀三剥两剥就好了，太神奇了！于是他一定要拜朱院长为师。因为针刀是一门新疗法，为了更快推广而不出事故，朱院长只传授有行医资格的大夫,所以朱院长怎么也不收这个徒弟。可咱们这位农民朋友也有个倔犟劲儿,你不收我也跟着学,一边认真地看、听,一边还模仿着比划着。后来,他回到农村拿起针刀给人治病,竟很快成为一方"名医"。这也从一个侧面说明针刀疗法是容易掌握的。那么,这位农民朋友学了针刀技术便什么病都能治了吗?也不是,他起初就掌握了足跟骨刺、网球肘、膝关节内外侧副韧带损伤、腱鞘炎等操作方法简单,疗效明显,又没有什么危险的几种病症的治疗。不是这几种病他不治,诊断不明确,他不治,就这样时间长了,十里八乡的人都说:不管病多严重,他不治是不治,一治就好。其实,这也说明,对疾病的诊断一定要明确,初学者一定要认真筛选病例,不打无把握之仗。赢得患者信任后,才可慢慢扩大治疗范围,摸索治疗方法,总结治疗经验。

对于初学者来说,因针刀操作不熟练,对疗效信心不足,不妨用一点局麻药配合针刀手术,术后再于手术部位注射一些泼尼松龙、B_1、B_2、B_{12}等辅助治疗的药物,一是掩盖初学者操作手法的笨拙;二是提供充裕时间慢慢操作以达到治疗要求为止;三是消除患者紧张情绪,即使针刀没做好,药物的作用也会有效的。在面授班中虽反复强调,还是有些年轻的学员不以为然。曾接到不少电话诉苦,用针刀治疗屈指肌腱鞘炎也没治好,而且有些学员还造成血肿,搞得很狼狈。出现这些问题的都是临床经验少的大夫,既不能很好地与病人做好心理沟通,又不能随机应变——一不小心刺破了血管,为什么不按压针孔压迫止血呢?腱鞘滚动,针刀刺不着腱鞘,为什么就不用左手固定呢?针刀不可能一次切割全面,术后为什么就不过伸过屈,挤压一下手指呢?如果用一些局麻药物,至少会相对好些。

有些学员看到了老师的示教是不用麻药的,这是为什么呢?

之所以不用局麻,考虑的首先是针感,良好的针感可起到针刺的作用,疏通经络、活血化瘀而驱除病邪。其次,针刀是一种机械刺激,在病灶区机械能转变为热能使毛细血管扩张,加强了局部病变组织的营养供应。针刀对神经组织末梢的强刺激可使局部器官活动能力增强，血液、淋巴液循环加快，这就大大提高了局部新陈代谢能力。在切开剥离结节、松解筋膜的过程中，机体也会释放出能量，这些生物能借助针感，沿经络线路传导出去，治疗本经及其所连脏腑的病变。另外，不用局麻医生还可以通过不同的针感判断针刀下面是什么组织，更不容易损伤到神经血管。

中医出身的人学针刀易偏重于针的运用，西医骨科出身的人则易偏重于刀的运用，常常使针刀的特点不能充分发挥出来。仅从持针的手法上看，就千奇百怪。西医外科手术大夫持针刀，多如拿手术刀，较任意地握住针柄切割，一会儿竖着拿，一会儿横着拿，而针刀的刃又不如手术刀刃那么锋利，切割起来就显得不是那么得心应手。针灸大夫持针刀，还习惯于提插，无意间违反了针刀操作规程，损伤了血管、神经。正确的持针刀方法是：拇、示两指捏住针柄，中指扶住针体，无名指抵住患部皮肤，这样就可以使针刀稳稳地掌握在手中，进退自如，用力方便，切割有度。当针刀下遇到紧张、坚韧组织，而下面或深部不是骨面，是大血管或脏器时，还可以采用“雀啄法”，无名指抵住皮肤用力，控制进针深度，拇食中指用冲劲切割粘连硬结等，既解除了病变又保证了安全。针刀达到病变处后一般不再提起，如在骨面，即在骨面上滑动。

513 医院的易秉瑛教授学完针刀后，曾写文章提出疑问：“我们在外科临床中常遇到粘连、瘢痕，无论何种原因所致，产生症状者大多超过了几厘米或几毫米的粘连范围，可是刀口线仅 0.8mm，针刀切开或剥离粘连也仅能达到几厘米或几毫米，为何又能解决实际上不只是几厘米范围粘连等所产生的症状呢?”我个人认为，认识这个问题的关键是手法在临床上的运用。大面积的软组织粘连、结疤等病理变化，仅靠只有 0.8mm 宽的针刀刃是不能将其彻底松开的。所以用针刀剥离后，必须配合必要的手法或药物等以帮助彻底松解。

例如一块完整的布，两手各抓两端想扯破是不容易的，但如在布的中间用刀划几个小口子，其能承受的力度就大大减弱，一扯即破。用针刀松解粘连，切开筋膜是在粘连最厉害，筋膜最紧张的地方进行的，不可能用那么小的刀做得那么彻底。起针后看似简单的手法整复就轻松地把剩余的有害粘连进一步撕脱。如腰三横突综合征经针刀松解术后，要令患者患侧朝上侧卧位，术者施斜扳法把用针刀没有完全剥离的粘连松开。足跟骨刺针刀切断部分挛缩的跖腱膜后，用力过伸踝关节几下，也是这个道理。根据这个原理，我们在临床中可以自行设计手法，依具体情况选用。手法的另外一个作用，则是使因瘢痕挛缩所造成的关键部位椎体旋转移位，关节错缝等病症（术前手法无法解除），在针刀松解的基础上，再用手法复位，如颈椎病针刀术后的第二次手法旋转复位。这种手法的要求就比较高，要用巧劲、妙术，与中医骨伤科的正骨手法类似。在临床中，为进一步松解肌肉痉挛，疏经活血，促进疾病的康复，有些大夫还使用一些点穴等整理手法以增加疗效，也可消除针刀术后的不适感，也不失为赢得病人信任的做法。

另外，人是活动的，有生命的，自身是有很强的修复能力的。在人体内影响人体器官正常功能的粘连、瘢痕、挛缩等病变组织，已经超过了人体的自我修复能力和代偿能力，才出现了症状。针刀在局部的切割、松解，改善了局部的内环境，大大削弱了病灶的抵抗力，同时也提高了人体自身的修复能力与代偿能力。也可能仅仅就是针刀在压痛部位轻轻一拨，便打破了病灶的"壁垒"，于是，刀口线仅 0.8mm 的针刀解决了远不止 0.8mm 的病灶引起的临床症状！所以，针刀治疗原理仍秉承了中医的整体观念，提高人体自身抗病能力即扶正祛邪以达治疗目的。也正因为这样，很多病症常常在针刀治疗一段时间后才显出神奇的效果，此即人体修复能力与代偿能力之功也。

在学习针刀的过程中，能掌握其基础理论、治病原理并灵活地应用于临床实践中，便是认识了针刀的真谛，而不是只学到了治疗某种病的一招一式。用这些原理去正确地分析、理解疾病的本质，针刀的效果才会更好。悟透了针刀理论，以此理论武装自己来治疗疾病，就是用针刀理论指导实践了。

闭合性手术理论引进了一些新的概念，微观解剖学、立体解剖学、动态解剖学、手术体表定位学、四步进针法等。根据我们对疾病的认识，运用闭合性手术的原理和方法，把许多用外科手术才能治疗或治疗不好的疾病较好地得到解决。简化了治病过程，减少了病人的痛苦。如把软组织大松解术、腋臭手术等改用针刀闭合性手术进行取得了更好疗效。有了这个认识，不断用针刀闭合性手术取代一些外科手术。

慢性软组织损伤新的病理学理论提示了慢性软组织损伤的第一位的病因是动态平衡失调。以此认识来指导临床，就是说要想治好慢性软组织损伤这类病，就必须想办法使其恢复动态平衡，只要能达到此目的，就能治好病。甚至，用不用针刀这个工具就是治疗手段的问题了。当然针刀是治疗此类疾病的首选工具。

骨质增生新的病因学理论指出，只所以发生骨质增生是因为力平衡失调所致。无论用什么办法恢复了力的平衡，骨质增生就可以慢慢消除了。骨质增生症主要是因为力平衡失调诱发引起的软组织损伤，所以，松解了粘连切除了瘢痕，消除了炎症，骨质增生症也就可以治愈了。

经络学说现代化的理论把经络的本质理解为由神经的反射系统，电生理传导系统，体液传导系统的综合效应组成的统一系统——人体信息反馈系统。有了这种认识，在临床中就能有针对性地开发利用经络这个综合系统，调节人体生理功能。

现有的用针刀治疗颈、肩、腰、腿痛的有效方法都是以上理论在临床中的具体应用。根据这些对人体生理病理的新认识，必将创造出更多更有效的治疗疾病的方法。

值得提示大家的是:教材中对针刀在各种慢性软组织损伤性疾病方面的应用偏重于叙述针刀的治疗方法,至于各种病的诊断方法和详尽的生理病理变化,针刀之外的中西医常规治疗方法可借助于专业书籍的学习,借助于中西医对疾病的诊断方法。

针刀医学还处于不断发展和完善阶段,许多方面的认识还不是很成熟,许多问题的解决还有待于进一步研究,望学员们掌握好基础理论知识、常规的治疗方法,勇于探索,在各自的工作岗位上,发挥原有的特长,为针刀医学的发展做出贡献。

第三节　针刀医学临床探微

通过反复学习针刀医学理论,研修针刀医学专著,广泛涉猎与针刀相关的书籍,观摩针刀名家的临床治疗,我们学员在临床上也治好了不少病人,体会到了针刀治病的神妙。可是在针刀临床中很多时候仍是穷于应付,似乎同样的疾病,如此这般治疗,有些患者效果还不错,有些患者的症状却仍是没有什么改善。究竟是诊断不准?还是针刀手法练得不够纯熟?还是针刀疗法根本就解决不了大问题?……一些患者已经做了很多次针刀了,症状竟然连一点变化都没有,着实让人头痛。所以,很多大夫在不得已的情况下,广采天下有效疗法,一个不成,两个,两个不成三个,甚至干脆一股脑把多种疗法全用上,撞上哪个是哪个,反正只要有疗效就行。于是,便出现了多种所谓的“针刀综合疗法”。其实任何一种疗法既有它的局限性又有它的针对性。在慢性软组织损伤的诊疗方面,针刀疗法是有它得天独厚的优势的。而如何准确地把握它、正确地应用它,使针刀发挥出最大的治疗作用,则是研究和解决现实问题的关键。下面笔者从人们容易忽略的几个方面,谈一谈针刀临床上应当注意的一些问题。

一、掌握好全面的解剖知识对于针刀临床医生来说是重要的，在临床实践中练好手上功夫（手感）对于针刀临床医生来讲则更为重要。解剖知识的学习与手感的训练相互结合是搞好针刀临床的前提

我们历来强调学习解剖的重要性，以至于很多人认为，只要学好解剖，做针刀就没有问题了。学好精细解剖、立体解剖、动态解剖，这是必要的。但是，对于针刀临床医生来讲，学好解剖还远远不够，如果练不好手上的功夫，则是万万不成的。就如一些德高望重的老教授一样，知识渊博，博览群书，著述等身，但未必能在临床工作中游刃有余（当然也有很多专家是双料的），这主要是理论与实践结合得不好，也是动手能力的问题。中医大家们都是从临床实践中入手，善于总结经验并使之升华为理论，又以理论来指导临床实践不断提高诊治水平的。所以，对临床医生来讲，理论必不可少，实践则更是重中之重。那么重视触诊的训练则是在针刀临床治疗中发挥技术优势的必需。

很多临床专家伸手一摸就能大致判断出疾病之所在，靠的就是在临床中练出的这个“手感”的基本功。一般的医生或初学者用同样的方法去查，摸不出什么硬结、条索、皱褶、增厚、紧张、饱满等异常感觉。有些大夫仔细检查慢慢体会时，可以感觉到手下组织的异常变化，然而病变组织的深浅层次难以判定，病变的严重程度难以说清，如此下针岂不是真的有些盲目？

作为针刀临床医生，我们首先就要懂得触诊时手下有什么感觉属于异常？什么样的感觉属于正常？什么样的感觉说明软组织损伤的程度较轻？什么样的感觉反映软组织损伤较重？什么样的感觉一般情况下是新伤？什么样的感觉反映的是陈伤？针刀切割时，手下有什么样的感觉，说明刺到了病变软组织上，什么样的感觉，说明刺到了正常组织上……其次就

是要多练，在自己身上感受，在正常人身上感受，在患者身上感受。多查、多摸、多体会，才能练就一双“神手”。如果还能结合自己所掌握的全面的解剖知识及生理病理知识，去分清什么组织什么层面出了问题(必要时要根据患者的主诉，触压的感觉来分析)，我们就可以有的放矢。因此，在教学中，我特别重视在介绍某种疾病时，先讲清局部解剖，然后要求学员在自己身上摸到该病容易出现病变的位置和人体上重要的骨性标志，要把解剖知识融化在人体身上，体会在一双手上。遗憾的是，很多学员不愿或不好意思动手去摸、去感受，从而失去很好的学习解剖与训练手感的机会。岂不知古人云：“纸上得来总觉浅，绝知此事要躬行”的道理！笔者认为要学习好解剖，既要了然于胸，更要感受在手！这样的知识才会比较扎实，也才会比较实用。

二、把握好病灶部位与患者临床症状的关系及其分布规律，是诊断的基本功。选择正确的治疗点是临床疗效的保证

临床上针刀疗效不好的一个重要原因，就是治疗点的选择不对，大家最习惯的作法是哪个地方有症状就在哪个地方去寻找，这当然没有错。但这种作法只适用于局部组织的原发损伤，即原发痛。即使是原发痛也要知道局部哪些部位最容易损伤，而局部肌肉韧带的起止点是应该首先考虑的，但因皮神经的卡压引起的痛症也是绝不容忽视的。它的压痛点就比较浅在(用较小的力触压并推拨)，肌肉、韧带起止点则比较深在，要稍用力下压至骨面并垂直推拨方出现疼痛。皮神经在筋膜处卡压的常见部位也是有规律的，如臀上皮神经、臀中皮神经、臀下皮神经、腋神经卡压的部位及其引起的疼痛范围与特点。这是疼痛部位、治疗部位与神经分布基本相吻合的情况，只要弄清皮神经穿过筋膜的部位，就可以比较容易地找

到治疗点(压痛点);还有很多不相吻合的情况,如某处疼痛,除了局部软组织的损伤、皮神经的卡压外,还要考虑支配该部位的神经干和神经根周围的病变以及远处组织损伤引起的牵涉痛,如下肢酸胀疼痛发凉,患者局部软组织损伤解除后(局部痛),症状虽有所减轻,却总是难以消除,此时就应该考虑支配该部感觉的腰神经,可结合影像学检查来判断,进一步检查患者:腰4、5之间旁开一横指处有无压痛?是否为腰5神经根受压、受刺激(根性痛)?如果该处没有问题或症状与影像显示不相符合,则应考虑腰臀部肌肉筋膜等有无损伤(牵涉痛),臀部梨状肌下孔出口处有无压痛,坐骨结节下外侧腘绳肌附着处有无压痛,可能是坐骨神经受病变的梨状肌、腘绳肌压迫、牵拉或刺激(干性痛),同时骶髂关节发炎、错位压迫牵拉刺激腰骶神经丛也可引起上述症状(丛性痛)。总之,腰椎、骶髂是下肢病变之源,颈椎是上肢病变之源。要较好地做到正确判断,掌握更多的相关知识和积累丰富的临床经验在临床中就显得特别重要。何况现在还有很多问题,在学术上并没有搞得十分清楚,即使研读过了所有的针刀专著,亦未必能使自己在临床治疗上达到较高水平。学习治痛要从多角度、多层面学习新知识,去钻研新课题,这就是所谓的“功夫在诗外”吧。实用技术是简单明了的,是硬件,也是容易掌握的;诊断的功夫则看似有形却无形,需要广博的知识、丰富的临床经验为基础,是软件,是不宜掌握和提高的。但诊断又是最重要的,是与指导思想密切相关的。只有诊断正确,才能准确选择治疗点。针刀医学之所以有很好的疗效,就是有全新的诊断思路和诊断方法,如果不严格按照针刀医学的诊断方法正确诊断,自然也就失去了针刀治疗的效果。任何疗法的诊治方法都不宜程式化,要具体问题具体分析,随证加减治疗部位(治疗点)。所以,对某种疾病的治疗采用某种治疗方法(模式)是可以作为参考的,却绝不可因循守旧。如“颈九针”、“腰六刀”的治疗方式，虽然是宝贵的临床经验，但决不能作为指导临床实践的理论去追求。这与我们对“症与病”的不同理解有着十分密切的关系。

三、对病与症的认识不够

在临床中，过于强调对具体疾病的治疗，很少去考虑患者临床症状与体征的真正来源在什么地方并治疗之。辨析中西医诊治疾病的不同特点，正确理解症与病的关系，有助于针刀临床诊治技术的提高。

我们在疼痛门诊中，经常遇到患者就诊时不是主要告诉医生自己哪里难受，现在最大的痛苦是什么(症)。上来就直接说自己是腰椎骨质增生症、腰椎间盘突出症等(病)。甚至还解释说，是骨质增生或椎间盘突出压迫神经引起了腰痛腿痛，并且拿出一大堆 CT、MRI 等影像检查的依据来证明。既忽略了对自己主要症状的描述，又误导了我们的诊断。笼统得不能再笼统！医生需要清楚患者究竟是哪里痛？范围有多大？是浅痛、深痛、胀痛、麻痛还是凉痛？是属于放射痛还是属于牵涉痛？先是什么地方痛，后是什么地方痛，现在又是什么地方痛？怎么痛？什么时候症状较重？做什么动作时困难或可以引起疼痛加重？有没有外伤史？结核病史？手术史等……只有这样才能全面而准确地分析患者的临床表现和体征可能是由哪一部分组织的损伤引起的。如果先入为主地诊断为某种疾病，并且按照对某种疾病的针刀治疗方法机械地去治疗，自然是时或有效时或无效了。

医生是以解除患者痛苦为目的的。我们知道，病名都是人起的。迄今为止还有很多疾病的诊断标准仍是模糊或不明确的，甚至是需要进一步研究与完善的。何况我们在临床中多数时候又不能完全按照疾病的诊断标准来判断，其错误就更是难以避免。即使我们在临床中认真地按照针刀治疗某病的方法去做了，未必就能解除患者的症状，如果因此怀疑治疗的方法不对。怀疑针刀这种疗法不好。显然是不妥的，其症结是医生对病与症的关系认识不够。临床诊治中，应根据患者的临床症状、体征及各种检验结果，来分析判断患者现有的痛苦来源在什么地方，因为同样的症状是可以有多种（病理变化）疾病引起的。特别是在疼痛方面，不清楚的地方还有很多。疼痛是一种主观感觉，有些是有实质性病变引起的，也有一些是心理性因素引起的。有些是骨性病变引发的，有些是由软组织损伤引起的，不详细询问病史和患者的主观感觉，盲目地依据影像学检查结果或单纯地根据经验来判断都是不严谨的。

如腿痛既可以是腰椎间盘突出压迫刺激神经引起，也可以是腰椎关节紊乱造成的；既可以是腰部、臀部、大腿根部软组织损伤引起，也可以是浅层筋膜无菌性炎症、下肢疼痛局部软组织病变所导致……而我们一味地只考虑腰椎间盘突出症这个病，并按照针刀疗法对该病的治疗是一定不会取得很好的临床疗效的。

中医诊病是望闻问切，西医诊病是视触叩听，形式虽有差异，亦属异曲同工。但中西医对疾病的认识途径与命名方式则有着天壤之别——中医辨证论治是以证来描述，确定疾病的。如“落枕”，因受寒或睡眠姿势不良等原因引起的一侧颈项部的牵拉痛，颈部活动受限，头向患侧倾斜，局部有明显压痛者，均为“落枕”。中医主要是按上述主症为依据诊断疾病的，看起来是有些笼统；而西医确定某种疾病的诊断则是以病理变化为依据的。那么中医所谓的落枕从西医角度分析有哪些病理变化呢？或者说有哪些病理变化可以引起上述症状呢？总结起来不外乎颈肩部软组织的急慢性损伤（无菌性炎症）和颈椎小关节紊乱两个方面。如此分析，治疗落枕即可从上述两个方面入手诊治，便不会觉得模糊与笼统了，也能避免治疗落枕的模式化。笔者认为，这也是中西医结合的重要一环！针刀是中西医结合的产物，更是要把上述类似问题解决好，才能真正发挥好针刀医学的优势。

四、针刀医生应树立“天、人、地”三才观念，在针刀临床治疗中，要重视“浅、中、深”多层次的松解

针刀治疗颈肩腰腿痛疾病，最重视肌肉、韧带起止点处损伤的治疗。我们在讲课的时候也特别强调，寻找压痛点的捷径就是在肌肉、韧带的起止点处按压。针刀在压痛处治疗，一定要刺达骨面，其目的是既可以解决操作安全的问题，又可以将针刀刺达病所治疗。有硬结者针刀松解时切几刀，一般情况下，只要纵行疏通剥离即可。然而多数学员回到工作岗位上后，除了遇到比较典型的某块肌肉、韧带的慢性损伤疾病，用针刀治疗效果较好以外，很多疾病的治疗效果并不理想。有些学员说在一些患者身上的压痛点很多并不是在肌肉韧带的起止点处，或者即使在起止点处有压痛并按要求用针刀松解了，治疗部位仍然疼痛，于是面对疾病束手无措，慢慢地对针刀治疗疾病失去了信心。所以，我们培养了一批又一批针刀学员，在临床上真正立得住脚的大夫却并不多，有些甚至成了否定针刀医学的反对派。

那么问题出在什么地方呢？笔者认为一是出在教育上，教师为迎合学员口味，对理论的介绍太少，太着重一招一式的讲解，只把针刀医学作为一种技术方法来传授，忽略了对针刀治疗基本原理和诊断思路的深入细致分析；二是出在学员基础较差上，对学习的知识不能举一反三，或知其然而不知其所以然，对同样类型的问题反复提问。要知道在实际临床中，患者是不会都按照书本或课堂描述的情况出现的！学会一种病的治疗，同类的疾病的治疗应依此类推。学习一门新学科重要的是掌握其基本原理，决不可捡了芝麻丢了西瓜，只学会了一些具体操作方法就算懂得了针刀。

有时候学员看着老师诊治疾病，连看都看不懂，为什么？在同一个治疗点，你治过了没好。老师还在这个地方下针，却效果非常好，为什么？这就是诊治疾病要有“天、人、地”三才的观念，也就是真正懂得立体解剖的概念。

一般情况，我们在某处查得压痛点，首先要从各种征象上来判断其病灶是在深层、中层，还是在浅层。①深层多是肌肉韧带的起止点和与之相伴的滑囊组织损伤，这种情况，可针达骨面进行松解，但绝不是去切割或剥离骨膜，而是把针刀刺达骨面后略提针，以骨面为砧板，用针刀去切割骨面之上的变性软组织。刺达骨面的另一层意思是把骨面或某个骨性标志做为一个重要的参照物，以避免针刀刺入人体后失去正确的方向。如果是慢性滑囊炎针刀治疗时应采用切开剥离法为主进行治疗。②中层多是肌肉韧带纤维，如果其损伤部位不是在起止点，而是在肌腹时（如臀大肌挛缩综合征，即是臀大肌纤维挛缩变硬）治疗时即需要把针刀直接切割到变性挛缩的肌纤维上，如果肌纤维没有挛缩变性，应该考虑筋膜有没有变性，针刀就要切割该处的筋膜，并沿着肌肉韧带的纤维方向纵行疏通剥离。如腓骨长肌损伤则多是筋膜肥厚导致的肌肉内压增高，这种情况需切开筋膜减压。③浅层的组织损伤在临床上是极为常见的，却又是最容易忽视的。浅层病变主要是人体缜密的筋膜——深筋膜的浅层，它包裹了整个人体，也包裹了块块肌肉。而皮神经——能用肉眼看到的神经末梢，正是穿过深筋膜的浅层分布于皮下。筋膜挛缩、发炎等可以牵拉和刺激皮神经产生局部范围模糊的疼痛。这种情况，我们大多数医生仍是一针扎到骨面进行松解剥离，在筋膜上仅仅穿了一个个小洞，起不到减压的目的，达不到针刀治疗的作用。有些大夫干脆在一个压痛点上密集选点松解，疗效有了，而副作用也更加明显，因为在治疗过程中把正常的组织损伤了。

五、患者病变的严重程度不同，针刀治疗的刺激量（选治疗点要精当）、松解的范围、切割的程度也应不同。当然病变较严重的，不一定症状就特别突出或者说疼痛和功能障碍就相应的非常明显，因为症状与病变程度常常就不是成正比的

有些患者可能仅仅是单纯的某个软组织损伤引起的症状，而有些患者的主诉与上一个患者相同，但是引起这些症状的可能是周围多个软组织的损伤。譬如，患者肘外侧疼痛，提重物时加重，不能用力握物、拧东西，休息时轻，活动时重，肱骨外上髁隆起处有明显压痛，X 线检查肘关节无骨性病变。这种情况我们多认为该病是肱骨外上髁炎无疑。按针刀医学对该病的常规治疗方法治疗，单纯局部（肱骨外上髁）软组织损伤的患者，效果很好。而不少患者的疼痛却仍然没有明显的缓解，或者说针刀治疗的那一点疼痛消失了，甚至该处的压痛也没了，但是患者仍觉肘外侧疼痛没有明显缓解。这种情况就可能是周围软组织较为广泛的损伤。如果仔细检查就会发现：肱桡关节处、桡骨小头处、肱桡肌起点处、尺骨鹰嘴及其上部（如肱三头肌止点）等处都会有明显的压痛点，甚至冈下窝处也有明显的压痛和硬结。这就需要做进一步的治疗以消除临床症状。即某种临床症状可以是多个部位的损伤引起的！又如慢性膝关节疾病的针刀治疗，局部该治疗的都已经松解，膝关节的疼痛依旧，为什么不考虑腰臀部及下肢上段前后内外侧的软组织损伤呢？

患者某处疼痛并有非常局限的压痛点，针刀局部松解，一刀即可！有些患者也同样是这个部位疼痛，在同样地方有压痛，只是压痛范围比较大。此时针刀治疗就需要多选几个点来松解或针刀刺入体内较大范围地松解。针刀治疗一个部位毕竟是很小的一个点，不可能把一大片的变性组织松解好（当然一些时候可以取得较好的近期疗效，却难以取得较好的远期疗效）。如腰腿

痛患者，腰椎横突尖部松解了，患者的症状没有完全消除。那么腰椎的关节突、腰椎的椎板、棘突外侧缘、棘间韧带等有没有病变？是否也需要松解？所以针刀治疗也应该系统而有步骤地进行。

一个老学员对一个膝关节病的患者进行了不止一次的针刀松解，治疗部位准确，治疗方法也不错，但是原来的主要症状仍是患者最大的痛苦。患者主诉右膝内膝眼下缘、胫骨平台处疼痛剧烈，夜晚疼痛难眠，活动时更为严重。疼痛局部压痛明显，手下可触摸到一个小指肚大小的软组织痛性硬结，膝关节X线检查无异常。患者的病情并不复杂，诊断也很清楚，一个单纯的膝关节前内侧软组织损伤！这位学员在硬结上治疗过两次，在其他部位治疗过两次。硬结处治疗时，针刀刺至胫骨骨面纵行疏通剥离，横行铲剥，幅度也不小，效果就是不好。笔者看到该患者时，已是多次针刀加埋线治疗数月之后了，膝关节处的疼痛有所缓解，但上述最疼痛的地方仍令患者寝食难安。为什么？触诊检查后发现，疼痛主要还是软组织痛性硬结所致。压痛点处进针刀，刺入皮下后进一步发现该硬结比触诊时的判断还要大，如小核桃一般，且实心、坚韧。本着减压、松解的原则，一口气切割了二十余刀方感手下不那么紧涩了，出针。一周后患者非常高兴的告诉我，疼痛消失了，再也不怕漫漫长夜的痛苦了。显然，根据患者的不同情况，针刀松解时该轻则轻，该重则重。而这种“度”的把握则是建立在对针刀医学理论的领悟、临床经验的积累等基础上的。要用心，勿机械。——这话说起来好理解，真正做到却是不容易的。

另外，选择治疗点应该精当，一次的治疗点不宜过多、过滥，以不超过5～10个点为宜，要精而又精，以消除患者的主要临床症状为原则进行治疗。没有通过体检、影像提示、临床症状印证，不宜草率选点，否则易造成一些不必要的副损伤。针刀属于泻法，一次治疗过多，可以导致患者免疫力下降，影响治疗效果。

六、在脊柱关节病的诊治中，正骨手法的应用与针刀松解的作用是同等重要的，并且在临床中是可以相得益彰的

这是一个老话题了，可是还是有很多人并不重视，也不愿意好好地学习正骨手法，甚至有人主张，单用针刀同样可以解决临床问题。笔者认为这是不妥的！在治疗疾病时，我们一直认为："在方法的选择上，我们能用物理疗法的则不用药物疗法，能用非侵入疗法的则不用侵入疗法，能用有限侵入疗法的则不用手术切开疗法。"临床中很多时候，单用正骨手法就能解决的问题，为什么一定要用针刀松解呢？如颈椎关节紊乱引起的"落枕"，只需要把颈椎轻轻一旋即可解决痛苦，为什么一定要封闭、针灸或者用针刀松解呢？

有人说有关节错位必然影响到周围软组织，使之紧张、痉挛，甚至导致挛缩、粘连等，其症状多来源于软组织的损伤。解决了软组织的问题，临床症状也可以随之解除了。但是我们也知道脊柱关节周围软组织的损伤也必然导致关节的紊乱。对于慢性病患者，则既有周围软组织病变，又有相应关节的错位。是先有软组织损伤再出现关节错位呢？还是先有关节错位，再有软组织损伤呢？或者是两者同时出现呢？也就是哪个是原发病？哪个是继发病？很难判断。而且慢性病患者病程长，是经过了人体修复和代偿后的结果。如果关节错位在人体代偿能力范围内，是可以不出现临床症状的。我们通过针刀松解，调整周围的生物力学平衡，使之达到人体代偿范围，症状是可以消除的。然而这是一种拆东墙补西墙的办法，是通过对病变软组织的调整来改变椎体的相对位置的方法是可行的也是有效的，但其调整幅度则是有限的，是需要人体强大的修复力支持的，同时也是容易复发的。如果患者身弱、病重，针刀的刺激和松解已经难以达到调整的目的，手法正骨就是十分必要的了，是我们人为

的从外界助了人体修复功能的一臂之力。所以，笔者始终认为，对脊柱及其相关疾病的治疗，“宜先手法正骨，调整其脊柱的力学平衡，再行针刀松解那些并非痉挛而是粘连、瘢痕挛缩等变性的软组织，之后再行正骨手法微调”，使正骨手法与针刀松解各自发挥其不可替代的作用，是正确的也是符合临床实际的。

在很多时候，我认为针刀疗法也就不过如此了。然而在不断地对针刀医学理论进行探讨和反复临床实践的过程中，一次一次地发现我们对针刀疗法的理解和应用还远远不够，仍需继续努力，不断学习，从相关的各种疗法中吸取营养，使针刀的疗效更好，副作用更小。针刀疗法的普及范围是比较广泛了，正面临着前所未有的进一步发展与提高的双重挑战。

针刀医学的发展经历了无数坎坷，由低潮推到高潮，又从高潮跌入低谷，这虽是事物发展的必然规律，针刀今日之现状确实是与针刀从业人员的整体素质较低，对针刀医学的整体把握不够，临床诊治水平较低等，有着密切的关系。从现实着眼，诊疗技术的迅速而有效的提高，应该针刀从业人员的当务之急。

“一个职业的形象是从事这个职业的每一个人的形象，逐渐加起来而形成的，如果每个从事这一职业的人不注意自己的形象，那么这个职业形象就坏了。”最好的职业形象就是能更好地为人民服务的形象。针刀医生的职业形象的重要组成部分，就是更好的为患者解除病痛。当今，提高业务水平是树立我们职业形象的瓶颈。我们现在的职业形象怎么样呢？想想，如果这个职业的形象坏了，那么我们从事这个职业的人还有什么光荣感可言呢?!

第四节　再谈针刀学习

学习就有进步，而整个进步过程又常常是反反复复的。在针刀的学习过程中，虽说针刀的入门不容易，但与入门之后的进一步提高相比就太简单了。经过10天的系统培训，临床医学知识较好，对人体解剖也较为熟悉的大夫，很快就能拿起针刀治疗一些较单纯的慢性伤科疾病。甚至一些大夫，经过10天的培训就"脱胎换骨"，把针刀临床治疗搞得红红火火。但是，越是这些接受新知识比较快，工作开展得比较好的学员，也越是更快地陷入了困惑。病人越多，病种越繁杂，培训时强力注入的新鲜血液很快就显得不足起来。临床中原有的一些知识也显得捉襟见肘，只叹书到用时方恨少了。在这个时候处理得怎么样即是见"功力"的时候，不少已在当地成名了，却在辉煌之后，后劲不足，又强力支撑而不加强学习，最后是昙花一现。更多的有识之士，迫不及待地继续深造，但因提高班授课的着重点是更加难治、更加复杂的疾病的诊治。对一些急于求成者，无异于拔苗助长。如何在提高班与初级班之间架起一座桥梁呢？下面我们做一些有益的探讨。

一、对针刀四大理论的透彻理解是进步与深造的基础

尽管我们在各期培训班上都反复强调理论的重要，强调要在千变万化的临床实践中灵活运用全新的理论来看待问题、思考问题、解决问题。而实际工作中，大部分学员仍"我行我素"，对这个"灵魂"不以为然，包括个别针刀界名流，为了解释通某些针刀临床中的疑难问题，也抛开了针刀理论而用常规的西医理论剖析。我们认为这对临床工作的深入开展是不利的，只是把针刀视做一个工具，慢慢地就有了"路越走越窄"的感叹！

大部分学员很看重学习针刀对某病治疗的一招一式，不重视对该病的病因病理的认识，为此，临床中疗效不稳定。

如慢性软组织损伤的根本病因是动态平衡失调。于是在临床中患者一说疼痛，第一反应就是用针刀扎，哪痛来一下，才不管它是慢性的还是急性的，或者是什么慢性损伤的急性发作，这

样不加分析不加区别地进行处理，其结果是可想而知的。碰上真正的慢性软组织损伤疾病，患者病变处有明显的粘连、瘢痕。针刀一剥，动态平衡恢复，效加桴鼓。可碰上病变处炎性渗出比较多的患者，尽管操作并没有什么不当，疼痛却难以迅速消除，甚至反而加重。这就是典型的只知其一不知其二，没有本质地理解动态平衡失调的概念。慢性软组织损伤的根本病因、病理是动态平衡失调，并不排斥或否定无菌性炎症的存在！特别是基层临床工作中，求诊病人的情况是多样的，绝不会都是单纯的慢性软组织损伤那么简单。有急性损伤及其恢复期的患者，这个时候是以渗出为主，应以消肿、制动、止痛为要，大多数情况下不宜单纯用针刀治疗；有过度期患者，其痛苦来源既有无菌性炎症的因素，也有粘连、瘢痕、动态平衡失调的因素。这时候，针刀配合局部封闭、理疗、中药治疗等方法，处理就比较全面；有病程较长、反复发作的恢复期患者其病理变化与治疗原则同上；有病程较长，通过常规治疗与锻炼，无菌性炎症已吸收，主要的症结就是粘连、是动态平衡失调，我们单独使用针刀治疗，疗效神奇且独特，一般可无需配合药物。为加快病情恢复，可使用活血化瘀、软坚散结、通经活络之中药。有单纯慢性软组织损伤伴关节紊乱或错移的，针刀松解粘连后，要用手法整复、关节外固定，使局部平衡真正恢复。明白了这个道理，针刀治疗是配合打封闭好还单纯针刀治疗较好的争议及讨论就应该有个了结了。

这样认识慢性软组织损伤理论并指导临床实践，才可最大程度地提高临床疗效。

二、过分依赖书本，也是临床治疗的大忌

针刀产生发展至今，也就是二十几年，对一门学科来说，他还是太年轻了，而在这短短的几年间其向深度和广度发展的速度则是惊人的。所以其间的盲点也很多，在很多问题上，只有一个大的轮廓，没有更基础和扎实的东西引证和落实。一些新探

索出的对某病的治疗还可能仅仅是个别案例的经验总结，还不能提示其规律性。

一些学员基础本来就较差，初级班的培训使他走入了一个新天地，于是求知欲望很强。初级班教材上的内容还没有完全掌握，就开始大量涉猎临床学术论文，并按图索骥地去治疗疾病，满腔的热血换来的常常是冷酷的现实，疗效不理想，甚至根本没有疗效。这种情况使一些人一蹶不振，丧失了进取的信心。

一是没有真正掌握正确的方法，一是这种方法本来就不是百分之百，或者其中的水分太大。一些学术论文常常只是一家之见，有一定的地域性、时间性，甚至存在一些认识的偏差。如对某种病的诊断标准、疗效标准掌握的不一样。把冈上肌损伤、三角肌损伤等视作肩周炎，其疗效必然神奇无比，可能一刀即除。实质上是对疾病认识的偏差所至。阅读学术论文不能像学习教科书一样，读论文要紧的是看其精神，受其思路启发，对其论述要分析其道理，然后再根据自己的临床实践去探索、验证。所以我们发现很多论文的观点是新颖的，临床治疗的方法是可取的，但也不乏失于片面和浅陋的文章见诸报章、杂志。既有真知灼见的精品也有人云亦云，没有实践基础的时髦之作。

即使正式出版的专著，也不是没有失误的，谨记，实践是检验真理的唯一标准！

另外，在学习书本知识的同时，且不可过于刻板。如《小针刀疗法》书中，在介绍针刀治疗时，对刀口线及针体方向的确定，多用角度来描述。不少学员就总是这个角度那个角度地搞不清。实质上，刀口线的方向，原则上是与损伤部位的肌肉、韧带的纤维方向一致；有较大的神经和血管经过者要与神经、血管的走行方向一致。这样就可最大限度地减少或避免损伤。针体的方向以垂直骨面和直达病变处为原则，以安全、便捷为准绳，切不可单单考虑多少角度而舍本逐末。这样，即使一些疾病的诊断治疗，书上没有写，老师没有教，也可根据具体情况选择刀口线和针体的方向确定治疗方案。

三、针刀操作的过程中，医患间的配合显得尤为重要

在临床实践中，目前针刀治疗的大部分病种都与软组织损伤密切相关。其症状的主观感觉性较强，如疼痛、酸胀、不适、难受等感觉，都不似其他疾病如呼吸道感染，有症状，也有具体的检验标准：血象高、扁桃体大、咽喉部红等。慢性软组织损伤程度轻者，外表可以与常人无异，主观感觉不适占相当大的比例，且选择治疗点，具体操作本身，都常常要根据患者的反应来确定。所以，在诊断与治疗的过程中，医患的相互理解和配合，显得就非同一般。

对某个固定的疼痛点来说，患者自己指点的是最准确的。而取点准，操作准则是消除顽固性疼痛最大的秘诀！很多学员在这个问题上也是走了很多弯路的。老师操作针刀一针治好了，自己依葫芦画瓢却要治几次，原因则多在此处。

选取治疗点时，医生一定要耐心并启发患者。因为很多患者在劳累、天气变化或者就是平常某个部位总是很敏感，压痛部位或酸胀明显处很清楚，可到了治疗时，因为在医生面前紧张或因室温较低、着急等因素，怎么寻找、按压都不是平日难受的地方、压痛的部位。这种情况一定要让患者放松下来，给患者较充裕的时间自己去找或医生认认真真地仔细检查，绝不可敷衍了事。

有时候为了选准治疗部位，要多变换体位，不要总拘泥于常规，这就是针刀治疗的动态取穴法。治疗腰背部病变时，可以根据情况取站立位、弯腰扶墙位、半俯桌面位等，上、下肢疾患的取穴、治疗的姿势就更为多样化了。

当然，在针刀操作时，患者能清楚、准确地描述主观针感，对术者的帮助就更大，能有效地防止副损伤，这是大家非常熟

知的。

总之，医患间的相互信任、密切配合，在针刀治疗中是十分重要的。要做到这些就要与各种类型的人交流沟通，这就不仅是医学知识丰富就可以做到的了。所以，要做好医生，首先要学会做好人！

四、针刀治疗也应该有整体观念

疼痛的治疗，多是“头痛医头，脚痛医脚”，一般都重视局部，即使疗效是可喜的，但远期疗效也不容乐观。

动态平衡应着眼于整体。若只着眼于局部肌肉、韧带的紧张、挛缩和压痛，用针刀在局部切割松解，而不考虑引起这些紧张、疼痛的原因（如错位，上部肌肉不平衡等），很可能局部的平衡调整过来了，而导致整体的力更加不平衡，过不了多久，局部的平衡必然会再次被打破。

所以，临床中大家这样总结道：治下肢疼痛，重点在腰、臀部，治上肢疼痛，重点在颈、肩部。上梁不正，下梁歪嘛。

从整体考虑，针刀操作的一些方法也引起了大家的讨论。如在针刀治疗中是一个治疗点用一把针刀治疗，然后留下不动，继续用另一把针刀在另一个治疗点上治疗，再留下不动，依次类推下去，直到所选治疗点都松解完后，再依次起针呢？（这种方法，是朱汉章老师一直采用的操作方法。）还是在同一人身上的一次操作，从头到尾用一把针刀，松解一个治疗点，立即起针再接着治疗另一个部位呢？后者的操作方法是有一定道理的，但在临床实践中认真比较，其效果却有着明显的不同。首先是患者的感觉不同。前者术后，治疗部位异常轻松，甚至感到治疗部位有空虚感，治疗后的效果也明显。而后者则没有如此明显的效验。细分析其主要优越性大概有如下几点：①针刀既有针刺的作用，又有手术刀的作用，要充分发挥针刺的作用，就要考虑适当留一下针，加强刺激、激荡气血运行。②一个治疗点上一把针刀的操作是规范的，是符合无菌操作要求的，可以防止不同部位的交叉感染。③可以减少出血，操作中如损伤了小血管，即时起出针刀，血即迅速流出，若留一下针，人体的凝血机制起作用，起针后止血更迅速。同时，不起针可以有效地控制患者不变动体位，使治疗部位更精确。

五、对针刀治疗后，患者的正常反应要有充分的把握，特别对不适感的产生、消除要做到心中有数

针刀虽在全国发展迅速，已成燎原之势，但从事针刀医疗的人员技术水平则良莠不齐。治疗的病种越多，治疗的人数越多，出现的情况也越多。属于我们医务人员的责任的，我们要吸取经验教训。可遗憾的是，在很多基层单位，出现了不少非医者治疗失误而出现的医疗纠纷。

如膝关节疾患，通过治疗，疼痛消失了，活动也灵活了，患者却诉关节部位发凉，提出是给治坏了，要求赔偿。吓坏了大夫，大夫很负责，将患者领到了长城医院鉴定，经专家们的检查，排除了神经损伤。那么为什么会出现这些症状呢？一种可能，患者原来膝关节就发凉（患者没有否认，但强调过去没有这么凉，主要症状是疼痛）。通过治疗，疼痛消除了，唯独凉感未除，便显得（主观感觉）凉感加重。一种可能是治疗时刺激了自主神经所致。一种可能是某处本有隐性损伤而恰在此时发作了。

根据以上思路，专家们检查了患者的腰、臀部，有腰三横突综合征，臀部肌肉损伤，压痛点针刀松解配合局封治疗，腰臀部位症状消除了，膝关节的凉感也没有了。

可见，针刀术后患者的异常反应，我们一定要认真对待，采取积极主动的态度和方法来解决问题、化解矛盾。

一般情况下，针刀松解后，1 天之内，以酸胀、难受为主。第 2 天，如果不活动，手术部位多无明显不适，个别人患处的感觉依然如初。第 3 天，剧烈的反应对多数人来说就过去了，基本无

不良主诉，有些人感到治疗部位有跳动感、发痒、发热感，甚至觉得不定什么时候，什么部位突然疼一下，这都是正常反应。

有些患者术后，疼痛加重，活动受限，局部有些水肿，休息及对症处理后很快就可恢复。出现这种情况多是患者体质问题或松解面积太大，也属正常反应。但在此时，一定不要让患者坚持功能锻炼。有些患者总认为锻炼是有助于恢复的，常常忍痛坚持却不知有疼痛就有损伤。我们知道一般的功能锻炼，也都要术后恢复2～3天甚至半个月再循序渐进地进行，否则只会使损伤加重。

六、在同一个部位治疗几次，无效，应该改换思路，要考虑松解范围是否全面，并考虑患有其他疾病的可能性

学员们涉足针刀临床后，对自己的针刀技术缺少自信，而对自己的诊断水平却很少持怀疑态度。常常是在一个地方治了一次又一次，没有效果就纳闷：针刀怎么就不好使呢？实质上，临床出现的症状未必是一种原因引起的，你消除了一种，还应考虑可能会有另一种。如足跟疼痛，你在足跟部找到了压痛点，正是骨刺处，针刀治疗后，症状减轻了，足跟仍然有疼痛。在同一处再治疗，当然徒劳无益，应考虑局部有没有炎性渗出，有没有筋膜炎、滑囊炎、脂肪垫炎，还要考虑跖管综合征，膝下脂肪垫炎等，甚至要考虑腰臀部有没有损伤？只有这样才能更好地治疗疾病。在一个部位针刀治疗后，疗效不理想，也应考虑松解不彻底，而松解不彻底的原因，主要是对损伤范围的判断不准确，对损伤部位各层次的松解不完全。如狭窄性腱鞘炎治疗的关键是松开狭窄之腱鞘及腱鞘与肌腱间的粘连，针刀不必先达骨面，而要刺达腱鞘壁，松开固定腱鞘之韧带，同时，还要根据压痛范围，伸指时硬结滑动的距离，确定松解范围，只有这样才可取得立竿见影之效。

针刀不是万能的,它只提供了一种好的观点和治病的方法,至于具体的治疗,遵循医学规律,解放思想,大胆实践,多动脑子则是关键。

针刀的学习是个漫长的过程,通过一段时间的临床之后,多会感觉针刀是很简单的一门技术,自己已经基本掌握。但面对纷繁复杂的临床疾病,你用针刀治不好,而别人亦用针刀却能手到病除。如能对比来看,你就会发现其中的技术含量了。为使针刀理论更完善,治疗的范围更广泛,所有的针刀医务工作者都不应该仅止于继承,而要着眼于创新。只有这样,学习针刀,使用针刀,发展针刀,我们的事业才会更辉煌。

第五节　助您成为一方名医

在全国针刀函授、面授的辅导和教学过程中,在给提高班的学员接触,以及到各地函授辅导站与当地临床大夫交流的过程中,越来越真切地感受到针刀的威力,感受到了普通针刀在他们手中是怎样一天天变得神奇起来的。

我们发现:报纸、电视、广播大量报道宣传的人物,竟多是我们高级班的学员!仅第五届提高班学员中就有几十位在本地已经成名,他们共同的特点是:自信自强,勤奋好学,灵活机智。在临床工作中各有各的招数和计谋。

就我们所见所闻,总结概括一下介绍给新入门的学员,想必也是很有意义的事情。略述如下,仅供参考。

一、胆子大、决心大、干劲大

如果用“天有多大胆、地有多大产”的口号来形容他们的莽撞似乎并不为过。一个卫生中等专业学校毕业,函授大专学历的乡村医生,不安于在村里只开个卫生所,要到县城独闯天下,把针刀挥洒得如关公的刀,李白的笔,只可惜无菌观念不强,连续造成针刀手术部位的感染。治疗屈指肌腱鞘炎，也弄巧成拙，搞出一个血包，引来不少责难。盲目的大胆使他栽了个实实在在的大跟头，可谓教训啊！对一般的人来说，一定会“一朝被蛇咬，十年怕井绳”，金盆洗手不干了。可他不！哪里摔倒就从哪里爬起。他认准针刀能治病！分析事故原因，发现事故的引发不是针刀技术本身的问题，而是自己临床基础太差，于是毅然前往正规医院进修，拜名师苦练基本功。事隔一年重回故里，已能刀下生风，令顽症痼疾屡屡败北而名声鹊起。

一位40多岁的大夫学完初级班后，虽然对软组织损伤还没有深刻的了解，但朱老师的四大理论却让他明白了很多，得知股骨头坏死是针刀治疗的适应证，没有学习针刀治疗股骨头坏死的具体方法，临床上见了此病患者却毫不胆怯，详读有关书籍（如《马氏股骨头坏死治疗》等）结合针刀理论、耐心询问、悉心检查、认真施术，谁料仅一次针刀治疗，“比某某专治股骨头坏死的名医四年的中药调理还要有效！”（患者语）。治疗3个月，X线片已有显著变化。一传十、十传百，股骨头坏死的病患者越来越多……。连我们的针刀专家们都感棘手的股骨头坏死，在他那里却成了“小菜一碟”（当然，他们面对的疾病轻重不同，对治疗效果的要求也各有差异）。难怪行家们初听此事时也禁不住惊呼：“胆子还不小啊！”。

二、重视宣传，不仅是做出成绩后等记者上门采访，而要主动出击，先声夺人，自己给自己塑造良好的公众形象

针刀业务开展伊始，当地的患者不了解针刀，就是当地医疗机构的领导和医生对此项技术也不理解，甚至不认可。有的地方连本院大夫也说三道四，视针刀为旁门左道，给针刀的开展带来极大阻力。用行家的话说，要打开局面，首先要克服最大静摩擦力。在这种情况下，不少学员积极动手给当地报纸、电台写科

普文章，把针刀的由来、针刀的荣誉、针刀如何落脚于中国中医研究院、针刀治病的原理、治疗的范围以及针刀治疗的神奇效果介绍给大众，让人们对针刀有个初步的感性认识。甚至，在介绍过程中举出的一些典型病例，就强烈地吸引了同类病患者前来求治。有了病人又首先选择症重易治而又显效的患者治疗，努力创出名声。

针刀医学培训中心用心良苦地收集了全国乃至世界各地的新闻媒体对针刀医学，对各地做出成绩的针刀医生的通讯报道，并编辑成册。这本是件大好事，可一些学员却难以理解。他们提出要学针刀理论与实践的知识，要买对提高针刀治疗技术有用的资料，对这种报道不屑一顾。事实上，这种汇编很有价值，初学者可以借此了解针刀的声势和作用，可以借鉴他人的成功经验不断鼓励自己。成功者通过汇编宣传自己，提高知名度，进一步增强信心。就是走在针刀医学发展前沿的人们翻翻它也常会受到启发，感到压力。特别是我们在工作上遇到了困难和阻力，在探索的路上感到孤独和无助时，看到那么多成功者的风采，看到那些执著努力的同行们说出来的名言警句，看到那些成功者成功前的辛酸和清冷，难道能不信心倍增，凭添战胜困难的勇气吗？就是尚未被新闻媒体报道过的有为者，看看所谓成功者做出的“英雄壮举”与自己相对照“也不过如此而已”，从而为自己找到正确的位置，克服自卑心理，大胆开拓。

撇开以上作用，通过“汇编”，难道就不能使一些人茅塞顿开，悟出自我宣传、自我推销、新闻报道，被社会承认所能产生的作用吗？

三、因地制宜采用灵活的收费形式

针刀治病的确不同于针灸，高难度的操作需要更精确更丰富的医学解剖知识，治疗的病种也多是用其他方法久治不愈的顽症,操作起来各方面的要求也相应比较高,故而其收费也不同一般。但在人们对针刀尚未认识,不很理解时,我们开展这项新业务,还是要讲求实际,讲究方法的。于是,有些人就干脆采取少收费甚或不收费的办法来赢得更多的临床实践机会,再加上自己的勤奋,刻苦的学习,很快便能手到病除。

有的大夫为了增加收入同时促使病人坚持治疗,便采取收压金的办法,声称无效退款,既给患者一种安全感,又显得大夫治病态度诚恳,对疗效有把握。再说,颈肩腰腿痛病,只要不是癌症、结核等引起的症状,用上针刀、针灸、按摩、牵引、封闭、中药等诸多手段,又怎能会没有效?

于是病人蜂拥而至。一次不行两次,两次不行三次。数年之疾一刀而愈,病人赞其神奇!痛苦之疾,三两个月治好,病人也不觉得吃亏。这样,病人把病治好了,大夫把技术练好了。说到这里,不能不提一提医患关系。通常病人求之于医生似乎天经地义,实际上,大夫应该是求之于病人的。病人是医生的工作对象,只有病人主动积极地与大夫配合,才能真正把病治好。所以,很多真正的大医都发自内心地说:"我是非常感谢病人的,是他们给了我那么多机会思考与实践,是他们培养了我,锻炼了我"。正是这种发自内心的感激之情,使他们在日常工作中对病人关心倍至,奉若上帝,医患关系十分融洽。

四、对业务精益求精、严格要求自己

到他们的诊室,他们的书房看一看,专业书籍琳琅满目。他们说:只要能买到的好书不惜一切代价!他们就是这样广泛收集资料,学习新知识。从骨伤科基础知识的书,到各种版本的解剖图谱;从中医的筋伤学到西医的软组织损伤治疗;有中医针灸治疗疼痛症的专著,亦有手术治疗颈椎病、腰椎病的权威著作……总之,凡是与针刀治病有关的一些知识性书籍应有尽有。他们从这些书中更清楚地认识到疾病的性质、诊断治疗的方法、原理，不仅知其然，还要知其所以然，从而不断创新。在培训班中学过的病能够治，没有讲过的病举一反三也能治。

对书重视，对有一技之长的人更重视，只要有机会，他们就虚心向别人求教，获得哪怕一点点的启发，也都如获至宝存入自己的知识库中，集百家之长，融会贯通、久而久之成为饱学之士，渐渐自成门户，形成特色。

五、对自己能力，人品的了解，给了他们充分的自信，这是成功者最大的特点之一

几乎没有一个参加过针刀培训后即迅速成名的大夫，不是能言善辩，精力充沛，信心十足者。在给人看病时，他们的才思，他们的气质，他们的和蔼态度等等，一下子就赢得了病人的心，这就是成功者内在独有的风采。为增强这种自信，他们绝不是“张扬”，却也丝毫“不谦虚”地把自己曾获得的荣誉证书乃至与著名专家们的合影像放大，精心地用镜框裱好挂到墙上，把宣传报道自己事迹的文章、报道针刀发展状况的文章同样嵌在镜框中挂到墙上，无形中，在诊室里树立起了值得信赖的好形象，引导病人跟着大夫的思路走，顺利地接受新疗法。

成功都不是偶然的，有机遇、有实干，也有谋略，至少是他们的作法，在有意无意之间符合了事物的客观发展规律。成功是有备而战、是处心积虑的结果。

六、有开展工作的技术水平，还必须有处理问题的镇静和勇敢，这就需要医生有良好的心理素质

有些学员不止一次尖锐地提出：如果针刀治疗中出现晕针、滞针、断针怎么办？我曾讲首先要预防，尽量不要在病人空腹、

劳累后施术，术前要做好充分的思想工作，术中也应该借势、顺势，不可硬性操作。而一旦滞针了，立即停止手术操作，解除刺激，绝不可自己先乱了方寸，手忙脚乱起来。要把自己胸有成竹的信心和平静的心境，通过口头语言和身体语言让患者安静下来。出现针刀滞针时，有些大夫让助手把身体与患者靠得很近，手握住患者的手，拍拍病人的肩背，让病人的紧张情绪慢慢缓解，轻轻揉按手术周围的肌肉。如果仍不能解除，便在近旁再扎进一枚毫针，提插捻转，建立一个新的兴奋点，待周围组织松弛变软后，缓缓地把针刀取出。

曾眼见一位著名针刀专家临床针刀操作时，突然出现断针的情景。周围的人都惊呆了，可他眼疾手快，迅速准确地抓住了尚露在皮肤外的断头，左手压住周围的皮肤，并继续用平和安定的声音告诉病人："好，放松一点，放松一点，不要紧张"，"啊！马上就好了，再坚持一下……"我们的手心都捏出了汗，而他却非常沉稳地化险为夷，病人康复出院了，也不知道曾在自己身上发生过断针的事儿，否则即使最终没有酿成事故，在病人心理上也将造成极大的恐惧。这看似普通、平常的行为在特定的环境、特定的时刻就不同一般，这就是功力，这就是水平——良好的心理素质！

有学员还问，万一不能处理得这般完满，或断端没在了肌肉里怎么办？那就只有采取外科手术的方式取出来了。同时一定要注意让患者不要紧张，不要改换体位，减少针刀断进去的部分游离原位（随肌肉的运动深入人体内部），造成不必要的危险或增加取针手术的难度。

人们尊敬名医，羡慕名医，却难知名医心中的苦闷。有专家说，有责任感、有使命感的医生总是如履薄冰的，每每提心吊胆，小心翼翼地处理每一个临床问题。差之毫厘，将谬之千里，手术大夫更是如此，一个不小心就会给病人造成无可挽回的损失。做针刀手术于精细处，亦是全神贯注，甚至"不堪重负"——技术水平是一个概念，心理素质是一个概念，处理问题的经验、能力又是一个概念……诸种因素综合一起，才是一个人真正的业务水平。

由此可见，一名优秀的医生，是必须具备多种能力的，基础越扎实，知识越广博，方法越精当，成功的希望就越大，其持续的时间也越长。

"强风识劲草，路遥知马力"，相信您通过不懈的努力，也能成为一方名医！

第六节　关于小针刀的模式及改进的讨论

《小针刀疗法》一书对小针刀这个新名词有这样的论述："小针刀是将针刺疗法的针和手术疗法的刀融为一体，把两种器械的治疗作用有机地结合到一起的产物。"并说："小针刀是目前比较理想的进行闭合性手术的手术器械，它能适应于多种情况多科疾病的闭合性手术"。"小针刀是针上带一狭窄之刀刃，与古代九针中的带宽刃的针大不一样。它可以像针刺疗法的圆形针一样深入人体深部和任何部位之穴位"。

很多人仅将朱汉章教授早期使用的针刀工具称为小针刀，我认为这是不够的，是没有真正理解《小针刀疗法》一书中对小针刀所下的定义。我认为，凡是取针灸针之灵巧针体，融手术刀切割松解之功能，其形似针非针，似刀非刀的可行闭合性手术的新型的医疗工具，均应视为小针刀的范畴。正如针灸针有九针一样，其形态、大小不同，但其本质都是以刺激穴位为主治疗疾病的工具。手术刀有大小和形态的不同，应用其手术治疗的部位不一样，如切割扁桃体的手术刀、骨科手术的手术刀等，但其根本属性是一样的，有锋利的刃，可行切割治疗。

小针刀之所以新，不仅是形状独特，更主要的则是其指导思想新，提出了闭合性手术的理论，慢性软组织损伤的新的病因学说，骨质增生理论，以及对经络实质的新认识。将中医的抽象思维与西医的形象思维相互融合，将中医的具有代表性的医疗器械针灸针，与西医具有代表性的医疗器械手术刀有机的结合，在临床中成为既有针刺的作用，又有手术刀作用的独特的医疗器具——针刀，实现了闭合性手术的操作。从而在中西医学之间架起了桥梁，弥补了传统的非手术疗法与手术疗法的空缺。也正基于此，小针刀的出现才被誉为具有跨时代意义的发明。

我认为：凡是以针刺工具为针体，尖部有锋利的刀刃，用于做闭合性手术的医疗器械，均可统称为针刀。所以，众多有志之士通过对针刀理论、治疗原理的学习，结合自己的临床体会，针对不同的病种，不同的治疗部位设计出的大小不等，形状各异，在临床中实用的医疗工具无论冠以什么名称，其实质不变者，亦属针刀系列。

针刀在临床中的应用愈来愈广泛，仅以朱汉章老师推崇的平刃针刀在临床中以不变应万变，逐渐有些力不从心。于是，在特定的部位，为达到特定的目的，采用特殊形态的针刀工具便显得尤为必要，如治疗小儿先天性肌性斜颈，切割痉挛的胸锁乳突肌，就不如用钩刃针、凹刃针；治疗狭窄性腱鞘炎，就不如选用三面带刃的针刀或钩刃针刀治疗；既有局部炎性渗出，又有增生或粘连的疾病，采用注射式针刀，就更为方便；治疗筋膜损伤性疾病，选用凹刃针、钩刃针操作就更简单方便，疗效就更为突出；治疗内脏性疾病，既要切开松解体表反应点之硬结，又要起到长时间穴位刺激的作用，宜选用套管埋线针刀，即把埋线针尖部加刃就能更加实用，等等。

相信随着针刀在医学领域的广泛应用和快速发展，针刀的原有模式必将被打破，改变得更加多样化，但万变不离其宗，因为其根本特质是由它的理论所决定的。

以上看法，欢迎广大针刀界同仁批评指正。

第七节　病例分析评点

针刀治疗肱桡关节滑囊炎术后血肿

病例分析

张某某,女,35岁,干部,天津人,一年前骑自行车摔倒,伤及右肘。当时肘关节肿胀疼痛,活动受限。当地医院X线检查排除骨折,诊为右肘关节周围软组织损伤。经中药外洗,消炎止痛西药口服,及右肘关节制动。1月后肿消痛止,但遗留右肘关节僵硬,酸胀不适,久治不愈。患者1995年5月来诊。查:右肘关节内外上髁、肘尖、肱桡肌与腕背伸肌之间压痛,桡骨粗隆压痛。诊为右肘关节筋伤,其中有肱桡关节滑囊炎。在各疼痛点处针刀常规松解剥离。在治疗肱桡关节滑囊炎的过程中,左手拇指下压分剥肌肉、血管时,因患者较胖且不断呼痛。术者手指下掐未至骨面即将针刀刺入,针刀未至骨面时,左手又松动了一下,于是只好采取摸索进针法刺至骨面。患者述针下酸胀、微疼,即行针刀切开剥离术。患者因疼痛抽动上肢,针刀尖部滑离骨面,再探、再切,起针后,针孔出血。无菌纱布擦之,压迫针孔半分钟,创可贴敷盖后行手法松解最大限度屈伸肘关节。手法后,针孔又有渗血从创可贴侧挤出,并有肿包凸起。考虑深部内出血,迅速压迫止血,但已为时过晚,按压针孔5分钟,用纱布加压包扎。5天后,右肘关节周围疼痛消失,而肘内血肿未除,压之微痛、坚硬,肘关节不能伸直。

分析评点

1. 因肱桡关节滑囊位于肱桡肌的深面,且深层尚有诸多神经、血管(桡动脉及其两个伴行静脉和桡神经浅支组成桡血管神经束，走行于前臂桡侧屈伸肌分界线上，即行于肱桡肌的尺侧缘）。所以，为了能够安全手术，应将肱桡肌扳开——用左手拇指下压，将深层的神经、血管分开并推挤到两侧，刀锋紧贴左手拇指指甲刺入，这样刀锋穿过皮肤到肱二头肌止腱（桡骨粗隆骨面上）。针刀穿过肱二头肌止腱即达肱桡关节滑囊，针刀刀口抵住桡骨粗隆，行切开剥离法，此为正确的操作方法。

2. 左手拇指抠住肱桡肌尺侧缘、外推、下压至骨面，针刀方可真正避开神经血管。而实际操作中，考虑指推下压时患者疼痛较著难以忍受，故左手拇指未继续下掐至桡骨粗隆骨面。进针刀采用摸索进针法，如患者配合准确地描述针感，术者随时调整进针方向也可避免损伤。如果病人不能准确描述针感或医生手感欠佳，便不易避开神经和血管。

针刀绕过神经血管而达桡骨面，应该是进针操作成功了。但术者行切开剥离法时，又因提针幅度过大，针身固定不稳，致针刀滑离骨面，再行探索并胡乱捣刺，神经和血管就很难不被损伤了。

本例操作失误的主要原因是未能严格按照治疗本病的针刀操作规程进行，即未能做到指掐至骨，又未能使针刀操作不滑离骨面。同时，起针后，又未能根据出血速度、多少、色泽、准确判断出是浅层毛细血管出血，还是较深层的动脉或静脉血管被刺破。仅采取短时间按压止血的方法处理，且不待完全止血，又马上进行大幅度的手法整复，这必然加重血管的创伤而增大出血量。又因损伤之血管较为深在，血液不能迅速排出而急剧渗透到周围软组织内形成血肿。如果出血后，能判断准确，立即较大力度按压针孔 5～10 分钟，并暂不用手法治疗，相信也是可以避免形成血肿的。

我四十多年的病好了

我是河北省青龙县肖营子中心卫生院的中医主治医师，全国第33届针刀医学培训班学员，男，56岁。

病发于40年前的一个夏季，那天天气闷热，下地干活，累得大汗淋漓，燥热难耐。收工后急跑到几百米外的山涧溪流处洗澡。当时性急，大汗未干即跳入水中，在清凉的水中感到格外痛快，洗后也没有什么不舒服，因劳累疲乏，晚上倒床便酣然入睡。约午夜时分，突然被左下肢剧烈的疼痛惊醒。当时疼痛钻心，口服止痛药，肌注止痛针疗效不佳，后每天以肌注两次“汉防己甲素”针剂勉强维持，卧床休息十余日，疼痛才慢慢缓解。但自此落下病根。左臀部连同左侧小腹部，左侧睾丸、阴茎及左侧下肢酸、沉、胀、乏力，行走不便，左腿腘窝下腓肠肌处酸胀尤甚。左足抗寒能力明显低于右足，总觉发凉，足跟皮肤粗糙，营养差。40年来遍求名医，中西药物内服外贴，针灸、封闭等想尽办法，治疗效果不佳。近几年，曾多次欲往南京某部队医院做外科大松解术，终因惧怕手术后遗症而未能成行。

1994年12月中旬参加针刀医学培训班学习，老师在课堂上示教时，我主动要求诊治(1994年12月17日)。当时诊为臀中肌、梨状肌、髂腰韧带损伤，于腰臀部选了8个点进行针刀剥离。麻胀感非常强烈，比电脉冲刺激还强，但针感传导未致左侧睾丸，针感过后效果不是很明显。心想40余年病痛怎么可能那么快有效？5天后(12月22日)另一老师示教，我又主动上台要求诊治，这个老师详细检查后，膝下胀痛诊为“筋膜间室综合征”(所谓筋膜间室综合征，是指由于各种原因引起的筋膜间室内压力增高而导致局部受累处神经、肌肉机能障碍的表现)，腰臀部诊断同上，于臀部选4点，腓肠肌处选4点针刀剥离，针感与上次相同，而效果不错。结业典礼时(12月24日)我非常高兴上台发了言，感谢老师针刀传神，妙手回春，40余年的重病，只经两次针刀治疗就好转近半……说者无心，听者有意，这话引起了朱院长的注意。会后朱汉章老师让人通知我过去，在针刀治疗室又做了认真检查，肯定了以上诊断为综合型腰臀部软组织损伤。同时指出:臀部深层软组织粘连较为广泛,挤压、牵扯了阴部神经。筋膜间室综合征针刀松解一定要充分,然后要通过手法来彻底减压。接着朱老师亲自执刀做了第3次针刀手术。①臀部有一针刺入——伴着强烈的酸、麻、胀感——疼痛——稍移一下针刀位置又往深入刺下——一直到疼痛麻胀感再次强烈起来。真觉得有一根粗棒从我的臀部直插进髋关节了。我一动也不敢动,突然疼痛感由臀部一下子放射到了左腹股沟、左侧睾丸,这是40年来无数次针刺没有出现的针感。②小腿肚部的针感与第2次也不同。针感是向足后跟,足底部放散、发麻、发胀,多年的足跟僵硬、紧迫感瞬间消失。第2天早晨患侧足跟、足底部仍有麻酥酥感和蚁走感。③针刀拔出,创可贴保护针孔后,就感到了有人按住了我的双踝部,有人在小腿肚上开始了有力量、有节奏地挤压揉按,胀痛得难受。接着有人握住了我的脚踝部,有一拳头放在腘窝内,用力屈曲膝关节二三下,胀痛感更剧烈。

手术结束,我下意识地看了一下手表,正好中午12点。从走进手术室,躺到治疗床上接受朱院长的询问、检查,听老师们的分析、讲解,到朱院长定点,消毒,戴口罩、手套,持针刀操作,实施手法完毕总计不过10分钟。

1995年1月上旬我怀着感激之情从家里赶到长城医院复查,并希望把仅残留的坐骨结节处的一点疼痛,左下肢胫骨外侧的胀痛治好。朱院长在百忙中抽出时间接待了我,并指导着柳老师为我做了手术,臀部一点,腓侧四点,感觉是沿着腓神经的走向手术。刺进皮肤后即传来"嘣嘣"的切割筋膜声,针感特别好(针感直达病所,酸胀适中而无疼痛),起针后过度屈曲左下肢,推拨腓神经分布区,当即就感到轻松,至此,我走路、翻身、跳动,哪儿都不痛了,40余年的病彻底治好了!

(伊福增)

分析评点

该患者临床症状按传统中医诊断为痹证当属无疑。《灵枢经·贼风》云“……寒温不时，腠理闭而不通，其开而遇风寒，则气血凝结，与故邪相袭，则为寒痹。”西医即为慢性软组织损伤。患者当时年轻气盛，酷暑难当之时参加强体力劳动，左下肢用力过多，血液循环加快，毛孔张开，汗液外泄，人体体能消耗过大，其气必虚，骤然受寒凉刺激（热胀冷缩），使全身毛孔闭塞，血流减慢、凝滞，肌肉筋膜收缩受损，内外压力失衡致下肢肌肉瘀血，乳酸等代谢产物不能及时排出体外，数小时后受损部位出血，渗出较多，积聚到一定程度刺激神经血管而发病。当时仅以解痉止痛针药对症治疗为主，令患者自动恢复。急性炎症、水肿吸收后，症状缓解，受损肌肉筋膜机化、结疤、粘连后挤压、牵拉神经、血管导致慢性病变症状。中西药物、针灸、封闭等治疗难以解除病因，故未能奏效。

由患者的针刀治疗经过可以看出，精确诊断，熟练操作，手法运用是相辅相成，缺一不可的。第1次治疗只考虑臀中肌损伤、髂腰韧带损伤、梨状肌损伤。虽针感很强烈，但真正病变点的粘连却未松解开。第2次治疗，大夫排除腰臀部压迫神经引起腓肠肌酸胀感的因素，敏锐地发现腿部症状为下肢筋膜间室综合征。于是选好治疗点切开筋膜减压，取得较好疗效。但仍未考虑臀部深层软组织粘连的剥离和重要的手法运用。第3次治疗，朱汉章老师不仅再次松解了臀大肌、臀中肌、梨状肌、腓肠肌、比目鱼肌，而且在臀部由浅入深剥离得较为彻底，针刀直达坐骨神经根部和深处阴部神经周围切割松解，并采用了有力的手法配合针刀治疗。而且从患者自身感受的描述可以推测出针刀手术中摸索进针的过程，如何顺利地避开深部神经血管的损伤。第4次治疗可以说是收尾工作了，把前几次忽略的股方肌损伤、腓浅神经挤压症状解除了。

通过这个典型的劳损后受风寒湿邪侵袭引起的筋伤病的治疗，我们不难看出风寒湿痹日久之后，其病理变化亦是软组织结疤、粘连，其机制是动态平衡失调。用中医的痹症理论分析，即是气血运行郁滞而导致功能紊乱，产生局部疼痛、感觉迟顿、运动障碍。临床表现的症状是一样的，只是不同的认识、不同的理论，产生了不同的治疗方法。麻木重着，中医解释为湿邪留滞，西医解释为神经传导障碍。凉感，中医解释为寒邪侵袭，西医解释为毛细血管运行不畅，支配该部位的神经受卡压，等等。针刀医学理论则以动态平衡失调为准绳来寻找卡压神经的点，影响毛细血管通畅的软组织病变。用针刀手术矫正其失常状态，使机体恢复健康的正常状态。在临床中，我们不能把这些概念混淆起来，不相互联系地认识，而是分割开来去看。如认为梨状肌损伤是一种病，坐骨神经痛是一种病，下肢窜痛、寒凉感等又是一种病。其实梨状肌损伤首先波及坐骨神经而引起病症，其临床表现就是下肢窜痛、放射痛、寒凉感。当然，如果反过来推理就又不同了。坐骨神经痛，可能是梨状肌损伤、腰椎间盘突出症引起的，也可能是臀中肌损伤、骶髂关节错位等引起的。总之，不管何种原因，只要妨碍了坐骨神经的正常功能都有此症状。在这个病例中，我们松解了粘连，在中医上的解释该是疏通了经络，也驱了寒、除了湿。所以，治病要求其本。老寒腿也罢、月子病也罢，针刀都有用武之地。

通过学习针刀医学理论，我们应清楚地认识到慢性软组织损伤的根本病理机制是动态平衡失调，是粘连、瘢痕引起的。把粘连、瘢痕剥离开来，恢复人体动态的力平衡状态则是其产生疗效的关键。而全面系统的医疗知识，丰富的临床实践经验，加上用心去思索，去领悟，手不离刀地去练，才会心到手到，手到病除！

颈部针刀治疗失误

患者某某，男，34岁，因颈、腰背部及髋关节疼痛伴活动受限二十余年，于1997年7月16日到某某医院就诊，以“强直性脊柱炎”收入住院。入院时患者强直步态，脊柱后凸，驼背角度30°，颈、肩周围压痛(＋)、骶髂及大转子周围压痛(＋)。颈部僵硬无活动度。X光片示：脊柱生理弧度消失、呈竹节样变；双髋关节间隙模糊、变窄、双股骨头密度不均。血沉52mm/h。

入院诊断：1. 强直性脊柱炎；2. 双股骨头无菌性坏死。

住院期间：从7月18日至9月19日先后曾做9次针刀手术，对双髋、腰、颈椎周围软组织进行了松解。有一定疗效。于9月23日上午11时做第10次针刀手术，手术部位：$C_{4\sim5}$、$C_{5\sim6}$、$C_{6\sim7}$、$C_7\sim T_1$下棘突间及棘突旁左右各2cm处，共12点。手术操作：患者俯卧位、定点、消毒、麻醉理想，术者持Ⅰ号针刀在上述治疗部位行软组织松解术。当行$C_{5\sim6}$棘突间一点针刀手术时，病人自诉颈项胀痛，有电击样感觉传到右上肢，术者马上将针刀上提，观察片刻无异常，继续手术。起针后，在手术床上常规手法整复后送回病房。下午13点患者自行步入病房卧床约5分钟，突感颈部胀痛，患者诉：“颈椎有一股热流向下流动，疼痛剧烈，接着双上肢麻木无力”，遂出现烦躁不安。

查：神清，语言流利，血压180/100mmHg，呼吸22次/分，心率88次/分，心肺未闻异常，生理反射存在，左下肢偶尔出现巴宾斯基征阳性。当时考虑：1. 患者对疼痛极度敏感致血压升高；2. 椎管内有少量出血。立即给予肌注安定10mg、安络血5mg，利血平1mg，杜冷丁50mg及静注25％硫酸镁10ml，静点止血敏、地塞米松等以止血、降压、止痛。14时应用冬眠合剂后患者入睡，下午16时，查血压90/60mmHg，呼吸22次/分，心率80次/分，神清、语言流利，双上肢皮肤感觉差，明显力弱，肌力Ⅲ度，双下肢肌力Ⅱ度。T_4以下痛觉消失，生理反射消失，未引出病理指征。16 时 45 分被送往外院行 MRI 检查，体部 MRI：平颈 4 椎体上缘至胸 6 椎体上缘椎管内，脊髓后见一等 T_1 长 T_2 信号棱形连续病灶，病灶前脊髓受压前移，灶内信号较均匀，最大横径为 1.8cm×0.8cm。印象：颈 4～胸 6 椎管内后壁硬膜外血肿。后脑外科会诊，意见如下，患者颈部针刀术后后颈部剧痛，向背部放射，躯干、四肢运动感觉障碍，查体：感觉平面，躯干部胸 3 以下浅感觉消失，双下肢肌力 0 级；无胸式呼吸，腹式呼吸存在；阴茎勃起、肛门反射均未引出；双下肢肌力低，生理反射、病理反射均未引出。体部 MRI 提示颈 4～胸 6 椎管内后壁硬脊膜外血肿，脊髓横贯性损伤诊断明确，病情危重。急性硬脊膜外血肿，产生脊髓压迫，造成有脊髓横贯性损伤，有手术指征，治疗方法只有开椎清除血肿、解除压迫。但患者脊髓压迫已达 6 小时，现已全瘫，清除血肿，压迫解除、恐怕脊髓功能也难以恢复。如不手术恐怕脊髓受压节段水肿向上发展、影响高位脊髓导致呼吸困难，应给予积极手术挽救患者生命。以急性椎管内硬脊膜外血肿，脊髓横贯性损伤收住某某医院神经外科。自发病以来，小便失禁，未解大便。晚 19 时许，患者进入手术室，在全麻下行 C_4～T_6 后路开椎，硬脊膜外血肿清除术未见活动出血。术后诊断：急性硬脊膜外血肿(颈 4～胸 6)脊髓横贯性损伤。术后出现的四肢瘫，呼吸无力，肺部感染，肠麻痹。经该院积极救治，患者转危为安。目前患者仍高位截瘫。

医疗事故鉴定委员会专家认真听取了双方的陈述，详细询问了病史及诊治经过，对患者进行了仔细检查，并阅读了病历及有关 X 光片等，经严肃认真的讨论分析后一致认为：

患者为强直性脊柱炎晚期，脊柱、双髋关节强直，且活动期尚未完全静止(血沉 53mm/h)，无进行软组织松解术的手术指征；术前检查不充分(无血小板及血糖、尿糖检查，并且用过期肝功能检测手段)；无术前手术签字单；针刀术后出现硬膜外血肿的症状、体征，院方仍应用了冬眠疗法，延误了病情。定为二级医疗责任事故。

分析评点

在 $C_{5\sim6}$ 棘突间一点针刀手术时，可能因针刀刺入方向偏斜，针刀刺入过深而造成创伤。因为强直性脊柱炎患者的脊柱周围肌肉多已变性，甚至钙化，针刀松解剥离时，常找不到各软组织不同的手下感觉，加之钙化组织坚硬，松解时需用较大力量，若无相应的防范保护措施，则很容易出现用力过大使针刀失控，突然深入椎管而造成损伤。所以在病灶深部有重要脏器或重要神经，血管组织用针刀松解时一定要稳，要严格控制针刺的深度。如拇示指夹持针柄，中指扶针体、抵皮肤，以中指的屈伸来调节进针的深度，若针下阻力感较大又需切开治疗时，为避免失手，可使持针之手保持固定姿势（中指稳定针身，控制深度），用力下刺，即使针下突然落空，因有中指的保护可有效地避免失手。

另外本病例针刀治疗 $C_{5\sim6}$ 棘突间时，病人自诉针下胀痛，有电击样感觉传到左上肢，说明有可能伤及脊髓、神经根，术者根据进针的部位，针刀刺入的深度等情况分析，应迅速中止治疗。但该病例的治疗只稍停片刻就继续进行手术，并且起针后，在手术床上进行了常规的颈部手法整复，即强力牵拉，旋转颈椎，使针刀松解处进一步被“撕”开。若从后来的结果，“椎管内后壁硬膜外血肿”分析，此时针刀必刺破了椎管内动静脉血管，但并没有直接伤及颈脊髓本身，针刀继续在其周围软组织内切割松解，使周围组织紧张、痉挛，可使损伤了的血管进一步受刺激，促使出血加剧。尔后的颈椎手法整复更可能是破裂血管进一步被损伤的重要外因。若有了触电感传至上肢即迅速起针，让患者静息，并密切观察，刺破的血管也很可能会在血管的弹力作用下很快被保护起来自动止血而不致引起更大的损伤。

当患者出现脊髓压迫刺激征时，应迅速做颈部 MRI 检查，结合其他检查判断病灶位置和疾病性质，迅速行外科手术可避免不可逆性伤害。那样可能不致于造成患者高位截瘫，所以临床治疗时，任何侥幸心理都是要不得的。

第八节 对针刀教学方法的认识和探讨

针刀医学自1987年向全国推广以来，到现在已经有12年了，目前国内外已有近两万名医务工作者接受了针刀医学的培训，其中教授级的医学专家有二万五千余人，47个国家和地区已成立了针刀治疗中心。针刀治疗疾病的范围日益扩大，理论日臻完善，其影响及声势与日俱增，全国性的学术交流会已经开过了四届，首届针刀医学国际学术交流会也即将召开……。针刀医疗取得了可喜的社会效益和可观的经济效益，这是朱汉章老师及其学生们共同努力的结果，其中中国中医研究院针刀医学培训学校（原针刀医学培训中心）的工作人员及授课老师们的辛勤劳动功不可没。

作为较早参与针刀培训工作的最年轻的教师，现就针刀教学略谈一些感受。

学员来自全国各地、世界各地，年龄最大的78岁，最小的18岁，职称有教授、主任医师，也有乡村医生和刚从卫生学校毕业的中专生；有学中医的，也有搞西医的；有针灸专业的医生，也有从事按摩的大夫；有骨科专业的医生，也有内、外、妇、儿科的技术骨干，针刀医学强烈地吸引了他们，使他们不约而同从全国各地集中在一起，同堂学习。所以，我从一开始走上这特殊的讲台，就感到紧张和无所适从。讲得深了，一些学员听不懂；讲得浅了，一些学员又感觉没味道。课程进度快了，一些学员跟不上；课程安排得松了，一些学员又感到无聊……这种种问题，在大中专院校里是不多见的。因为不管是哪个专业的学生，哪个年级的学生，其知识面、社会阅历都是相近的，几乎都是在一个起跑线上，所以，给大学生们讲课是可以按部就班循序渐进的，他们有充足的学习、复习的时间。但是在全国针刀培训班上若以在大学里讲课的方式传授针刀技术，老师和学员就不免会显得尴尬。在这个方面，针刀医学培训中心是有着不少教训的：曾聘请过研究院的知名专家、教授、大学里的老资格教授，在这个特殊的讲台上，讲授针刀理论和技术，却因为学员们听不懂，学不会而不买老专家们的账，致使他们一个个被淘汰了下去。这也难免使他们的自尊心受到伤害，让他们由衷地感到“针刀学员的素质太低”，甚至有人气得都说起了胡话：“真正的教授讲课，他们根本就听不懂！”。事实上，这样的评价是有失公允的。在成人培训工作中，学员们应该是最有发言权的，因为他们在临床工作中是有相当经验的，是为了丰富自己的学识从紧张的工作生活中抽出时间，千里迢迢而来，是最诚心的求知者。同时他们也是培训学校的上帝，是针刀医学发展的后备军。要知道针刀之所以有了今天的发展，就是依靠这些特殊的临床医生们共同努力不断创新的结果！

在10天以内，要想使针刀医学被学员接受和掌握，无疑给授课老师出了一个不小的难题。事实上培训的结果是令人欣慰的，每一期学习班下来，绝大多数的学员都表示收益不小，甚至“终生难忘”，10天的培训能达到这样的效果，也算是一个奇迹。

我认为要做到这一点，针刀培训班的教师应注意以下几点：

一、面对不同层次、不同阅历、不同要求、不同接受能力的众多学员，要照顾大多数学员的接受能力，使讲课内容雅俗共赏。

每期学习班开课之前，应全面了解学员的基本情况，并根据具体情况，确定讲课的速度以及讲课的深度和广度。以基础理论为龙头，以具体临床治疗为骨干，以医理为主线，以病例介绍为有力的补充。重点突出针刀的特点，通过大量具体病例的治疗方法，归纳出针刀治病的一般规律，使学员通过学习，做到举一反三。授课方式应灵活多变，授课语言应通俗易懂。在介绍新理论和新的治疗方法时，要深入浅出，把难懂的医学理论用生活中的现象做比喻，以帮助理解。譬如，为了说明骨质增生的根本病因、病理是力平衡失调，骨质增生是人体自身的保护机制起作用的结果，用医学术语介绍后，再用生活中的现象做一类比：一堵围墙因地基不稳或年久失修而倾斜，这就出现了力不平衡。在不能推倒重建的情况下，我们的建筑工人，就在墙倾斜的一侧，隔一段垒一个砖垛子，以加固墙体，这是一种必要的保护措施，这种现象，如果在人体内出现就是增生，它是人体自我保护产生的结果。所以骨质增生本身并不是病，临床中如果一定要剔除骨质增生物，必然会破坏机体的稳定，正如拆除掉起保护作用的砖垛子后就难免使围墙倒塌，那么对于人来说就会产生新的疾病。这样，抽象的概念经过类比分析，大家就很容易理解和接受了。

二、要有很好的驾驭课堂的能力。临床医生们的求知欲是旺盛的，但他们中大多数人很久都没有认真地坐下来听课了。有些学员身体不适，有些学员杂事缠身，有些学员烟瘾较大，如果讲课不生动、有趣，内容不丰富，必使一部分学员坐不住，甚至坐久了脑困体乏而学不进去，那么就很难达到教学的目的。

根据教学的进度，要时刻观察学员的反应，当大家疲惫的时候，适时用幽默的语言给大家提提神。笑，是心灵沟通的最佳方式，不少提高班的学员事后不无感慨的说，正当吸收的新知识膨胀的时候，脑子都木了，一个笑话就又提足了精神，且使相应的知识内容在头脑里与笑声一起储存了起来而经久不忘。

有时为了照顾老同志和有烟瘾的同志，也可把一个下午的课分成两次休息，让大家适时地从紧张中抽身休息一下，再以饱满的精神状态重新开始。

三、做到“面宽点深，以点带面”，对同类型疾病诊断及其治疗方法要讲细讲全，讲深讲透。

针刀治疗的常见病种就是慢性软组织损伤类疾病，它的范围很广，教学中要一个病一个病的来讲，未尝不可，但在有限的时间里泛泛而谈总会显得不得要领。于是，在教学中，要抓住重点疾病做深入细致的介绍，把发病原因和治疗机制及诊断思路贯穿其中，并对同类疾病做概括阐述，即“以点带面”。如腱鞘炎是针刀治疗的适应证，而很多学员学后依然在临床治疗中不得要领，有的时候治疗效果特别好，有的时候用同样的方法治疗又少有效果，就是因为对腱鞘炎没有较深入的认识。所以，在介绍腱鞘炎时，除了对各部位的腱鞘炎的特点做全面的介绍外，常重点以屈指肌腱鞘炎为重点，深入探讨，详细复习腱鞘的解剖后，还把腱鞘炎分成几个时期，即急性期、中期、中后期、后期，分别介绍其不同的病理变化和相应的临床表现，并详细介绍各个时期治疗的特点，针刀治疗的要领。这样学员在临床中再见到腱鞘炎这类疾病，便可具体问题具体分析，采用不同的方法进行治疗，以达到有效提高治疗效果的目的。之后再由此一病而推及教材上所有的腱鞘损伤类疾病，如：桡骨茎突狭窄性腱鞘炎、腕背伸肌腱鞘炎，逐一做简单剖析，最后对教材上没有介绍的踝关节部位易发的腱鞘炎，也画龙点睛地一提，学员的印象就更加深刻，并可由点及面地有了更全面的了解，于是常可取得事半功倍的效果。

四、介绍一段内容后，随时回答学员的提问，解答具有代表性的难题。

广大学员在接受一种新的理论、新的操作方法时，总是有这样那样让教师们想都想不到的问题，而大多数问题又是很多学员共同的疑问。所以，在课间休息时，老师总是被学员团团围住，问这问那，应接不暇。每当此时，我常认真倾听，无论是有道理的，还是听起来没道理的，无论是课堂上已讲过的，还是课堂上没有讲过的，学员提出的每一个问题都反映着学员的要求和疑惑，也同时反映了教师讲课的漏洞所在等。为使学员都能从解答问题中得到启发，节约有限的时间，我都要求或鼓励学员把自己的问题写个纸条放在课桌上，采取在课堂上集体回答的方式。并常常根据问题的深浅和是否具有代表性，就题论答或展开论述，使学员的疑问及时解开，同时又对讲授的内容起到了加强的作用。这样做令很多学员感动，他们说："老师不厌其烦地解答问题，毫不保留，不仅拓宽了知识面，也感受到了老师的真诚"。由此可见，随时解答问题还是沟通师生情感的一种方式。而且老师在回答问题的过程中，也常常受到某种启发，甚至产生出新的思想新的思路。当时解答不清，解答不全的问题，晚上再翻阅资料认真学习、思考或向其他专家求教，从而不断丰富了专业知识，我想这就是所谓的教学相长吧。为更好地推动教学工作的顺利进行，我还将收集整理的这些问题逐一进行了书面解答，几年下来已有150余问，遂汇编成册，出版了《针刀医学临床问题解析》一书做为针刀教学的辅导材料。

五、针刀教师要具有很高的综合素质，首先要有好的品行，还要有真正的才干，独特的教学风格。正义感、责任感自不必说，还要有平常心。

针刀是一门新的医学临床学科，具有简、便、廉、验的特点。针刀医疗技术水平较高的医生，在临床工作中的经济回报是非常可观的。大家都知道，在市场经济的大潮中，我们培训出的学员，在当地成为名医的举不胜举，发了财的也比比皆是。所以很多学员由衷地对老师说："你们太傻了，把什么绝活都讲了出来，而且惟恐大家不会,可是讲课才能挣多少钱啊。”这种好意我们是理解的,但是我们知道,一个人受社会尊重的程度,主要取决于他的职业在社会政治、经济生活中所起的作用,他能不能解决人民群众迫切需要解决的问题,能不能对社会给予推动。一要有创新精神,必须站在本学科科研教学的最前沿,其教授的内容也必须常讲常新,越讲越丰富。这在客观上对教师的要求就特别高,没有后劲,没有创新,没有热情,没有毅力,就必然会被市场所淘汰。

六、培养学生想象能力的重要性不可忽视

针刀治疗是闭合性手术,针刀刺入皮肤达病变部位治疗,从临床实际操作中,学生是看不到针刀作用的具体解剖组织的;培训学校的教学设施少,没有更为直观的教具;且在短期培训中,不可能给那么多学员提供临床实习的机会。要想在这种情况下让学员们较好地掌握针刀治疗技术,最有效、最现实的方法就是想象。在头脑中去模拟实际诊治疾病的过程,反复修改“诊治”中的不正确、不合理的成分,若发现仍有难以解决的问题时再请教老师。

对于想象所起的作用大小,美国人曾做过一项实验:第一组学生在 20 天内每天练习实际投篮 20 分钟,并把第一天和最后一天的成绩记录下来。

第二组学生记录下第一天和最后一天的成绩,但在此期间不做任何练习。

第三组学生记录下第一天的成绩,然后每天花 20 分钟做想象中的投篮。如果投不中时,让他们在想象中做出相应的纠正。

实验结果竟令人吃惊:第一组学生进球增加了 24%;第二组学生因毫无练习,毫无进步;第三组学生每天在想象中练习投球 20 分钟,进球增加 26%。这就是心理意象的魔力。

这种想象的训练也是临床医生学习新知识并迅速运用于临

床的基本功，也是在职培训的教学特点之一。

七、临床示教要认真负责，一丝不苟，诊断清楚，操作准确且与理论相结合。

可以说针刀临床治疗的疾病，在大部分的成年人身上或多或少，或轻或重都有。我们的针刀临床示教对象常常被患病的学员们所代替。这对教师的临床诊断治疗水平也是个检验，通过针刀治疗，患者（学员）有直接的感受，有效、无效显而易见。在理论上要求学员做到的，在实际操作中，更要身体力行，严格要求。正基于此，示教常常成了现场治疗表演，这是示教老师最为忌讳的。我在临床示教课上，不仅再次强调无菌操作规范，讲解颈、肩、腰、腿等部位针刀治疗的一般体位，且对患者现场检查，把根据患者的叙述和体检的阳性结果及分析、判断疾病性质的思路理清说明。然后，根据这个疾病的特点，简单介绍治疗的方法及注意事项后，再开始操作，这样逐一进行，既为学员解除了病痛，又达到了示教的目的。把理论课与示教课有机地结合起来，学员常常有豁然开朗之感。

除了专业知识的培训外，相应的社会知识的教导也是培训工作取得成功的重要的一环。医生如果不懂与患者的交流，对各种意外情况的处理，学员回到当地即使开展了针刀工作，也会感到阻力重重。所以在授课时，适时介绍具体病例的治疗过程及临床中出现多种情况的处理方法等，让学员能按自己的情况选择不同的方法，循序渐进取得成功。几年来，很多学员的来信支持了我的这种做法。

第十章　临床问题解答

一、针刀医学的四大基础理论应如何理解？

(一) 人体动态平衡失调学说的解释

人体运动器官在生命活动允许的范围内，在特定时间和空间的量和度以内，自由的活动状态就叫人体的“动态平衡”，反之则叫动态平衡失调。

人体正常的所有肌肉，在收缩和舒张过程中，都在幅度不同的沿该肌肉方向上下滑动并牵连着其他组织移动，许多肌群的各块肌肉在体内方向不同的滑动，才能使人体完成各种复杂的动作。当这些软组织的某一点或某一部分发生粘连或挛缩或结疤，肌肉和其他组织就不可能在体内自由伸缩、滑动，这个点或这一片粘连就限制了软组织纵向、横向、交叉运动。或者这个粘连点、挛缩处并没有固定住这些肌群的相对运动，而是人体的生物性保护机制限制了它们的运动，如动则疼痛加剧，于是就尽量不动，这样就导致了动态平衡失调。临床中，当人体患慢性软组织损伤疾病后，这些肢体就不能在维持生命活动过程中，自由发挥应有的功能作用。这一点很重要，我们如果治愈了该类疾病，要依靠检查外在病理变化消失为依据。如病人患屈指肌腱鞘炎时，病人不能握拳，或伸指握拳时有弹响和运动障碍，局部疼痛，治愈的标准当然是患者可以自由握拳且无不适感。而诊断该类疾病更要依据外在的病理特征，才有可能推断内在病变的性质而找到病灶的精确位置。也就是根据病人的症状来判断内在病变所在。如病人腰痛，弯腰受限，劳累、天气变化病情加重，腰3横突体表投影处有明显的压痛点，从这些体征就可以初步判断病人患的是腰3横突综合征。

人体动态平衡失调是慢性软组织损伤最根本的第一位病因。

（二）骨质增生理论的解释

骨质增生症，成为常见的临床疾病，对它的发病原因，普遍说法都是退行性变。所谓退行性变就是骨骼老化，但是，这一理论有很多临床表现无法解释，如许多年轻人踝关节、髋关节、腰椎、颈椎等部位都可能有骨质增生现象。通过多年的大量临床观察，运用生物力学原理对骨性关节炎的病因进行了研究，证实骨性关节炎（体积小的增生称骨质增生，体积大的增生称为骨刺）的根本原因是"力平衡失调"。

人体内部正常的力学状态称为"力平衡"，反之，人体内部不正常的力学状态称为"力平衡失调"，这是一个生物力学概念。

如关节扭伤，不仅软组织损伤，而且关节也必错动，即中医所说之骨错缝。这种骨错缝未得到恰当治疗，受拉力损伤的一侧软组织松弛变长，受压力压缩的一侧，必然挛缩变短。时间久了，骨错缝就会固定下来。而错位的关节内部受力面积发生了改变，使关节面受力不均匀，受力大的地方（压力在人体代偿能力范围内），人体就通过自身代偿保护机制把大量钙质和磷输送过来，加强软骨膜的强度，抵抗超常的压力，于是产生了骨质增生现象。这种情况持续时间长，骨质增生太大就形成骨刺。另外，根据压力学原理，骨质受压力越高，局部电位也就越高，可以使成骨细胞活跃，刺激骨细胞增殖，高压力部位就形成骨性突起，即骨刺。

这种超常而又在人体代偿能力范围以内的力的刺激下，人体的代偿现象是可以见到的。如人们在劳动时双手握镐柄，时间长了，手掌接触镐柄的部位，就会生出老茧，也就是厚厚的角质层，是人体代偿作用的结果，以此来抵抗摩擦。

消除骨刺就像消除手上的老茧一样，用什么药都不好使。

只有去掉作用在骨膜或手上超常的力。我们不再干体力活，不用手握铁锨之类的工具劳动，手上的老茧慢慢就会退去。同样道理，如果是骨关节错位导致的力不平衡产生的骨刺，矫正关节错缝，纠正力不平衡后，有的骨刺慢慢也会被吸收。

所以，发生骨质增生或骨刺是“力平衡失调”引起的。也就是说骨质增生或骨刺发生的根本原因是“力平衡失调”，用这个理论可以圆满解释临床上几乎所有骨质增生这一病理现象。

（三）经络实质学说的解释

经络是在中国人的头脑中产生的，就带着东方人思维的烙印，而今用西方医学的手段来证明经络的存在，之所以显得力不从心，即是忽略了中西方文化的差异——东方的人文哲学，抽象思维；西文的数理哲学，形象思维。

要用西方医学的思维方式来证明经络的存在，首先就要在尸体解剖中找到它的物质基础，也因为没有找到“经络小体”之类的特殊物质，来证实经络的存在，西方医学人士曾一度否认经络的存在。后来发现，在古代的经络线路上，密密地布满了神经、血管，而且通过科学手段证实了经络的感传现象——酸、麻、重、胀的传导也与神经的功能相吻合。于是又认为，经络的实质就是神经。在这个理论的指导下，以现代解剖学为基础，出现了神经干弹拨法。

随着对中医学的挖掘，又发现一些民间的治疗方法，很是神奇，如放血疗法，耳尖放血治疗发热、感冒等，委中放血治疗腰痛、腿痛，四缝穴刺激治疗小儿疳积，且效如桴鼓。而追究其治病机制，也是调整经络。显然，血液的调节，体液的调节也是经络的调节功能之一。不仅这样，气功健身、治病，也是调整经络，此无形之物即是生物电的调节功能。

那么，神经调节系统、体液调节系统、生物电调节系统，是西方医学已经证实了的，是客观存在的，而在中医经络理论的阐述中，上述功能都是经络的功能，显然，经络并不是一个独立的特殊系统,而是中国古人通过长期的医疗实践,摸索、总结出的一个宏观的人体调节系统。这些人体调节现象也只有在活体上存在,在尸体上这些功能也都全部消失。

所以,局部地、片面地去理解经络是不可取的,也难以真正地认识经络。

好比物体受力一样,几个分力发生的作用是让物体沿着一定的轨迹,一定的速度运动,与一个力产生的效果一样,这就是合力,而这个合力是无形的,但又是客观存在的。所以,我们认为经络是神经调节系统、体液调节系统、电生理调节系统等组成的人体庞大的信息反馈系统,是中医的整体观念,抽象思维的产物。

(四)闭合性手术理论的解释

所谓闭合性手术,即是不打开皮肤,不破坏人体的正常生理解剖结构完整,非直视下直接在体内行切割、松解等操作而达到手术治疗目的的方法。要做到这一点是不容易的。

西方人为使手术副损伤变小,设计创造了各种内窥镜,如关节镜、胃镜、气管镜等,在眼睛的观察下进行手术,又称钥匙孔手术,其创面依然很大。无论西医的各种微创手术如何减少损伤,其与闭合性手术的根本差异就在于是在直视下还是在非直视下操作。受中医针刺手法的启发,设计创造的针刀,既有针灸针的形体,又有手术刀的刀刃,利用人体的体表投影,解剖层次深浅等确定病灶部位,针刀在体内操作时根据病人感觉,术者手下感觉等为依据来进行切割剥离。所以,针刀的产生便实现了闭合性手术的操作。

为了达到精细、准确操作,在“非直视”的情况下进行治疗,就要求医生掌握手术操作的技巧和方法,掌握精细、立体、动态的解剖知识,有丰富的临床经验,避开重要的神经、血管。操作时,要有空间概念、手下功夫,既要有西医的精确性,又要有中医的模糊性,两者有机的结合,才可使闭合性手术顺利开展。

二、针刀治病一般多长时间治疗一次为宜？一个压痛点通过治疗后仍未消除，宜隔多久再治疗？

针刀治疗多长时间一次，一要看病变程度，二要看患者体质，三要看天气变化。

患者病情较重，身体素质较差（如类风湿关节炎后期、年老体弱者）天气阴晴不定或持续阴雨刮风天气，针刀5～7天治疗一次为宜，并根据病情配合药物调理以帮助机体恢复和手术部位之修复。

患者病情较轻（局部病变），身体素质较好，天气晴好，针刀治疗可根据患者手术后感觉，隔日即可安排第2次针刀治疗（不在同一个治疗部位进行）。

一般一个治疗点不宜在半个月内重复治疗。因参照外科手术的愈合情况，切口一般1周后才可愈合。创面尚是新生肉芽组织，内部渗出亦未完全吸收，半个月后，新的瘢痕组织才可生成。对于针刀治疗来说，创口虽然小，若是用切开剥离法治疗，即使治疗彻底到位，针孔处1周左右仍可有轻度压痛。所以，如果两周后，针刀治疗部位仍有压痛，方可再次治疗。曾有医生对膝关节病患者针刀治疗，1周内松解两次（有重复治疗部位）患者病情反而加重，无论如何用药亦无济于事。此即是过重刺激，造成机械损伤所致。

三、在腰部压痛点进针很难找到腰椎横突，其原因主要是进针不敢过深（其深度约为多少？），腰椎横突如何找准？进针深度约为多少？

临床中治疗腰三横突综合征、骶棘肌损伤等腰部脊椎软组织病变，如何找到横突尖是初学者常感棘手的问题。

腰椎共5个，棘突为长方形扁板呈水平位，伸向后方，横突薄而长。腰1～3横突为逐渐增长，其中腰三横突是所有椎骨中最长的，第 4 腰椎横突较短，腰 5 横突最短。

从人体解剖可知：腰椎横突尖与正中线棘突之间的距离为 3.5～4.5cm，与上位腰椎棘突尖下处于同一水平，故体表定位一般可以根据上述两条纵横线之交点定位（如图 10-1）。

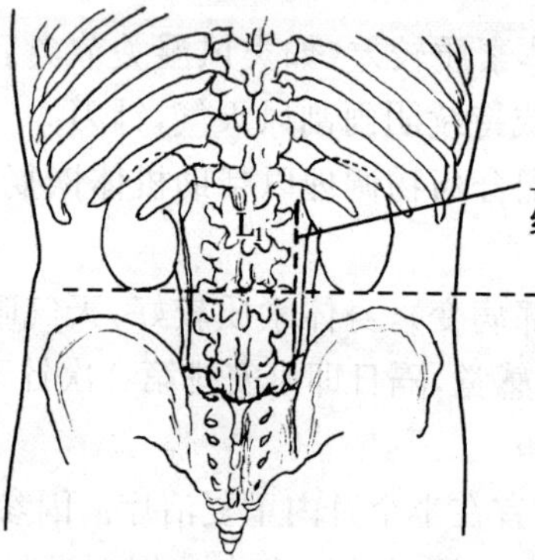

图 10-1 定点治疗线

横突与体表距离：一般人为 3.5～4.5cm，较胖大的人为 5～6cm，较瘦小之人为 2～3cm。基本上是针刀刺入的涂度

上述数据可供临床参考，但腰椎横突多有变异，特别是有病变之横突，有的左右不对称，有的上下不水平，有的两侧横突前后位置也不在一个平面上，故临床操作且不可死板。

有人先用手摸：将手伸开，拇示指分开，形成弧形状卡在患者肋弓下，拇指由外向内推顶（由骶棘肌外缘），拇指触及到的硬物一般即是腰 3 横突尖。该处有病变的话则有压痛，由拇指按压处平行向脊柱方向移动 1～2cm 左右用甲紫药水定点，然后将一金属环放于定点处用胶布固定，让患者拍以腰 2、3 棘突间隙为中心的腰椎 X 线平片。根据金属环与横突尖的相对位置调正进针点部位。当然，腰椎 X 线侧位片可显示皮肤与棘突根部和横突尖部的距离，临床中可以作为进针深度的参考。为保险起见，可将针体略斜向脊柱方向进针，达横突之后再向外移动。

也有人用长针头、针灸针先做上下、左右的方向小幅度的提插动作，探准横突尖后，用针刀沿针头（或针灸针）方向刺入达骨面。因为针灸针总是比较细，刺激量小，患者容易接受。用长针头探的话，还可以顺便向横突尖部（手术部位）推注一些局麻药物，以减轻手术时的疼痛和术后的不适感。

在腰椎横突的尖部附着有腰背深筋膜，如果针刀刺入体内较深却并未刺穿该筋膜，说明针刀刺入深度不够；如果已经刺过，应迅速提针。临床操作中根据人体解剖知识的了解，认真体会手下感觉，反复练习是安全成功的关键。

四、针刀与针刺治疗相比较，主要区别是什么？针刀治病与手术治疗相比较，主要区别是什么？

针刀与针刺相比较，治病的工具不同，指导临床工作的理论不同，操作方法不同，对针感的要求也不一样。从理论上说，针刺治病以中医基础理论为准绳，经络学说为指导。患者来诊要望、闻、问、切，辨证论治，循经取穴为主，辨证配穴为辅，方式有：体表刺激，如皮肤针、三棱针、鍉针等治疗，体内穴位刺激，如穴位埋线、水针、耳穴埋针、毫针操作……其操作形式多样，方法各异。以毫针为例，操作方法多提插捻转，患者局部酸胀麻，以得气为准，以气至病所为最高境界，术者手下感觉沉紧，如鱼吞钩。一般都要求留针候气，治病按疗程，每天或隔天治疗一次，在穴位上反复刺激。其镇痛机制主要是机体受到刺激后引起内源性吗啡类含量增高而达到镇痛作用的。是以激发人体内在功能，提高免疫力来达到治病目的的。

针刀治病是以针刀医学四大理论为指导，以生物力学、人体解剖学为基础。治疗工具以特制的朱氏针刀系列产品为主。患者来诊，以中西医有效的诊断方法检查、确诊。治疗部位多选病变软组织处，即结疤、粘连部位，操作以针刀达病灶处松解（手术八法）为主，配合手法治疗。操作时，患者多感局部酸沉胀、麻酥感、拉筋感，针感强烈，术者手下有沙沙感、坚硬感、阻挡感、松软感等。治疗目的是松解瘢痕、粘连组织恢复人体动态平衡状态，针刀刺激还可达到针刺镇痛的作用。针刀松解粘连等病变软组织，解除慢性疼痛的根本病因（动态平衡失调、内压增高），则是更为重要的作用。

针刺疗法是中医的传统疗法，针刀疗法是中西医结合的全新的治疗方法。它们治病的范围也不相同，针刀治病范围介于针灸针与手术刀之间，主要治疗那些采用针刺疗法治疗感到吃力，又没有严重到必须动手术才能治疗的常见病和疑难病。

针刀与手术相比较，其指导思想，操作方法，治疗范围都不相同。

针刀操作也是一种手术，不同的是针刀进行的是闭合性手术，是不损伤体表，在非直视下进行清除病变组织的治疗方法。一般不需要麻醉、输血、输氧等，主要依靠术者丰富的临床经验，立体、动态、精细的解剖知识，灵巧熟练的针刀操作技术进行治疗，尚属于保守疗法。手术操作以解剖为基础，打开机体组织，在直视下进行切除、修补、松解病变组织。一般需要麻醉、输液、吸氧。术中严密观察各项生命指征。是对保守疗法难以解决的问题的有效解决方法，是医者和患者迫不得已的选择。

我们用生活中的现象做一个比喻，来帮助大家理解它们之间的关系和区别。

正如我们家庭里的下水道，因菜叶、泥土、杂物等堵塞了，池子里的水流不下去，脏物带不走，于是污水泛滥成灾。一般情况下我们用疏通皮碗按压下水道口，推动流不下去的水向下冲，常常几下就使水道复通。

在人体，经络内联脏腑外络肢节正如水道。因为外伤、情绪或其他因素使经络受阻，气血不能流通，“不通则痛”。点穴、按摩、针灸就好比疏通水道的橡皮碗，提插捻转，留针候气，行气以激荡气血，使气至病所（阻塞处）冲开经络达到“通则不痛”的治疗目的。

而有些时候，在下水道的狭窄处、拐弯处，日积月累沉积了很多杂物，又逢一些体积比较大、数量比较多的杂物流下，水流又不猛不急，杂物把水道堵塞得比较严重。反复用皮碗压水都难以冲开（好比机体有粘连阻塞了经络）。没办法就要下手通，手又伸不到（此时按摩如隔靴搔痒）。用细铁丝又太软（针刺阿是穴有效又达不到预期目的），必须使用较粗的钢丝或疏通下水道的专用工具——电动疏通器，以旋转柔韧的钢丝直捣阻塞处，驱逐力很强可将杂物捣碎后强行疏通。

这正如针刀选准粘连、硬结处，直达病所切割、刮除病变软组织，恢复动态平衡状态，属强通法，但又不破坏组织形态学的完整。

有时候也见下水道老化破裂或因长期阻塞而废弃不用。水道本身锈蚀破坏，已非疏通可以解决问题了，只好"挖地三尺"把破坏的钢管水道更换掉，修补好，这就是不大不小的工程了。

此种修理就好比手术治疗，用保守的方法难以消除问题症结时，就必须切开皮肤等组织，摘除肿物，更换脏器，修补创伤。虽然有一定的破坏性，也不得不采用。

当然，人体是精密复杂的，绝不能以水道不通来解释。只希望通过此种取类比象之分析，对几种疗法治疗的疾病性质、治疗范畴和治疗特点，从另一个侧面来理解和认识。

五、针刀治疗膝关节骨性关节炎的疗效并不理想，其原因何在？

膝关节骨性关节炎在临床上用针刀治疗的效果是比较理想的。根据长城医院建院以来的病案统计分析，膝骨关节炎的疗效最好。

从临床与教学经验分析，针刀治疗膝骨关节炎的疗效不理想的原因可能有以下几方面：

1. 概念混淆、诊断不明：将所有X线上能看到骨质赘生物的膝关节疼痛、功能障碍病患者都一概诊断为膝骨关节炎，而没有针对患者的临床症状与体征，通过详细体检以及辅助检查确定患者目前的痛苦由何而生。因为通过临床实践我们认识到，不是所有的骨刺都可以引起疼痛。临床中发现，被诊为膝骨关节炎的膝痛患者，不少是单纯的膝关节周围肌肉、韧带、滑囊等软组织损伤，如腘肌损伤、鹅足滑囊炎、股四头肌损伤等疾患引起的，应针对性治疗。另外肿瘤、结核、类风湿等疾病所引起者，治病尚需求本。

2. 没掌握好治疗时机：诊断明确了，却易忽略针刀治疗的优势和治疗原理：针刀治疗是松解紧张、痉挛的软组织，调整局部力学状态，解除导致骨刺生成的拉应力，也就解除了诱发无菌性炎症的因素。但是如果治疗时，患者疾病正处在急性发作阶段，仅仅除去了诱发因素（过大的拉应力，如火种）而未解决引起剧痛的直接原因（无菌性炎症，如大火），针刀行局部治疗必然使患处渗出更多，组织水肿加重。如在正常情况下，人体可自动修复治疗引起的创面，很快吸收水肿，但局部原本就有大量渗出液、无菌性炎症，针刀的刺激导致的渗出与前者合并一处，远超过了机体的修复能力，短时间内可引起症状加重。所以，骨性关节炎急性发作时，局部无菌性炎症较重，不宜单独用针刀治疗，可先用局部中药外洗，如海桐皮汤；局部封闭，以及口服消炎、利水之中西药物，炎症水肿消了之后再行针刀治疗。也可以几种方法相互配合，同时进行，可谓各负其责。

3. 术后护理不当：如果膝关节已变形较明显，局部痛点松解后症状多可解除。然而，如不将继发之关节畸形矫正过来，复发率是很高的，所以术后护理很重要。夹板固定矫形，肢体按摩，配合功能锻炼。如不严格要求，坚持到底，疗效则难以巩固。当然，对年老体弱的患者，不必一定要“彻底”治愈，能消除症状、改善功能即可。如过于追求不复发，而固定矫形，反而会造成进一步的损害，引起临床症状加剧，给患者造成难以避免的痛苦。

4. 针刀操作不规范，松解不到位：本是滑囊炎，筋膜紧张肥厚，需切开剥离，很多人还使用纵行、横行疏通剥离法。本来病灶在髌骨与股骨之间，针刀松解只达到髌骨边缘进行，自然难以奏效。患者自觉针刀治疗膝关节时较痛苦，再加术者操作手法粗笨，针孔进皮肤1分钟了还未找到病灶处，因患者承受不住强烈的刺激而迫使术者草草出针，此种情况可在局部用一些麻药来解决。

5. 部分患者症状较重，反复治疗疗效也不理想，给予大剂量青霉素静脉点滴后取得较好疗效，其原因尚不明了。

六、胸背部针刀治疗时，心中无底，怕刺入胸腹腔造成损伤，一般刺多深为宜？应注意什么？

在胸背部针刀治疗，为防止刺破胸壁和损伤肋间神经，一般原则是以肋骨骨面为标志，针刀刺达肋骨面后以肋骨为参照物，移动针体达肋间，或稍提起针刀松解肋骨面粘连之软组织。所以在操作前找好治疗点并向下按压，有骨性组织之坚硬感时，垂直刺入针刀，缓慢进针达肋骨面，可以安全无误。心、肝、脾、肺都在胸壁的保护中，胸壁自浅而深由皮肤、浅筋膜、附于胸廓的诸肌及其筋膜、肋与肋间隙(肋间肌)、胸内筋膜等构成。胸廓的最内面则借助疏松结缔组织与肋胸膜相贴附(图10-2)。

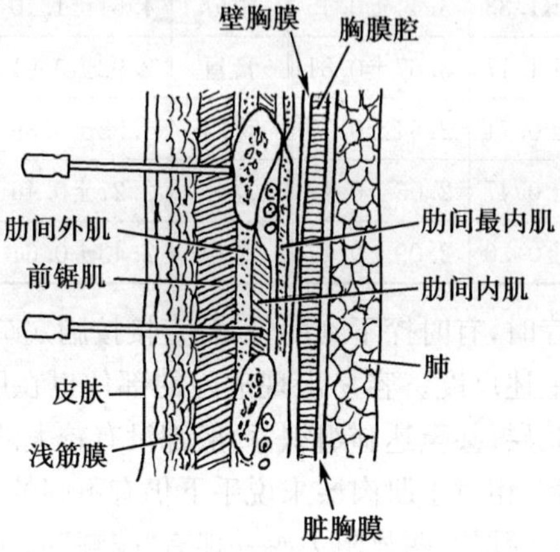

图10-2　针刀在胸背部治疗示意图

根据解剖学测量，前胸壁的组织厚度，乳头以上部位成人为1.2～1.5cm，儿童0.5～0.8cm；乳头以下部位成人为0.8～1.0cm，儿童为0.5～0.8cm；侧胸壁组织厚度，成人为0.6～0.8cm，儿童为0.5～0.7cm；而肋骨的厚度约为0.2～0.4cm。上述深度因人胖瘦不同，减去肋骨厚度约为进针深度。

背部肌肉丰富，胸壁相对较厚，有人对膀胱经诸穴（如图10-3）所在的厚度进行了测量，依此数据减去肋骨厚度约为从体表进针达肋骨面的深度，列为表10-1

表10-1 背部膀胱经穴处胸壁厚度表 单位：cm

穴名	左	右	穴名	左	右
大杼	6.29±1.11	6.01±1.10	风门	4.99±1.07	5.01±1.04
肺俞	4.39±0.85	4.30±1.09	厥阴俞	4.01±0.66	4.05±0.33
心俞	3.67±0.85	3.77±0.72	督俞	3.54±1.11	3.95±0.86
膈俞	3.34±1.73	3.65±0.77	肝俞	3.40±0.72	3.56±0.58
胆俞	3.33±0.64	3.32±0.97	脾俞	3.36±0.72	3.25±0.39
胃俞	3.42±1.33	3.41±0.45	附分	4.61±1.10	4.57±1.15
魄门	3.52±1.17	3.67±0.81	膏肓	2.92±0.91	3.06±0.89
神堂	2.41±0.71	2.54±0.77	魂门	1.98±0.39	1.99±0.35
膈关	2.05±0.47	2.03±0.47	意舍	2.27±0.46	2.16±0.36
阳纲	2.05±0.36	2.09±0.17	胃仓	2.43±0.64	2.37±0.37

针刀治疗时，有时探不到肋骨，若直接按腧穴疏剥时进针深度不宜超过上述尺度。容易出现危险的部位也在肋间，所以临床中皮下至肌层，甚至达肺组织，一般都没有较大的阻力。但胸腔毕竟是空腔，相对于肌肉层来说手下仍有不同的感觉，仔细体会针刀刺过筋膜层有明显阻力感并伴有"嘣嘣"的切割声。从穿过皮肤，在背部一般有三次突破感。如果手术进行顺利而突然有落空感，病人也相应有明显疼痛感，多是因为刺中胸膜，针刀

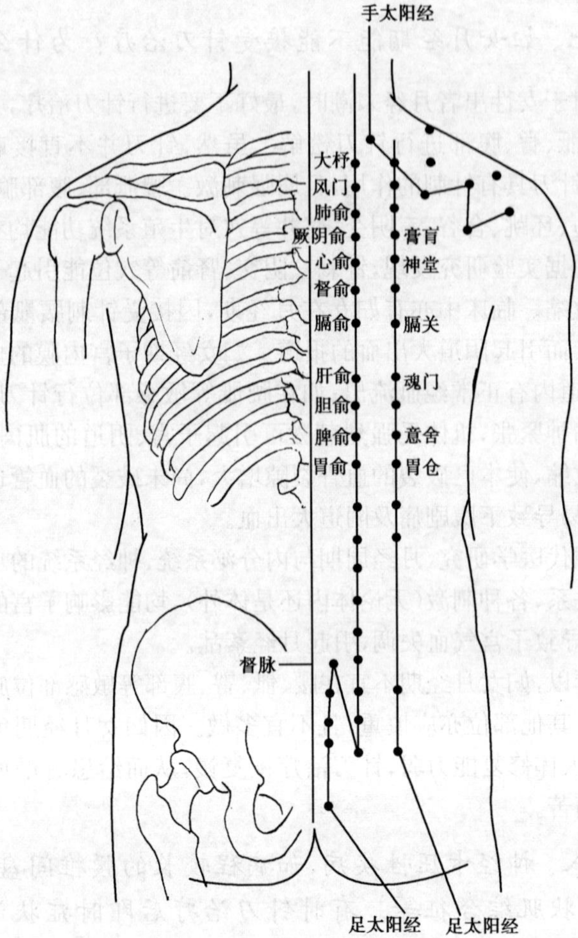

图 10-3　背部穴位图

刃可能已进入胸膜腔。因此，一定不要进行针刀剥离，而要立即退针，以免发生危险。此时因为针孔较小，胸壁有一定的厚度，外界空气多难以入内，常可避免气胸的发生。因为一般针刺或针刀导致气胸多是刺破肺泡，使肺泡内空气进入胸膜腔引起。

七、妇女月经期能不能接受针刀治疗？为什么？

对于女性患者月经来潮时，最好不要进行针刀治疗，尤其是在腰、骶、臀、腹部进行针刀松解。虽然，针刀并不直接刺激子宫，但针刀具有针刺的作用，且属强刺激。腰骶部、腹部腧穴，以及秩边、环跳、合谷、三阴交、肩井等穴对生殖系统功能均有明显作用。据实验研究发现，针刺三阴交、肾俞等穴位能引起子宫明显的收缩。临床中亦有妇女在月经期，因接受针刺腰骶部位腧穴治疗而引起阴道大出血的报道。妇女经期子宫内膜的血管破裂，阴道内有正常经血流出；如在腰骶等敏感部位行针刀松解，患者精神紧张，机体受强烈刺激可引起子宫、阴道的肌肉、韧带痉挛收缩，使本已破裂的血管裂隙增大，尚未破裂的血管也受伤破裂，易导致下腹剧痛及阴道大出血。

现代医学研究，月经周期与内分泌系统、神经系统的功能有密切关系，各种刺激（无论体内还是体外），均能影响子宫的正常功能，导致子宫气血失调，引起月经紊乱。

所以，妇女月经期不宜在腰、骶、臀、腹部等敏感部位施针刀松解。其他部位亦应慎重，且不宜多做。因妇女月经期免疫力下降，人体修复能力弱，针刀治疗恢复慢，从而给患者增加不必要的痛苦。

八、神经卡压性疾病，如病程较长的腰椎间盘突出症、梨状肌综合征等。有时针刀治疗后即时症状消除，3～5日后症状反而加重，肌注止痛针，口服止痛药，局部封闭等均难以缓解，为什么？是否损伤了神经？遇此情况应如何处理？

在治疗陈旧性颈椎病（神经根型、脊髓型），腰椎间盘突出症，梨状肌综合征等神经卡压性疾病的过程中，常有症状反弹现象。此多为脊髓、神经根长期受压缺血，针刀松解卡压组织消除病因，神经传导障碍迅速得以改善，症状则明显减轻。但神经由于长期处于卡压状态（压力较大），突然解除卡压后，神经血管处于相对“低压”状态，局部血液循环改善，必然导致神经及周围组织膨胀、水肿，称为减压综合征。此种情况多在解除卡压后3～5日出现，临床表现为原来症状加重。采取常规的止痛方法都不能解决根本问题，如局部封闭，注射液膨胀反而造成压力，刺激神经、麻醉药止痛的作用过后，症状反会加重。反应强烈、症状较重者，如不及时正确地对症治疗，也会造成神经的损害，甚至造成难以逆转的损害。

针对这种现象，临床上一般要用脱水药物，如甘露醇 50～250ml 静脉点滴，或速尿 20mg，1～2 次/日肌注，并可根据具体情况配合局部超短波治疗，防止感染，加速炎性渗出的吸收。之后，卧床休息，加强营养，以利恢复。

九、针刀操作中，手下常有什么感觉？患者多有什么感觉？也就是说什么样的针感好？

所谓的针感是指针刀刺入皮肤操作时，患者的主观感受和医生的手下感觉。根据针刀临床情况总结以下几种常见针感：

1. 一般情况，针刀刺入患者皮肤时，患者多诉较疼痛。术者针下感觉有阻挡感与突破感。如刀口不锋利，术者指力不足，患者比较紧张，治疗点在皮肤较厚处时，术者针下有较强阻挡感，甚至刺不动，刺入时有明显切断紧张肌纤维、肌筋膜的感觉，患者的疼痛感也较显著。所以，术者一定要练手，患者一定要放松，针刀一定要保养好。在能避开较大神经、血管的情况下，快速进针刺破皮肤。

2. 如要切开松解浅层深筋膜治疗，刺入皮肤后即要缓慢进针，并以右手中指或环指抵住患者皮肤，手下有较小的阻挡感，有一层薄薄如纸的东西，即为浅层筋膜，手下稍用力即有轻微突破感，并伴有“嘣嘣”的切割声，患者有酸胀或麻酥感，部分患者只感针刀在体内移动，听见切割声却没有其他感觉。

3. 刺入正常皮下组织，肌层或组织间隙，手下轻松无阻，出针、入针都较顺利、平展，患者多无明显不适。如患者紧张，针下多有疼痛感，术者手下有紧涩感、轻阻挡感，甚至针体被肌肉夹持，出现滞针现象。

4. 针刀刺入炎症病变处，术者手下多有空虚感，如刺豆腐上。患者多有强烈酸痛感、胀痛感、刺痛感、刀割感。

5. 刺入粘连、瘢痕病变处，术者手下多有阻挡感、紧涩感、病变处在肌肉肥厚部位者尚有弹性感，患者多诉酸胀明显。如病变处较深在、粘连面积较大较广，病程又较长的，手下阻力则较大；患者感觉不明显或反应不剧烈。术者有时会觉得刺到了骨面，但稍加力针刀可继续深入，如刺进肥厚的橡皮中。纵行、横行剥离较困难，切割时有僵硬之韧感，个别情况有切脆骨之感。患者有酸胀舒服感，有些患者局部感觉迟钝，不觉是切在自己身上。常可闻及“咯吱”、“咯吱”的切割声，所以，此时要给患者做些解释工作，以除其疑虑。

6. 针刀刺到骨面，术者有刺到木质地板上之坚硬感，一般情况再用力也刺不入，用力过大反会使刀口卷刃。但对患有骨质疏松症的患者则不然。严重骨质疏松症患者，针刀刺到骨面有屏障感，再稍一用力，手下可有突破感而刺入骨内，针刀突破骨皮质后继续深入也少有阻力，像刺到熬煮过久的动物骨头上一样。骨面若无病变，针刀拨动刺激骨膜时，针刃处酸胀感剧烈。骨膜若因损伤而变得肥厚，针刀刺到骨面上，感觉就像桌面上铺了一层塑料布单一样，操作时，患者感觉较为木然。如骨骼周围软组织钙化，针刀刺到骨面上可有沙沙颗粒感，如刺细沙中，患者的感觉多不明显，甚至仅有针刀在骨面上移动的感觉。

7. 刺至浅表骨面如手背部，骨面上有明显筋膜、韧带结疤、粘连或者钙化者，刺激感较强，多有酸胀、疼痛感，术者手下有较大之柔韧阻挡感。

8. 针刀刺中较大血管的管壁，因血管壁上分布有丰富的神经末梢，患者多有刺痛感，或向远处传导或放散，出现避让反应。术者手下有弹性条索阻挡感。刺中较小血管，患者多感刺痛，有些患者会觉局部发热，术者手下感觉不是很明确。针刀刺至神经干，患者有麻窜、触电感，若神经干周围有炎性渗出则刺痛、麻窜感剧烈，甚至有沿神经线路之烧灼感，可单向也可双向传导，患者多有不自主的躲避动作，此时，宜提针避开。

9. 针刀刺至腰部深筋膜，多有明显之屏障感。老年患者、身体较胖的患者、筋膜增厚时，刺之如骨面，但术者手下无刺骨面之坚硬和实在感。用力刺入如刺破较厚之牛皮纸，患者感觉针下酸胀。

10. 韧带、肌腱、筋膜的成分主要是大量的弹性纤维和胶原纤维、性质坚硬而富有弹性，针下阻力感较大。针刀刃不锋利时，切割时阻力感明显增大，纵横剥动也有难以使肌筋膜分离的松动感。钝刀切割危险部位软组织时（如黄韧带），常难以把握力度而酿成事故。所以，当用常力切割松解不动时，不要强求，应立即更换针刀。

一般认为，患者有酸胀感，术者手下有粘连、结疤组织之阻挡感，为较好的针感。术者手下有硬韧之阻力感，而患者无明显酸胀感时，常常说明刀刃松解部位虽有粘连、瘢痕、挛缩病变组织，但不是引起患者症状的部位。这种治疗自然临床疗效不好，甚至反使症状加重。

十、针刀治疗疾病选择的治疗点多是压痛点，这和针灸疗法治病选用阿是穴有什么区别？针刀治病，除了在压痛点部位治疗，还有其他选择吗？

阿是穴就是压痛点，从这个角度说，针刀治疗疾病先选阿是穴。但压痛点并不全是阿是穴（压痛点既不在经穴，又不在经外奇穴上时才称为阿是穴）。针灸针在痛点或压痛处进针后用提插、捻转等刺激手法操作，主要是疏通局部经络之气，以“不通则痛”，“通则不痛”为指导思想进行治疗。而针刀治疗压痛点则主要考虑压痛处有软组织病变，如粘连、瘢痕等，压痛点多在肌肉、韧带在骨面上的附着点及粘连部位，针刀直达病变处，松解、剥离，旨在调节局部的平衡和肢体之动态平衡，而非“以痛为输”调整经络。

针刀治病是不是就是治疗压痛点呢？换句话说，是不是只有找到压痛点才能使用针刀治疗？不是的。归结一下针刀治疗点的选择，大致有以下几种情况：

1. 在临床中，我们根据症状、体征、各种体检来判断疾病性质之后，确定该松解的部位。如颈椎病的松解、关节强直、关节畸形病变等的治疗，主要是按照解剖位置及其关系、功能、力平衡状态来选择治疗点，多不是根据压痛点进针的。

2. 有些部位疼痛，局部并无压痛，在附近或远端有个敏感、压痛点。压住这个部位，疼痛可缓解或感到舒服，这个点也常做为我们的治疗点。

3. 无压痛点，但有结节及肌肉、韧带板结、痉挛，此处局部缺血，甚至钙化，虽然症状不明显，却是某一局部长期不适的根源。所以也是我们选择治疗点的部位。

4. 做为内脏病的辅助治疗方法，根据皮肤阳性反应物情况选择治疗点，可起到挑刺的作用。如局部皮肤发红、有出血点、汗毛竖起处（立毛肌痉挛），针刀刺破皮肤，切开皮下浅筋膜、肌纤维等以达到治疗目的。

5. 有些大夫在临床中，先在病变局部进行刮痧治疗。反复刮痧后仍消不去的瘀斑，用针刀松解之，取得较好疗效。

6. 根据疼痛发病的规律选择治疗点，如牵扯痛，在疼痛局部针刀治疗多无明显疗效，而寻其“扳机点”针刀治疗，可取得较好疗效。如大腿、小腿后侧散在的牵扯痛，可能是 $L_{3\sim4}$、$L_{4\sim5}$、$L_5\sim S_1$ 关节突病变引起，而腰部并无症状。遇此类患者可有意识的在脊柱两侧寻找敏感压痛部位，病变处压之多有深在性酸胀感，甚或有向下肢的放散感。针刀在此处进针，松解关节突部位及横突乳突处，常可取得良效。

7. 局部无压痛，但在患者活动肢体时，牵扯某处时疼痛点才充分暴露出来，局部压之有疼痛感者，针刀松解治疗有奇效。

8. 对一些全身性疾病的治疗，可根据中医针灸理论，精选经穴、经验穴等松解，亦可根据全息理论、枝川疗法等寻找治疗部位。

十一、治疗腰3横突综合征，有时进针后并不能恰好将针刀刃抵至横突尖部，而是达到横突正中间，要移动针刀刀刃，阻力很大，常常把针搞弯，请问有什么办法克服？

治疗腰3横突综合征，针刀不能恰好抵住横突尖部，在临床操作中是初学者常常遇到的问题。针刀刺入皮肤直达横突尖部确实不容易，但我们可以先将针刀刺到横突的中外1/3段骨面，然向将针柄向脊柱侧倾斜，以体表治疗点为支点，令针刀刀刃轻轻移向横突尖。如此操作，既安全、又准确。要想顺利达到这一目标，首先要选择较长的针刀，一般体格的患者，我们多选Ⅰ型3号针刀施术；身体较胖大者，多选Ⅰ型2号针刀。这样，握在手中的针体就相对较长，令针刀刀刃移动的动力杠杆较长，根据杠杆原理，力量的大小与力臂长度成反比。所以我们针刀操作时即可用较小的力而使受阻明显的针尖向要求的方向移动（用手指抵住皮肤处针体，以此点为支点操作）（图10-4）。多数学员没有掌握这个技巧，常选用相对患者体格较短的针，如一般情况选4号针刀，操作时使大部分针体刺入人体内，握在手中可移动的针体很短，从而形成了倒置的杠杆，只有用很

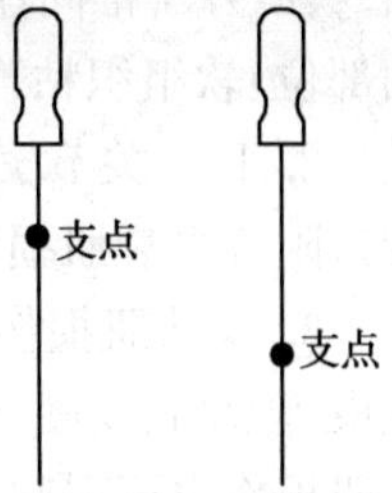

图10-4　针刀操作时着力点

大的力才能克服阻力移动针刃，这种状况常导致操作失败。

其次，操作前一定要做好患者的思想工作，不要紧张，特别是腰部肌肉丰满有力，紧张时肌肉可夹持针体形成滞针。如强行移动针尖，势必造成弯针或断针。如因疼痛或害怕致肌肉紧张，可暂缓操作，待肌肉松弛时再行施术。

当然，要想在临床操作中做到游刃有余，除了有坚实的解剖学基础，丰富的临床经验，还要用功锻炼自己的指力，掌握用力技巧，否则仍会心有余而力不足。

十二、腰椎间盘突出症，急性疼痛等症状通过治疗已经消失，而遗留的小腿外侧麻木或酸胀不适，足底、足背麻木等却总难以消除，主要症结在什么地方？

古人云：痛症易治，麻木难疗。腰椎间盘突出症通过常规的卧床休息、牵引、手法、封闭等疗法治疗多能得到缓解。但痛症消失后，小腿外侧的麻木、酸胀不适感，再用上法治疗则无济于事，其原因自然主要是腰、腿部肌肉动态平衡失调，粘连、瘢痕骨质增生等压迫神经根所致。临床观察，以下几个方面可能导致上述遗留症状：

1. 我们知道 $L_{4\sim5}$ 之间椎间盘突出，突出物压迫 L_5 神经根，可导致小腿外侧或足背麻木。$L_5\sim S_1$ 之间椎间盘突出，突出物压迫 S_1 神经根可导致小腿及足外侧，包括外侧三个足趾麻木，$L_{4\sim5}$、$L_5\sim S_1$ 椎间盘突出后椎体错位未矫正，神经根周围（如根袖部位）软组织粘连影响神经根是上述遗留症状的常见病因。

2. $L_{4\sim5}$ 关节突、横突副突部病变（横突间肌，乳突副突韧带），附近多裂肌损伤等，也会反射性引起小腿外侧疼痛、麻木。

3. 梨状肌损伤压迫坐骨神经之腓神经支、阔筋膜张肌、髂胫束等挛缩、变硬，可致小腿外侧感觉异常，有时臀中肌损伤、臀小肌损伤也可引起小腿外侧不适感。

4. 腓骨长肌、腓骨短肌、趾长伸肌、胫骨前肌及小腿外侧筋膜损伤变性(如图 10-5),在腓神经管和跗管处卡压神经、血管导致足底、小腿外侧麻木。当然小腿外侧局部软组织损伤也多在久站、久立、天气变化时,出现小腿外侧酸胀不适感(如图10-6)。

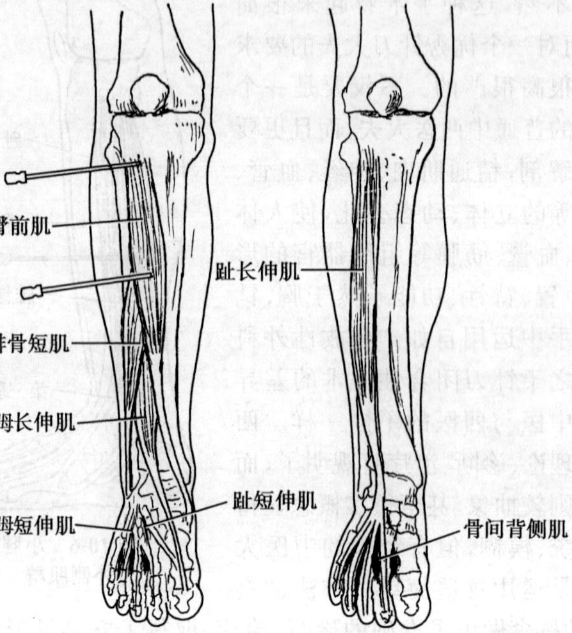

图 10-5 小腿前群肌

以上因素引起的症状,可根据不同患者的临床体征,局部反应点等,用针刀松解之。

十三、用针刀治疗疾病是凭感觉进行的,不像外科手术那么直观,对于肌肉、血管、神经诸软组织之间的粘连怎样才能做到恰如其分的剥离而达到治疗目的?

针刀治病有它的独特性,不是外科开放性手术,而是闭合性手术，就是在看不到病灶的情况下手术治疗。听起来似乎有些盲目、玄乎，好像是凭感觉进行（另外如中医正骨手法、针刺手法等）。其实不然，这种手术看起来很简单，而对一个优秀针刀大夫的要求却是很高很严的。不仅要是一个合格的普通中西医大夫，而且更要精通解剖，精通肌肉、神经、血管、骨骼等的立体、动态变化，使人体神经、血管、筋膜等组织器官的形状、位置、特性、功能了然于胸，针刀在手中运用自如。开放性外科手术之于针刀闭合性手术的差异正如中医与西医的不同一样。西医的理论、诊断、治疗直观明了，而中医则较抽象，甚至很多概念显得很笼统、模糊，但有经验的中医大夫就是运用这些简单的方法、“玄乎”的概念做出了准确的诊断、治疗，取得了立竿见影的效果。盲目吗？非也，只要认识了中医的真谛，系统掌握了特殊的方法，积累了丰富的临床经验，其威力是巨大的，要达到这个境界，非凭感觉或秘诀可以做到的，而要付出艰辛的劳动、毕生的努力。

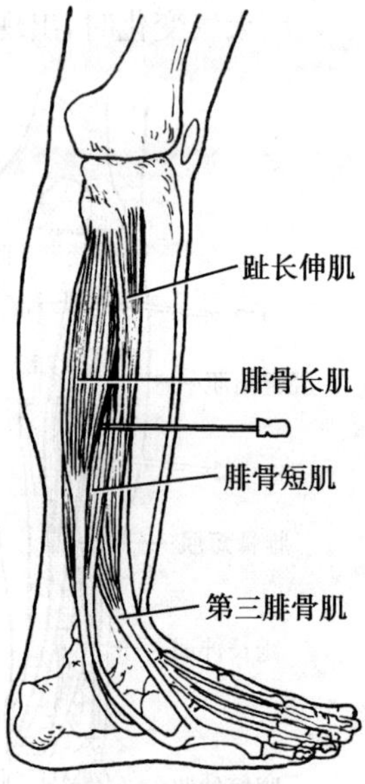

图 10-6　小腿外侧肌群

做闭合性手术，正如盲人独行夜路，对于一般的人来说也是很难的。但在盲人对所走道路的情况非常熟悉时，（如在自己的家里、路道、桌、椅、床及其他摆放物都在固定的位置上，长期生活在哪里已了如指掌）再用手或手杖去探查，走起路来就可轻松自如，甚至拿件什么东西也可以手到擒来。这里重要的是学会盲行，了解环境。“环境”就是我们非常重视的人体解剖！

针刀医学取西医之形象思维于抽象之中,使外科直观的手术,改为“闭上眼睛”的手术操作,使手术创伤达到最小限度。要达到这一点,无它捷经可走,正如“卖油翁”所言仅熟而已。疱丁解牛数年刀不卷刃,游刃有余,岂不是牛的关节间隙、肌肉、韧带了然于胸,刀在手中运用自如的结果吗?闭合性手术又如象棋大师下盲棋,只要功夫深,技艺高,同时与几位高手对弈(对方看棋走,一人一付棋,大师则只听棋路变化,口说子进子退)仍胜券在握,力克群雄,其能耐也是从“睁眼”到“闭目”逐渐训练出来的。

所以,针刀医生要想在非直视下恰如其分地剥离,除了对活的人体组织结构了如指掌外,针刀的四步进刀规程,针刀手术八法,针刀的针感和手感的细致辨析都是具体的方法和注意事项。然后多看、多练、多体会,像写文章一样是会慢慢品出其中三味的。

十四、针刀的刃是锋利的好?还是钝一点的好?需要磨吗?

这个问题对于一般的人来说都是不成问题的问题,针刀既然是针灸的针,手术刀的刀相结合的产物,其刀刃的锋利程度即可想而知了。但也确有些人认为针刀要钝一些好,这样才不致于切到神经、血管而引起大的伤害,这样才可使四步进针法操作得有板有眼,尤其是进针时能把皮下的神经、血管挤压开。其实这都是一种片面理解,是一种夸张和机械。正确的理解当是,针刀保留了针灸针的韧性和小巧灵活,吸收了手术刀的刚性和锋利。只有锋利,破皮时才能迅速;只有锋利,切割时才能麻利;只有锋利,在体内铲磨,剥离才能随心所欲。所以,针刀用过一段时间后,要用油石磨一磨以恢复它的锋芒。在油石上磨刀时定不可像磨菜刀一样来回地磨,那样会把刀刃磨卷,要只向后拉不向前推,防止过多磨损。那么,是不是针刀越锋利越好呢?我们通过初级班的学习知道，针刀对颈肩腰腿痛的治疗过程中，多在肌肉、韧带的起止点处剥离，或者说多在骨面上操作。如果刀刃太薄，必然容易卷刃，且力度不够而影响操作和治疗。因此，所谓锋利是相对而言的，刀刃以压在皮肤上稍有凹陷，略加冲力即可刺破皮肤，并以切割剥离时较为轻松自如为度。针刀磨后，应反复用清水冲刷、酒精棉球擦拭、高压消毒后使用。

十五、除了根据患者的症状外，还要去触摸才能找到真正的病变点，那么手下应该有什么感觉才能判断有没有问题呢？

这就是中医的切诊，是需要锻炼手上的功夫的。一般情况下，要一看、二摸、三对比。看，就是从外观看有没有明显不协调的地方。如颈项部，当颈椎有侧弯、错位，或肌肉损伤，两侧的肌群的外观是不对称的，有的可以看到一侧明显地高起。摸，就是术者用手指端在患者皮肤上触摸，手下有膨胀感、结节感、筋膜紧张感、细砂感、失去弹性感等异样手感时，说明是病变处。像我们做油饼，一层一层很虚很柔，如果有一处死面没有发开，无论在哪个层面，我们用手一摸就可以感觉到，因为其质感不同。肌肉也是这样，一层层是可以滑动，且富有弹性的，哪一处有损伤的瘢痕、挛缩组织，手下即有异常的感觉。对比则指手感不好的地方与手感正常的健康组织处对比，与对侧肌肉对称点对比，感受一下有没有不同，用同样的力按压时病人有没有不同的反应。这样就可比较准确地找到病变点。其捷径就是多摸。

十六、为使针刀临床操作技术提高得更快，平时练习有没有什么方法？

凡是技术，里面都含着功夫在内，含着经验在内。经验产生于较多的经历之中，有熟能生巧的意思。针刀操作技术的提高正如针刺技术的提高一样，需要加强指力的锻炼。针灸大夫练习指力有以下几项要求，可供针刀大夫参考：

1. 不断提高身体素质，生活有规律，饮食有节度，经常参加体育锻炼。强健的身体是搞好工作的本钱。

2. 手臂力量的锻炼：每天坚持做俯卧撑，由双掌着地过渡到十指着地、六指着地撑，每次做10～30次。

3. 手持短针或长针在卫生纸绑扎的包垫上练习提插、捻转等操作方法和进针、出针技巧。

4. 静心调息：每日坚持早晚半小时静坐，或气功锻炼。凝神静气，运气至臂、至手、至指端，使手应心，心应手。

5. 自身试验：持针在自己的身体上施术，体会针感，检验练习成果。

我们认为针刀操作技术的提高，也当有以上相应的锻炼才好。但自身试验则可以变通一下，改为在动物骨肉之上练习，特别是关节周围之强劲韧带处，针刀实地操作。这样可在临床上少走弯路——从直观下切割、疏通骨面肌肉附着点，到通过皮肤达骨面的模仿操作练习。如在鲜猪蹄、猪腿、猪排骨上操作，练习指力，寻找正确的感觉。这样坚持锻炼，必将快速提高临床中针刀的操作技术。

十七、针刀治疗网球肘，一般即时疗效很好，但过半个月、两个月的，复发率却很高，是操作不到位呢？还是针刀只能做到这一步？

很多学员提出这个问题，包括不少已成名的针刀大夫依然对此表示困惑，有时竟怀疑针刀治疗网球肘的确切疗效。

分析复发的原因，我们认为首先可以理解为再次损伤所致。正如感冒，这次治好了，没多久又因劳累、受寒等原因再次引起感冒而出现鼻塞、头痛、打喷嚏，那么，是上次感冒没有治好呢，还是重新患病？所以即使治好了网球肘，如不注意保护和预防，仍一味劳作，“病始于过用”，再次损伤就是必然的了。

其次对网球肘的病因、病理认识不够,治疗时缺少针对性也是一个主要原因。

本病名称较多,如肱骨外上髁综合征,肱桡关节外侧滑囊炎,肘外侧疼痛综合征等,属于中医“筋痹”、“伤筋”之列。本病的发生可因急性扭伤和拉伤引起,临床中多数患者却发病缓慢,无明显外伤史。多见于长期劳累、伸腕肌起点受到反复牵拉刺激,或前臂伸肌总腱部分撕裂、扭伤导致局部钙化或无菌性坏死;或慢性肱桡关节的滑膜炎;或局部滑膜皱襞过度增厚,桡骨头环状韧带退行性变化,前臂伸肌总腱深面的滑囊炎,皮下血管神经束的卡压,及桡神经关节的神经炎等。同时,颈椎病亦可引起类似症状。

肱骨外髁上方压痛,为桡侧腕长伸肌起点处扭伤;肱骨外髁外上方压痛,为桡侧腕短伸肌起点处扭伤;桡骨小头附近压痛,可能为环状韧带损伤、滑囊肥厚;桡侧腕伸肌上部广泛而明显的压痛时,则有血管神经束受挤压的可能。如果网球肘试验阴性则可排除真正意义上的网球肘(注:网球肘试验,患者前臂旋后位时伸直肘关节、病人不痛,如前臂在旋前位并将腕关节屈曲再伸肘时,由于桡侧伸腕肌张力增大。如引起肱骨外上髁处疼痛,即为阳性)。

治疗方面:局部劳损、出血、机化、粘连、结疤者,针刀在压痛点纵行疏通剥离;局部滑囊炎者,自当十字切开剥离,且不一定刺至骨面;有锐边者,当然要用铲磨削平法。颈椎病者治当求其本。治愈后1个月后复发的,多是上位病变未解决,上肢血循环差,缺氧下劳作而伤。

由此可见,其诊断和鉴别是重要的,如不找到真正的病因,有针对性地治疗,“复发”是必然的。

肱骨外上髁处、伸肌总腱、桡侧腕屈肌的附着点损伤、结疤、粘连组织挤压了该处微细的血管、神经引起的疼痛。治疗时,一是要切开瘢痕、剥开粘连,一是对顽固性疼痛或反复发作者,应有意识地切断该处的血管神经束，所以，在压痛点区域多切几刀是彻底治愈的关键。因为此处血管神经束非常细小，走行不定，如被损伤的肌腱膜包裹，便很难通过针刀的纵行疏通剥离松解开来。颈肩部病变，继发网球肘，仅局部治疗，未治颈肩损伤，可能就是网球肘反复发作、难以治愈的原因。

十八、治疗梨状肌综合征时，一般第 1 次、第 2 次效果都比较明显，第 3 次治疗之后，反而加重，为什么？

提高班学员有此同感者不少，我认为应该从两个方面认识这个问题：①究竟是不是梨状肌综合征？②治疗手法是否恰当？

梨状肌因先天变异，感受风寒湿邪或急慢性损伤，发生充血、水肿、痉挛、肥厚等病理变化，刺激或压迫坐骨神经而产生腰腿痛等症状，称为梨状肌综合征。

患者腰臀部疼痛或臀部深在酸胀，伴有患侧坐骨神经痛症状，疼痛可放射至下肢，多表现在小腿外侧腓总神经分布区，疼痛多呈持续性钝痛，且呈发作性加剧。发作性疼痛呈烧灼样和刀割性质，常常在夜间发作，病人往往采取一系列减痛姿势。直腿抬高试验多为阳性，梨状肌紧张试验阳性。采用普鲁卡因梨状肌坐骨神经处局部封闭，疼痛可以立即缓解和消失。

坐骨神经炎多由细菌或病毒感染、风寒湿侵袭、维生素缺乏等导致神经发生水肿。除具有坐骨神经痛的体征外，还具有沿坐骨神经循行线路压痛的特点。

假性坐骨神经痛表现为下肢坐骨神经分布区疼痛，但无放射性疼痛，无肢体运动感觉变异，找不到神经根和坐骨神经受累的现象。

如果是坐骨神经痛或假性坐骨神经疼痛时，针刀松解环跳穴（即梨状肌压痛点处），可调整经络吸收炎性分泌物，吸收水肿，从而使症状减轻。但反复剥离后，梨状肌处损伤，出血、水肿，甚至出现保护性痉挛压迫坐骨神经或使内环境破坏，神经水肿加重，致使症状加剧。

对于慢性梨状肌损伤多牵扯周围肌肉，形成广泛粘连，梨状肌本身瘢痕切开、粘连松解，痉挛解除后，症状多明显减轻。此时，剩余症状当考虑周围肌肉损伤牵连所致。风寒湿邪侵袭下肢，寒湿未除，当松解病变处（如臀中肌、闭孔内肌等）和口服活血化瘀、祛寒除湿之汤药治疗。

《小针刀疗法》介绍梨状肌治疗时，是这样描述的："刀口线和梨状肌纵轴平行，针体和臀部平面垂直刺入，待患者诉有酸、胀感时，说明已达梨状肌病变部位，先纵行剥离，再横行剥离，如有硬结则用切开剥离法切开剥离。""臀部深层、施术很难做到准确，所以要反复多次治疗，但每次治疗都稍移动一下进针点，尽量避免在一个进针点上治几次。要多次治疗的原因，主要是几块肌肉都损伤的情况下，有一处治疗不到则病亦不除，故多次治疗需按几块肌肉的排列和临床痛点情况进行。"

在同一个部位多次治疗易造成新的损伤，疼痛加重亦非偶然。

另外，术者无菌观念不强，针刀消毒不严，手术不按无菌操作规程，人体抵抗力较强时，内环境尚未破坏，施术部位少有感染，但反复刺激之后，内环境紊乱（内虚），细菌、病毒量较大时（外邪强），极易引起感染。

要想避免上述情况发生，首先要诊断精确，操作准确，无菌观念明确。

十九、在临床中，对部分项背部疼痛患者局部治疗不理想，而用针刀松解了腰部疼痛点后，却取得了较好疗效，为什么？是否因为针刀的针刺作用调整了经络？

这是一个整体调节的问题。人体是上、下、前、后、左、右、内、外联系紧密的一个有机整体，从力学分析也是相互支持，相互依赖，动一发而牵全身的。

上述遇到的问题，说明项背部的症状来源于腰，换言之，腰部的软组织损伤是原发部位，而项背部疼痛只是继发损伤后出现的。这种情况，患者常常是先有明显的腰痛症状，一段时间后，才慢慢出现项背疼痛的。反之，上位损伤后，也可以慢慢发展到下位损伤。

这是因为软组织的疼痛主要是肌肉痉挛使局部缺血引起的肌筋膜组织的炎症反应，局部的肌痉挛必然破坏了一定范围的动态平衡，使人肢体运动不协调，机体为维持平衡，必然进行相互代偿，整体调节，以弥补疼痛部位因肌痉挛引起的功能障碍和功能失调。比如一侧腰损伤，会引起疼痛性痉挛，导致腰椎凸向健侧，健侧的腰肌和腹肌也会随之被拉长，以适应异常变化。如果此代偿反应仍不能使病侧肌肉功能恢复。疼痛相对缓解，必将引起上方或下方肌肉被牵拉。这样天长日久的不协调运动，会使被牵拉的肌肉、筋膜受累而出现痉挛-缺血-疼痛。所以，无论原发病在上、在下，日久都会影响周围肌肉的正常功能而发病，只是影响轻重不同而已。上述病例就应是腰痛日久影响了项背部肌肉，使动态平衡失调引起的继发病变。局部调整可能改善局部血液循环，松解了痉挛，但仍然没有消除致病的牵拉力，即没有根本改善整个背部的失衡状态，即使当时有疗效的话，也不持久。所以，治病要求其本，即解决原发病灶的动态平衡失调，从而改变整个系统的失衡状态。

在这里，针刀的治疗主要的仍是发挥了刀的松解、切割作用，使原发病灶的炎性粘连，顽固性挛缩得以消除，调整了原发部位肌肉的失衡状态，使继发的肌紧张或肌痉挛(多仅有炎症反应而无明显粘连)也随之解除。

中医针刺治病多重视上病下治、下病上治、前病后治、后病前治的方法，针法也有缪刺法、腧募配穴法等，都是前人总结治疗经验的结晶，只是它的理论解释是经络调整，与肌肉紧张平衡论并无冲突。

在外科松解术的临床实践中，宣蛰人教授等也早已总结出了这个规律，强调了对准原发病因治病的重要性。

二十、因女性的特殊生理，常伴随着一些周期性的临床症状出现，是病理性的，还是生理性的？若是病态应如何治疗，比如妇女月经前期紧张性头痛。

对女性伴月经周期出现的腰酸，乏力等症状，多属正常生理现象，但对剧烈腹痛、膝痛、头痛等症状属异常现象，一般情况下，病变部位多有损伤。正常情况下不明显，而在经前期或围绝经期，女性体内内分泌出现急剧变化，常并发自主神经的紊乱，而使脊椎关节不稳、韧带松弛、肌肉水肿等。若某处有病变如$C_{2\sim3}$后关节错位，$L_{3\sim5}$后关节错位，即可在经前出现紧张性头痛和腰痛，月经期或月经后，疼痛症状消失或明显减轻，这种情况是需要治疗的，而且可以治愈。

经期紧张性头痛，多可在后枕部找到明显压痛，枕后隆凸，上项线、C_2 棘突，$C_{2\sim3}$ 棘突旁有压痛，或可触及关节囊肿胀，有硬结及条索(病程久者)可做针刀局部松解配合手法复位，若病程较短，可用颈部旋转复位法矫正错位，多可 1～3 次治愈。

二十一、从 X 光片上看，无论是颈椎病、腰椎病、膝关节骨质增生，骨刺已经长入椎管压迫脊髓、神经根或刺入关节腔内，临床上却可以没有病状？或有疼痛等症状，而不治疗或消除骨刺却可以使症状消除？

从传统的认识来讲，关节周围的骨刺是造成疼痛、功能障碍的主要原因，其依据就是骨刺压迫了脊髓、神经和血管，刺激了周围的软组织。但在临床中，我们发现众多的骨质增生患者却没在相应的症状，甚至通过治疗原有的症状完全消失了，骨刺依然存在。为此，曾引起了很多猜测。我们认为骨质增生本身不是病，而是一种机体保护性反应。即使通过 CT、MRI 看到骨刺压迫脊髓或神经根、仍然没有对应的症状，主要是人体有很强的适应性和代偿能力。骨刺的生长是缓慢的，有人证实：迟缓而渐增的机械性压迫，特别是钝性压迫刺激于脊髓和神经根，多不易引起功能障碍。而对锐性的骨性压迫反应敏感。所以，有些骨刺压迫可以有症状，有些骨刺对人体则无任何不良影响。

二十二、针刀治疗关节炎病患者过程中，在饮食方面有没有什么禁忌？腰背痛患者在饮食方面应该注意些什么？

针刀疗法对关节炎的治疗效果是很好的，但临床中却发现，一些患者疗效较为巩固，一些患者很快又会复发。经多方寻找原因，发现饮食习惯对患者的病情影响很大。

疗效较巩固的关节炎患者，喜吃蔬菜、水果，一般不吃高脂肪食品；而很快复发的关节炎患者则相反。喜食大鱼、大肉、奶油、油条、鸡、鸭、蛋等高营养、高脂肪等油腻食品。

如果从中医理论进行分析，脾胃与四肢的关系是很密切的。有脾主四肢之说。脾胃不健则四肢乏力，易受外界风寒湿邪影响而导致关节病变。多食肥甘厚味，使脾胃运化功能失司，聚湿而生痰，阻遏经气运行。经络痹阻不通，不通则痛。

现代医学实验证实：脂肪在体内的氧化过程中，可以产生一种酮体，大量的酮体凝聚，对关节炎有着较强的刺激作用。

有人做过一个有趣的实验：让患有关节炎的病人大量食入肥腻油质食品，病人的症状很快就会加重，出现关节肿胀，甚至强直。而改食蔬菜等素食，加重的病情则很快就能缓解。过了一段时间，重复上述实验步骤，患者的反应与上同。可见，饮食对关节炎患者的影响是不可低估的。

对于腰背痛患者，从中医的理论分析，腰为肾之府，背部是膀胱经的主要运行区。与上同理，膀胱、肾对腰背部的影响是很大的。而肾属水，肺属金，金又能生水，肺肾主水之代谢。所以，腰背痛患者应注意勿大量饮酒，勿食辛辣刺激性食物。还有人提出，抽烟对腰背痛患者的恢复也有较大影响。因为有资料表明，吸烟可引起全身小血管痉挛，造成椎间盘等软组织的障碍，促使退变加快而使腰背部结构失稳，影响治疗效果。

二十三、针刀治疗颈椎病痊愈后为什么容易复发？有什么办法防止或减少复发？

在临床中，针刀加手法治疗颈椎病有着较好的疗效，但有些完全治愈的患者几个月后又出现了同样的症状。有人说是因为治疗不彻底；有人说针刀治疗颈椎病就不能根治；有人说是患者再次损伤等等不一而足。那么，颈椎病为什么容易复发呢？

首先从生理，解剖的角度看，颈椎的活动范围大，活动频率也高，既可前屈后伸，又可左右转动，既可以侧仰头，又可侧低头，而颈椎除了肌肉、韧带的固定和保护外，没有强有力的支持结构；从后关节状况看，颈椎后关节几近水平位，结构也小，稳定性也相对较小。

只有颈椎横突有横突孔，且由横突穿过椎动静脉血管，只有颈椎部位有钩椎关节，并靠近椎血管、脊神经根，结构十分精细。一旦损伤后，如错位、增生，关节失稳等，任何轻微的病理改变都有可能导致和加重症状。

同时，日常生活、工作的不良姿势和工作习惯也常是导致颈椎损伤，诱发症状的主要因素。

如看电视、读小说时，习惯于把枕部靠在墙上、床栏杆或沙发扶手上，使颈椎呈屈曲状态导致脊柱间韧带、项部肌群损伤，椎节失稳。长期伏案工作学习的人，如教师、打字员、会计师等，若不注意桌椅的高度与自己的身材相适应，日久也会导致损伤。特别不被人们所注意的就是睡眠的姿势，人们每天都有 1/3 的时间在床枕上度过，人在熟睡后，其颈、肩部肌肉则完全松弛，只靠椎间韧带，关节囊的弹性来维持，如果枕头过高或过低同样会造成颈部损伤，所以合理地使用枕头也至关重要，大部分人以自己的颌肩线（下角与肩峰的距离）或手掌的横径，作为侧卧或仰卧的枕头高度；如棘突发育畸形，吻性棘突则需较高枕头，否则易使症状加重。

颈椎病患者经过综合治疗，使症状消失了，但并没有使骨刺削掉，也没有使突出的椎间盘还纳，只是将这些病理物的位置得以改变，不再刺激或压迫神经、血管。如果我们治好后不加强功能锻炼，使支持颈椎的肌肉、韧带健康有力、更好地维持颈椎的稳定，不注意颈肩部防寒、改变以前不良的生活、工作习惯等，复发就是很自然的了。

另外，有些患者有病后不接受正规治疗，如针刀＋手法＋颈围保护＋中药调理。只用针刀做局部松解、刺激，可能使症状即时改善了，但其根本的病因，椎体失稳没有得以纠正，时间一长，关节的错位再次影响了肌肉、韧带的力平衡而出现病态，只用针刀手法治疗，没坚持保护颈部一段时间，颈椎关节虽得以调整，但仍不稳定，需经过一段时间恢复后才不易自动错移。这也是患者对疾病的发生、发展规律不了解，对疾病的重视程度不够所致。

所以，正规治疗，功能锻炼，改变不良姿势，加强保护意识，防止咽部反复发炎，避免头颈部扭挫伤，是减少复发的关键。

二十四、“扳机点”是指什么？常见的“扳机点”及其牵涉痛有哪些？针刀能否通过剥离或刺激“扳机点”治疗疼痛？

“扳机点”局限于骨骼肌的绷紧带内或在肌肉筋膜过度牵拉易受刺激处，按压时有疼痛，重力按压该点可引起远处的疼痛或使远处的疼痛加重。此点犹如枪的扳机，故称为扳机点，远方的疼痛处称为“涉及带”，当重压刺激扳机点使涉及带发生疼痛和局部疼痛时即为“涉及痛”。

常见的扳机点涉及痛、涉及带如图 10-7。

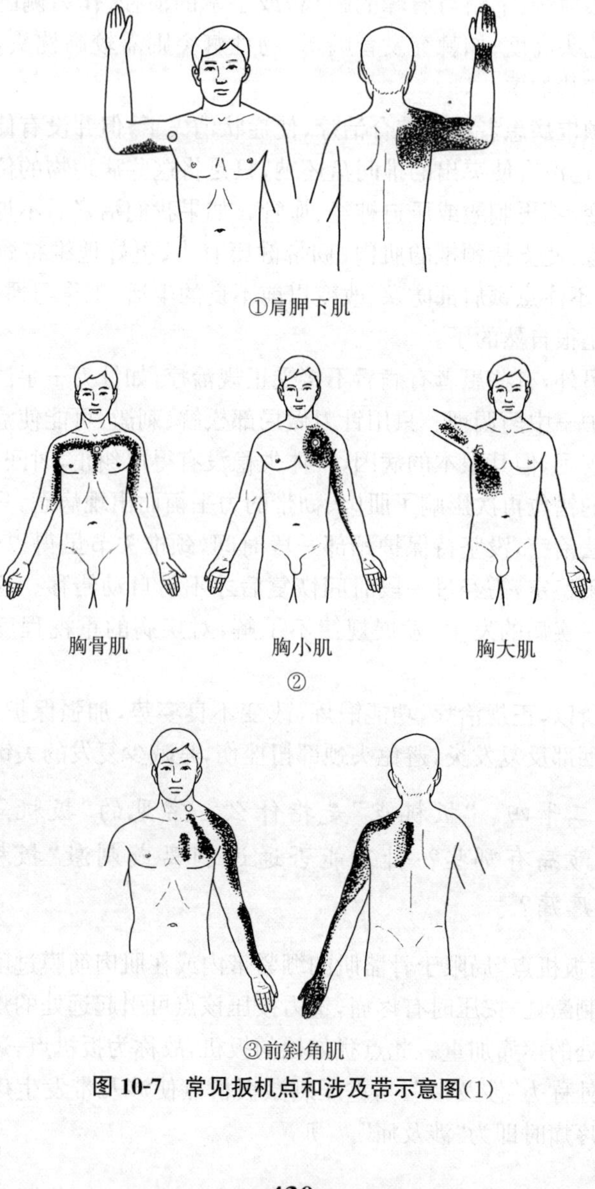

图 10-7 常见扳机点和涉及带示意图(1)

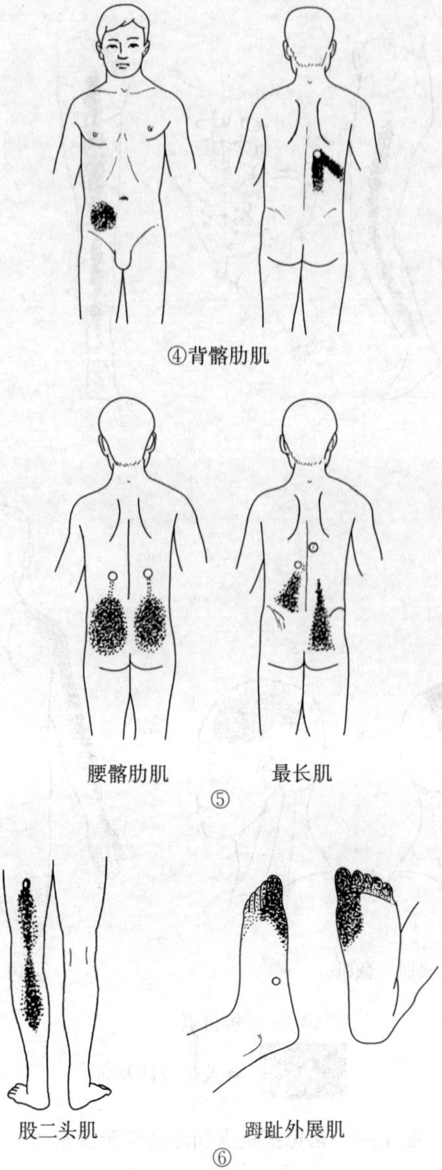

图 10-7　常见扳机点和涉及带示意图(2)

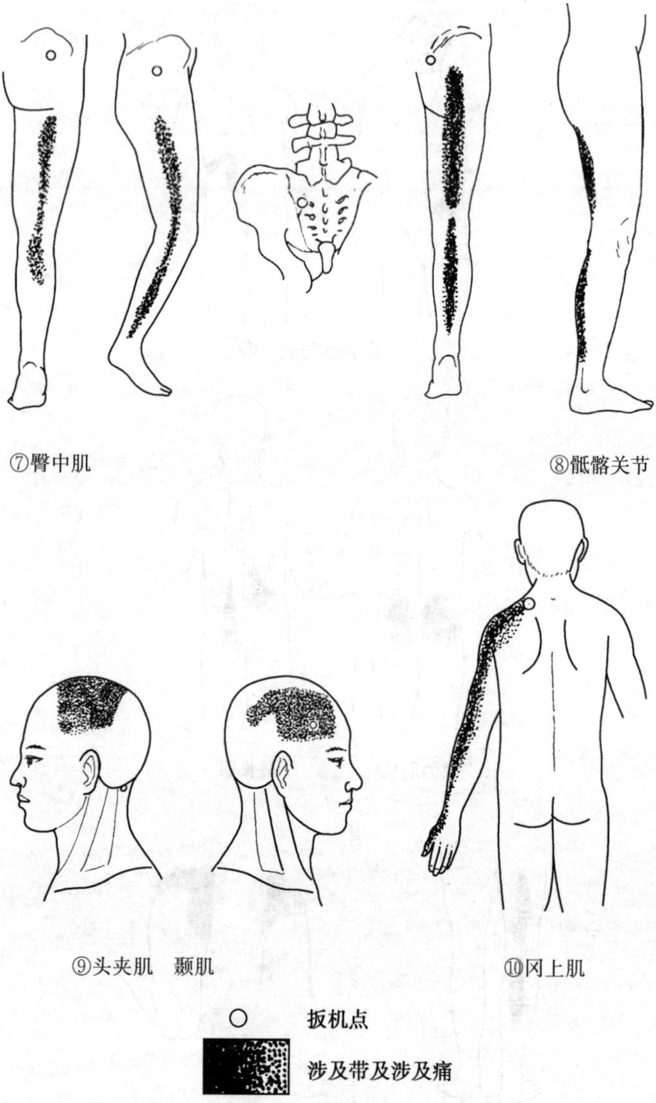

图 10-7　常见扳机点和涉及带示意图(3)

临床中，可以根据患者的主诉，寻找各部位扳机点，此处多有软组织变硬，条索状物，通过针刀的剥离，常可取得好的疗效。

所以，“扳机点”及涉及带，涉及痛的关系，在针刀临床治疗中，有重要的参考价值。

二十五、针刀治疗腰椎间盘突出症时，刺入侧隐窝松解后，患者出现体位性头痛，即坐位、立位时头痛严重，但平卧时头痛完全缓解。这是什么原因？应该如何处理？

患者可能是针刀刺入椎管内松解时，将硬膜刺破，造成较大破孔，引起长期脑脊液漏出和体位性头痛。因为对脑来说，脑脊液具有弹簧垫的作用，可以缓冲脑在颅内的运动。当脑脊液缺失，其压力也就明显不足，缓冲效果自然下降。患者的头痛实为颅内低压性头痛。这种情况，常见于腰穿或硬膜外阻滞时误穿破硬膜，治疗后出现典型的站坐位头痛，卧位则缓解。临床中，大部分病例中，破损的硬膜可以自行愈合，正常的脑脊液使压力恢复正常。在这个过程中，可辅以支持治疗，如服用少量镇痛剂和较多液体。如果效果不好，也可静脉输入1000ml生理盐水加500mg咖啡因。对严重病例，可以采用血块凝结法即在硬膜外注射自源性血液，血块可以在硬膜破口处凝结。

二十六、在检查慢性疼痛患者时，临床医生最容易犯的概念性错误是什么？

临床医生常常把疼痛的原因要么归为器质性病变，要么归为心理性病变，忽略了两者的相互影响。即心理因素在疼痛的表达中有影响，疼痛对患者的心理健康也同样有影响。

二十七、在对疼痛患者的病史采集中，注意询问哪些方面是最为关键的？能否举例说明？

最关键之处是患者疼痛的位置，最好让患者用手指出具体疼痛的部位或范围。然后应问清疼痛的剧烈程度、疼痛特点和间歇时间，什么时候加重、缓解，加重与缓解的因素，疼痛发作时的周围环境。

患者，男，55岁，主诉腰痛二十余年，让患者用手指出疼痛位置时，患者的手却指在了左侧骶骨的外缘，应该是臀大肌附着的位置。问患者怎么个疼法，患者诉像长了脓疮一样肿胀性疼痛，有时像针刺、刀割。但疼痛并不向下肢放射。问什么时候最痛，或什么时候加重或减轻。患者答，弯腰做饭洗碗后疼痛加重，直腰困难。卧床休息时减轻。显然疼痛并不是刺激和压迫神经根所致。

二十八、疼痛和痛苦有什么区别？

疼痛是一种主观感觉加上这种感觉的肢体反应，是“任何使患者说痛的东西”。它既是一种生理感觉，又是该感觉的情感反应。痛苦指“身体和精神感到非常难受”——《现代汉语词典》，是更为宽泛的一个概念，指一切损害人体生活质量的负面感觉。疼痛只是导致痛苦的一个方面。

二十九、针灸疗法与针刀疗法在临床中治疗的主要病种很相似，如颈、肩、腰、腿痛，内科疼痛等。二者是否只是治疗次数的不同？或是刺激强度的不同？

针灸与针刀治疗的病种确有相似之处，但其治疗同样疾病的最佳时机是不同的。如腱鞘炎用针灸治疗，在其早期疗效是不错的。针刀治疗的特长不在软组织损伤疾病的中早期，而是以中后期为主，即对过去必须采用外科治疗的狭窄性腱鞘炎(即弹响指）有独特疗效；又如肩周炎、腰突症，针灸治疗亦有着很好的疗效。但对几个月、几年的腰突症患者的治疗效果则显然是不容乐观的，针刀则可充分发挥刀的作用，以及其独特的诊疗思路，配合手法正骨和局部用药，有着非凡的效果。可见，针灸与针刀虽治疗同样的病种，是治疗不同时期的病患者。

内科病的治疗：针灸通过辨证取穴治疗可以取得效果，是针对可逆性或功能紊乱者能针到病除，对相应部位慢性软组织损伤所致者和脊柱相关疾病所致者，似乎亦望洋兴叹，针刀疗法则可大显身手。正如手枪与机枪、冲锋枪与迫击炮、大炮与飞机、飞机与坦克一样，都是战争中的有利武器。总不能说手枪可以消灭敌人，冲锋枪、大炮亦可，从而认为它们是可以互相替代的吧？作为一名医生正如一名战士一样，要在不同的情况下，选择不同的武器以最好最快地消灭敌人为目的，绝不可拘泥于一种手段。针灸与针刀不可相互替代，而应如老百姓说的那样杀鸡用杀鸡刀，杀牛用杀牛刀，要视情况而定。

三十、广义范围的颈椎病、腰椎间盘突出症的诊治思路与按定义诊断的颈椎病、腰椎间盘突出症的诊治思路有何不同？

所谓广义范围的颈椎病与腰椎间盘突出症是指在临床中有颈肩臂手麻木、腰腿痛症状，影像学检查有阳性指征者。在诊治方面应有多方面的考虑，只按一种或几种固定的治疗模式是难以解决问题的。一般情况下，应考虑以下五方面的因素：

1. 腰椎间盘突出、骨质增生、关节移位引起椎间孔狭窄直接引起根性疼痛者，应按前述几种疾病的治疗思路进行，即软组织损伤、关节错位、神经根性炎症。

2. 颈肩臂部或腰臀腿部软组织损伤直接引起的症状者，换一种说法即：患者症状从何而来，针对性治疗有疼痛并有压痛部位的软组织。

3. 干性损伤:如神经干线路上,在容易卡压的部位有炎症等病理变化,挤压神经干引起症状,治疗卡压部位。

4. 牵涉痛:下肢症状应考虑腰臀部软组织损伤。如腰肌损伤、臀大肌、臀中肌、臀小肌等损伤,因神经反射引起的下肢痛麻无力,治疗点应在腰臀部。上肢症状考虑颈、臂、背部软组织损伤如斜方肌、头夹肌、头半棘肌、冈上肌、冈下肌等损伤,症状虽在前臂、手指,应在颈肩背部治疗。

5. 丛性麻痛:腰丛神经、臂丛神经及周围软组织损伤直接引起上下肢麻痛,称为丛性麻痛,诊治应从腰丛、臂丛神经周围组织着手进行。在临床中,如果能考虑以上几种因素,颈肩腰腿痛患者的痛苦则不难解决。

三十一、针刀治疗之后,有些患者的症状反而加重了,可能是什么原因呢?

临床中,针刀治疗多是立竿见影,但却有一部分患者治疗之后没有明显效果,甚至症状更加严重。从临床实践中观察分析,以下几种情况可致症状加剧:

1. 治疗不当:针刀治疗点选择偏离引起症状的病灶;针刀松解太过,刺破深层组织血管形成深部血肿。

2. 治疗时机没有把握好:针刀治疗的独特性在于切割、松解,所以,对慢性软组织损伤有较好疗效。对急性损伤、慢性损伤急性发作或慢性软组织损伤局部伴有无菌性炎症者若不配合适当药物,不仅治疗时痛剧,治疗后也有明显疼痛加重的可能。

3. 患者体质因素:过敏体质,对疼痛极为敏感者;患者伤风感冒、醉酒后、月经期、晚期癌症患者,或术后因体质较弱、受寒感冒、发热,疼痛可更为剧烈。

4. 术后没有休息:针刀治疗后,局部应保暖,并限制运动,特别是下肢病变、术后要少走路、不负重;少上下楼梯,上肢肩部应注意勿提重物,不少患者通过治疗患处症状明显减轻。过去不能走路，总想多走一些路试试疗效；过去因为疼痛不能干的活儿，就急不可耐地干了起来，从而引起治疗部位拉伤、创面渗出增多而使症状加剧。如腰椎间盘突出症患者，腰部治疗后，不可活动腰部，宜卧床休息，有些患者遇突发情况弯腰搬抬重物，使腰部再次损伤。

5. 无菌观念不强：针具、皮肤、治疗室没有充分消毒，或术者不戴无菌手套，手指接触针体操作。引起治疗部位感染，形成溃疡、脓肿、蜂窝织炎等使症状加剧。甚至有些大夫用来苏儿水浸泡针刀，而起过敏或中毒反应，出现局部肿痛。

6. 药物刺激或药物的不良反应：对于局部渗出较多，压痛明显的地方治疗，多配合局部用药，如利多卡因、维生素 B_{12}、川芎嗪、红花注射液、强的松龙、曲安奈德等药物的混合液注射，局部注射较多，内压增高，麻药的作用过去后，药物刺激引起剧痛。如脚跟部，药物吸收慢，因有脂肪隔，又难以扩散，有大夫在一点即注射 10ml 药液，晚上患者疼痛难以入眠。另外如治疗部位渗出较多，选用药物不当，也可产生术后疼重，强的松龙是混浊液，颗粒大，作用时间长，但起作用时间也长，这样可因药物对炎症的刺激而使症状加剧。此时，可配合适量地塞米松，它的作用时间短，但起作用时间快，刚好弥补了强的松龙的不足，使症状迅速缓解。一些中药注射液质量不过关，杂质太多，可使局部出现敏感反应，也是引起术后痛的常见原因。

三十二、有些患者对创可贴等胶布过敏，针刀治疗后使用红汞（红药水）皮肤消毒，是否可以？

患者如果对创可贴等胶布过敏，针刀治疗后可以使用脱敏胶布保护针孔，不宜使用红汞（红药水）。因为针刀治疗前，对皮肤的常规消毒是碘伏，而含碘的皮肤消毒药品不能与红汞混合使用——碘伏内含有碘，红汞中含有汞，碘和汞混合在一起很容易发生化学反应，生成碘化高汞。

碘化高汞是有毒的，对皮肤黏膜以及其他人体组织均有强烈的刺激作用，甚至可以引起皮肤损伤、黏膜溃烂等损害。碘化汞通过皮肤被人体吸收，还会引起汞中毒。

所以，针刀治疗前后皮肤使用的消毒药品，碘伏等不可与红汞混合使用。

参考文献

1. 吴阶平,裘法祖. 黄家驷外科学. 北京:人民卫生出版社,1992
2. 孙树椿,孙之镐. 中医筋伤学. 北京:人民卫生出版社,1994
3. 韦贵康. 软组织损伤与脊柱相关疾病. 南宁:广西科学技术出版社,1994
4. 侯丽萍. 150种关节病诊断与治疗. 太原:山西科学技术出版社,1995
5. 朱汉章. 小针刀疗法. 北京:中国中医药出版社,1993
6. 邵宣、许竞斌. 实用颈腰背痛学. 北京:人民军医出版社,1994
7. 郑光亮. 痛症的诊断与治疗. 北京:人民军医出版社,1996
8. 王启华,孙博. 临床解剖学丛书·四肢分册. 北京:人民卫生出版社,1996
9. 徐恩多,徐国成,韩秋生,于洪昭. 局部解剖学彩色图谱. 武汉:湖北科学技术出版社,1994
10. 郭效东. 骨伤科临床检查法. 北京:人民卫生出版社,1996
11. 宣蛰人. 软组织外科理论与实践. 北京:人民军医出版社,1994
12. 俞大方. 推拿学. 上海:上海科学技术出版社,1994
13. 张兰亭,等. 老年软组织损伤学. 北京:人民卫生出版社,1996
14. 杨克勤,张之虎. 颈椎病. 北京:人民卫生出版社,1995
15. 潘之清. 实用脊柱病学. 济南:山东科学技术出版社,1996
16. 王秀英. 针灸意外及其防治. 济南:山东科学技术出版社,1996
17. 周建伟. 针刺损伤与危险穴位的安全针刺方法. 成都:四川科学技术出版社,1995
18. 孙呈祥. 软组织损伤治疗学. 上海:上海中医学院出版社,1992
19. 徐恩多. 局部解剖学. 北京:人民卫生出版社,1993
20. 严振国. 实用骨伤外科解剖学. 上海:上海科学技术文献出版社,1992
21. 张为龙,钟世镇. 临床解剖学丛书·头颈分册. 北京:人民卫生出版社,1996
22. 何天祥著. 何俊治整理. 中国艺术形体损伤诊治学. 成都:四川科学技

术出版社,1993
23. 郭世绂.临床骨科解剖学.天津:天津科学技术出版社,1997
24. 邱树华.正常人体解剖学.上海:上海科学技术出版社,1993
25. 宋文阁,类维富.疼痛诊疗手册.济南:山东科学技术出版社,1993
26. 王正义,等.臀上皮神经痛.北京:华夏出版社,1993
27. 刘严编著,杨德英整理.实用伤科按摩学.西安:陕西科学技术出版社,1993
28. 肖万坤,郑凤洁.软组织松解松针疗法.北京:人民卫生出版社,1994
29. 胡有谷.腰椎间盘突出症.2版.北京:人民卫生出版社,1995
30. 柳百智.针刀疗法.北京:中国中医药出版社,2001
31. 柳百智.针刀治疗颈肩腰腿痛.北京:人民卫生出版社,2008

1 版后记

随着针刀技术的普及，在大量针刀临床医务工作者的共同努力下，针刀临床的适应证不断增多，治疗范围不断扩大。为使新技术尽快被更多的人掌握以更好地服务于广大病患者，我在工作之余广泛收集了大量有价值的资料，认真总结数年来在医、教、研方面的临床经验和取得的科研成果，在朱汉章老师的关心和支持下，历时3年撰写成此书。其间经历了不少的曲折和艰辛。使我在学术上取得了长足的进步。回首往昔，可谓感慨万千——书到用时方恨少，勤学然后知不足！

本书收录了朱汉章老师的“慢性软组织损伤疾病病因病理学方面的新理论——动态平衡失调”、“膝关节骨性关节炎”的论述，为本书增色不少。我认为：广大医务工作者使用针刀治疗慢性软组织损伤性疾病之所以取得了一个又一个成功，既得力于“动态平衡失调”的理论指导，更得力于朱汉章老师悉心地传授技艺。年轻的我能取得这些成绩，理应归功于老师的教诲。

在本书的策划、写作以及出版的过程中，得到了好友何静副教授、马宏俊副教授无私的支持和有益的启发，在此，向他们表示由衷的感谢和崇高的敬意！

愿有志于针刀研究与临床实践的同道，共同努力、勤奋耕耘，使针刀这朵医苑奇葩更加艳丽，使针刀事业兴旺发达！

柳百智

1999年1月23日于北京